医学社会学

Medical Sociology

主　编　王红漫

编　者（按姓氏笔画排序）

王红漫　北京大学

卞　鹰　澳门大学

包路芳　北京市社会科学院

刘　栩　桂林医学院

刘　谦　中国人民大学

李　飞　北京协和医学院

李星明　首都医科大学

李瑞锋　北京中医药大学

何　仲　北京协和医学院

胡仙芝　中共中央党校（国家行政学院）

彭迎春　首都医科大学

蒋朗朗　北京中医药大学

顾　问　韩启德

人民卫生出版社
·北　京·

图书在版编目（CIP）数据

医学社会学/王红漫主编.—北京：人民卫生出
版社，2023.4
ISBN 978-7-117-34696-2

Ⅰ.①医…　Ⅱ.①王…　Ⅲ.①医学社会学-医学院校
-教材　Ⅳ.①R-05

中国国家版本馆 CIP 数据核字（2023）第 056653 号

人卫智网　**www.ipmph.com**	医学教育、学术、考试、健康， 购书智慧智能综合服务平台	
人卫官网　**www.pmph.com**	人卫官方资讯发布平台	

医学社会学
Yixue Shehuixue

主　　编：王红漫
出版发行：人民卫生出版社（中继线 010-59780011）
地　　址：北京市朝阳区潘家园南里 19 号
邮　　编：100021
E - mail：pmph @ pmph.com
购书热线：010-59787592　010-59787584　010-65264830
印　　刷：三河市潮河印业有限公司
经　　销：新华书店
开　　本：850×1168　1/16　印张：13
字　　数：307 千字
版　　次：2023 年 4 月第 1 版
印　　次：2023 年 6 月第 1 次印刷
标准书号：ISBN 978-7-117-34696-2
定　　价：59.00 元

打击盗版举报电话：010-59787491　E-mail：WQ @ pmph.com
质量问题联系电话：010-59787234　E-mail：zhiliang @ pmph.com
数字融合服务电话：4001118166　E-mail：zengzhi @ pmph.com

前 言 PREFACE

随着工业社会、信息社会、智能社会的迅速发展,数字革命、生命科学革命和物理产品革命的齐头并进,数字世界与物质世界和生命世界深度融合,科技水平不断进步,有识之士为健康医学的发展努力探索、积极传播,医学的社会性日益增强,医学社会学逐渐被人们认识、理解并重视。同时,医学社会学的研究水平也在不断提升,医学社会学理论研究和实践,已经逐渐成为现代社会发展的需要,并成为教学、科研和实际工作的迫切需要。

党的十八大以来,我国社会各界、学术界及广大民众在党的领导下对医学社会学相关内容进行了深入学习研讨,开展了广泛的社会实践,取得了可喜的进步和创新成果。但在互联网上搜索"医学社会学"时(截止到2022年10月),大多是出自美国学者威廉·考克汉姆编撰的《医学社会学》相关内容,是西方学术话语体系的重要代表;威廉·考克汉姆编撰的这本《医学社会学》(2021年修订至第15版)在西方国家多作为教学参考书,我国编写《医学社会学》教材时也多有借鉴。但该著作以美国作为主要的研究场域和资料来源,对于东方传承已久的健康文化、对于中国进入新时代后健康卫生领域的发展变化鲜有涉及。由此,我们积极组织国内学者编写了这本立足中国、借鉴国外、挖掘历史、把握当代的《医学社会学》教材,以关怀人类、面向未来的思路和视野,着力构建中国特色医学社会学。高站位标志着教材编者与顾问的专业高度和新时代的学术与学科上的格局变化,也激励全体编者在指导思想、学科体系、学术体系、话语体系等方面充分体现中国特色、中国风格、中国气派,并作出创新性的成绩与贡献。

与国内现有的教材相比较,本教材的特色体现在以下五个方面:

第一,提出并厘清医学社会学的中国化含义。本教材立足医学与人文、健康与社会发展及其相关内容这个核心问题,沿着东西方文明的不同脉络,指出似乎是舶来品的医学社会学,并非西方文明所独有,从我国的历史和现实中去发现本土医学社会学的传承与发展,可进一步明确中国化的含义:既引入外来学术学科本土化,也输出我国本土自己的学术学科体系。因为自信,我们以开放的心态学习人类文明;因为自信,我们在已有的重大优势基础上,从容面向人类未来;据此,医学社会学中国化的任务就是立足本

3

土,借鉴西方构建自己的学科知识体系;在未来的发展中,医学社会学应进一步确立文化自信、自强,从历史悠久的中华文明中汲取营养,在服务人类健康、构建人类卫生健康共同体的时代洪流中凸显旺盛的生命力。

第二,"健康中国"战略的落地践行。本教材基于"健康中国"战略背景,将"医学"与"社会"相链接。该教材的内容不仅涵盖传统医学社会学的研究领域,也包括宏观社会结构中医疗卫生服务体系同其他体系间的关系,如政治体系和经济体系,同时高度融合了健康中国实践的最新发展,探讨新时代中国特色的医学与社会(叙事医学的中国发展与叙事医学中国再定义、健康中国与社会健康、数字社会与智慧康养、科技创新与风险社会、构建人类卫生健康共同体的中国行动等)与时俱进,教材内容落脚于建设世界一流大学、建设"中国式现代化"、构建"人类卫生健康共同体"高度,以开阔的视野、开放的胸襟,系统梳理了国内外医学社会学的理论和实践。知识体系完备,涵盖范围广泛,尤其突出培养学生在卫生健康领域内政和外交素养方面需要掌握的医学人文基本知识、基础理论、基本方法。

第三,设置中国特色专题的内容。本教材独具特色地设置"新时代中国特色的医学与社会""生死文化与临终关怀""中医药的社会学解读"等专题。这些内容是非常宝贵的医学社会学话题,与同类教材相比较具有独特性,有助于讲好中国特色医学社会学故事。例如,该教材探讨中西方安宁疗护的发展,对比中国传统生死观、孝道观及医道观与西方生死文化的差异,深刻剖析并把握了安宁疗护源头性的社会文化差异。专门介绍中医药与西医药优势互补、相互促进的内容,彰显了中国特色卫生健康事业的重要特征和显著优势。同时还论述了中医药不仅是医学,也具有社会性等多重属性,中医药理念渗透于衣食住行各个方面,深刻影响着每一个人的生活方式与健康行为。本教材还梳理了在许多国际重大赛事活动、国际交往中,中医药文化广泛传播的典型案例,有助于从医学社会学角度讲好中国故事,传播好中国声音。

第四,关注研究范式、经典理论与方法。现有的教材对于医学社会学的经典理论框架、当代研究范式、主流研究方法的介绍,或语焉不详,或简单地套用社会学研究的具体方法。本教材则认为在社会科学实证的、阐释和批判的研究范式上,医学社会学延伸出自己独有的功能主义的、知识社会学的和政治经济学的三种研究范式,以及研究范式的转变、医学社会学发展中的新理论范式、医学社会学的主流研究方法,还有医学社会学常用研究方法,致广大而尽精微。

第五,有机融入医学人文思政内容。"培养什么人、怎样培养人、为谁培养人是教育的根本问题",将知识与医学人文思政内容有机融合,体现为国家、为社会培养符合"卫生国情和全球健康"标准的优秀人才、健康领域专家学者和卫生管理相关人才,既是我国高校的使命和职责所在,也是本教材的定位与编纂的一大特色。

首先是提供信息（informative）：告诉学生医学社会学是什么，为什么要学习医学社会学，医学社会学都在做什么。

其次是构建（formative）：帮助学生形成自己的知识体系和思考问题、看世界的方式，掌握医学社会学具有"卫生性、科学性、人文性、外交性"的特点。

最后是化育脱换（transformative）：培养学生具备构建"和平、发展、合作、共赢"世界的能力，弘扬"和平、发展、公平、正义、民主、自由"的全人类共同价值，在构建"人类卫生健康共同体"中发挥积极而卓越的作用与贡献。

本教材以"不忘本来、吸收外来、面向未来"的崭新姿态将于癸卯问世，感谢每位编者及所有参与整理和审校者的共同努力和奉献：桂林医学院人文与管理学院刘友富博士、赵阳博士，分别参与第一章第二节、第四节部分资料收集；澳门大学中华医药研究院张卓博士、白倩博士，山西医科大学杨乐博士，协助第二章第三节部分资料整理；中央财经大学社会学系孙薇薇博士、北京协和医学院人文和社会科学学院刘欢副院长、深圳大学社会学系齐腾飞博士、山东大学社会学系和文臻博士、南京医科大学邵建文博士，参与第三章资料收集；北京中医药大学管理学院马爽博士、王玉伟博士、孔国书博士、汪晓凡博士，广州中医药大学张正研究员分别协助第四章等相关章节的资料整理工作；中共中央党校（国家行政学院）研究生院龙昊廷博士参与第六章第一节部分资料收集；解放军医学院（301医院）邵玲俐博士参与第六章第三节部分资料整理；世界卫生组织（WHO）助理总干事任明辉博士关于WHO对"健康定义"（中英文）的交流；中国医药卫生事业发展基金会原副理事长马玉和参与第一章第一节和第四节、第四章第二节和第四节以及第五章第一节的审校；新华社高级记者陈芳参与第六章的审校。感谢韩启德院士大医精诚思想和实践的引领与指导，及其在健康与社会发展理论与实证研究上科学精神与人文情怀潜移默化的明教。"等闲识得东风面，万紫千红总是春"，希望广大同学能在这本焕然一新的《医学社会学》教材的学习中，更加树立文化自信、理论自信、学术自信、能力自信，进而绽放自己的璀璨光华。

王红漫

于北京大学文珍阁　岁在壬寅桂秋

目　录　CONTENTS

第一章 ··············

医学社会学的概念与演进

第一节　医学社会学的研究对象

> 医学是人学，医道重温度。
>
> ——韩启德

任何一门独立的社会科学都有其关注的核心问题与社会关怀，医学社会学自不例外，也有其独特的研究对象。本节通过对学术史的梳理，旨在回答三个最为基础的问题：医学社会学概念、研究内容以及研究医学社会学的意义。

一、医学社会学概念

社会在进步，医学在发展，医学社会学作为一门交叉学科，在医疗卫生事业的发展中起着越来越重要的作用；另一方面随着社会学的细分，特别是随着现代医学模式的转变和发展，它越来越引起医务工作者、社会学研究者以及卫生健康管理者的重视，纷纷投身于此领域的研究。对于大多数研究者而言，如何定义这门学科就成为研究的逻辑起点。

（一）医学社会学概念的演进

1. 国外对医学社会学的认知　在 1854 年伦敦霍乱疫情消散的 25 年之后，《医学索引》（*Index Medicus*）的编撰者约翰·肖·比林斯（John Shaw Billings）将理论与实践相联系，在 1879 年撰写了有关卫生事业和社会学的著作，将医学和社会学正式联系在一起。

1894 年，美国医学家麦克因泰尔（Charles McIntire）在《美国医学科学院公报》上发表的《医学社会学研究的重要意义》一文正式提出了"医学社会学"这个概念，他认为医学社会学是"把医师本身作为特定群类的社会现象来加以研究的科学，也是从总体上研究医疗职业和人类社会的关系的科学"。尽管麦克因泰尔对于医学社会学的定义在今天看来显得过于局限，但他的工作对于推动医学社会学这门学科的发展无疑作出了巨大的贡献。

继麦克因泰尔之后，第一位获得医学博士的女性伊丽莎白·布莱克威尔（Elizabeth Blackwell）在 1902 年撰写的《医学社会学文集》中的一些内容重点论述了医学和社会的关系。1910 年，詹姆斯·瓦巴斯（James Warbasse）出版的《医学社会学》一书，从社会改革的立场提出了包括医学教育在内的一系列改革措施，旨在维护和增进健康水平。同年，瓦巴斯还组织成立了美国公共卫生协会（APHA）的社会学部门，其成员多为医生和社会工作者。

1927 年，伯纳德·斯特恩（Bernard Stern）完成《医学进步的社会因素》（*Social Factors in Medical Progress*），真正实现了以社会学视角和方法来开展研究。沿着这条路径，劳伦斯·亨德森（Lawrence Henderson）讨论了医生和患者是如何组成一个社会系统的，而这直接启发了塔尔科特·帕森斯（Talcott Parsons）对"患者角色"理论的建构。显然，医学社会学诞生之初，早期的探索工作是由医学家来完成的，这些研究成果从逻辑的起点上还是以医学为主，探讨的是医学的社会影响因素。

从 20 世纪 40 年代起,具有社会学背景的学者才真正开始逐渐融入这一领域,F.D•沃林斯基 (Fredric D. Wolinsky)在《健康社会学》一书中写道,到 20 世纪 50 年代美国社会学协会将医学社会学列为社会学的 6 个专业领域之一,该协会将其定义为:

"它是社会学的一个分支,它运用社会学的观点、概念、理论和方法来研究与人类健康以及和疾病有关的现象。作为一个分支学科,医学社会学包含了将健康和疾病置于社会、文化和行为环境中的一系列知识。它所研究的题目有:描述和解释与疾病在不同人群中的分布或分析有关的理论;了解个体的保持、增强或恢复健康,或应付不适、疾病和残疾的行为与方式;了解人们对健康、疾病、残疾和医疗保健人员及保健机构的态度和观念;研究医疗行业或职业、机构、资金以及医疗保健服务的提供;研究医学作为一个社会机构与其他社会组织的联系;分析文化价值和社会对健康、疾病和残疾的反应;了解社会因素在疾病病因学中的作用,尤其是在功能性和情绪性方面,现在称之为与紧张有关的疾病中的作用。"

此外,不同的学者对其定义也各有侧重。如美国宾夕法尼亚大学医学院的帕迪谢尔(E. G. Pattishall)教授是从行为科学的角度来定义这门学科,认为"医学社会学是行为科学的一个分支,是一种多学科的研究。医学、社会学和行为科学应被认为是一种基础性的科学,并且是对于医学的所有领域都有基础意义的一门学科"。

罗伯特•斯特劳斯(Robert Strauss)在《美国社会学评论上》发表了《医学社会学的性质和状态》一文,从研究内容上将医学社会学定义为"医学中的社会学"和"医学的社会学",认为后者才是真正的医学社会学。而这一观点也被之后(至 21 世纪前 20 年)的学者广为接受。如德国 1977 年出版的《医学词典》进一步明确了医学社会学的学科属性,指出"医学社会学是社会学的分支,它研究社会条件与人们的健康和疾病的关系"。美国学者威廉•考克汉姆(William C. Cockerham)曾任国际社会学会健康社会学研究委员会主席,在其编写的《医学社会学》著作中进一步明确"医学中的社会学"解决的是医学问题,"医学的社会学"关注的则是医学领域中的社会现象与社会问题以及医学与日常生活的相互作用。

综上,国外对医学社会学的认知始于医生,丰富于社会学家,而今医学社会学逐渐为健康社会学所取代。但不论其称谓如何,时至今日在概念的使用上则是以医学的社会学为医学社会学或健康社会学,而医学中的社会学则被称为社会医学,属于临床医学的二级学科。

2. 国内对医学社会学的认知　医学社会学的思想、理论与实践在中国古已有之,但像西方学术界那样,从学科体系的角度来定义医学社会学却始于 20 世纪 80 年代。

李永昌在《医学社会学初探》一文中将其概括为研究社会因素与人体疾病关系的一门学问,旨在探求对于疾病从自然到社会的综合防治办法。与之相反,刘宗秀与阮芳赋则认为医学社会学应是社会学的分支,应研究医务人员、患者、医疗保健机构这些社会人群、社会机构的社会特点和规律;应研究它们之间的相互关系以及它们与其他社会现象之间的相互关系。持此论者还有郭永松,他在《医学社会学的研究对象、内容和基本观点》一文中认为,医学社会学就是运用社会学的理论、方法研究医学系统和社会大系统之间的关系,以及医疗系统内部各种关系、角色、行为的一门交叉学科。此外,亦有持调和论者,认为医学中的社会学与医学的社会学皆是医学社会学的题中之义,如发表于《国外医学》杂志的《关于医学社会的若干思考》一文就持此观点。

与学术讨论的百花齐放不同，国内高校编写的医学社会学教材，如华中科技大学的《医学社会学》（第 2 版）、山西医科大学的《医学社会学基础》及复旦大学的《医学社会学》等诸多教材借鉴西方著作，多将医学社会学界定为：运用社会学的理论和方法，研究医疗领域中的社会角色、角色关系、角色行为、角色流动、医疗社会组织的交互作用以及医疗领域与整个社会生活的互动及其变化规律的科学。

（二）什么是医学社会学

近现代，对于什么是医学社会学，虽然没有一个统一的文字表述，但对于其内涵的认识却有共通之处：

一是研究视角。社会学的视角是展开医学社会学研究的前提条件。

二是研究范式、基础理论及研究方法。医学社会学作为社会学的分支学科之一，在研究范式的选择上同样有实证的、诠释的和批判的三种研究范式，社会学中的各种中层理论如角色理论等都可成为医学社会学研究的支撑理论，而在具体的研究方法上亦有现场调查、资料的统计分析、访谈、观察、实验等可供选择。

三是研究问题。尽管表述各有不同，但透过现象看本质，健康、疾病和医学实践构成了其最基本的研究议题。

值得注意的是，中国文化和西方文化传统有很大不同，西方文化传统总是要定义某一件事物，永远是在强调这个事物"是"什么，而中国文化传统却是"观其所聚，而天地万物之情可见矣"，强调要通过沉浸式的体验和理解来得到更加确定的知识，"引而伸之，触类而长之"的智慧，从而认知到人文世界背后的生命之流，重视个性，更强调共性。

二、医学社会学的研究内容

（一）海外学者关于医学社会学研究内容的观点

N.J•斯梅尔瑟（Neil Joseph Smelser）在其编著的《社会学》著作中认为，医学社会学的研究内容应为：①社会中生病状态的定义和模式；②流行病及其危害；③个人和社会对疾病的反应；④社会和社区中的医疗保健工作；⑤医疗领域的组织研究；⑥医生与患者的关系等。

梅坎尼克（Mechanic）认为医学社会学应关心各种不同的领域，如疾病损伤的分布范围和病因学，对健康、疾病和服务利用的文化方面和社会方面的反应，医疗照顾的社会文化方面，救护的社会组织方面，影响发病率和死亡率趋势的因素，卫生职业的社会学，医院的社会组织，以及卫生组织的比较研究。和其他学科协作的领域也包括对这样一些更专门化领域的研究，如社会变化和健康照顾，医学教育，公共卫生组织，应激、疾病和应付办法，社会和共同体的精神病学，法律上、伦理学上难题的社会条件，医学政治学和公共卫生组织。

弗里曼（Fremont）等编撰的《医学社会手册》主要论述了健康与疾病、卫生预防机构以及个人和医疗组织的行为；阐明了社会学和医学社会学的贡献，前者同健康以及对待疾病的态度相关，后者关系到医生及其群体、组织的发展。

沃林斯基在其《健康社会学》一书中指出医学社会学常见的研究议题有 12 项，即社会流行病学、对健康和疾病的社会文化反应、医生与患者的关系、医院的社会学、医疗机构的组织结构、社会对社会保健的利用、医学教育的社会学、卫生行业社会学、美国社会的医学化、紧张和应对行为的社会学、社会精神病学、社会政策和卫生保健。

法国学者的研究指出医学社会学的研究领域是：疾病的社会文化因素、医生的职业和医学人口学、医疗服务和卫生保健政策。他既强调了对医学中社会现象的宏观研究，又注意到对医学中社会问题的微观研究，为深刻理解健康与疾病的社会属性奠定了基础。

德国学者的研究则聚焦在群体生活方式对医学中社会问题的微观研究。此外，德国的《医学词典》（1977年版）认为医学社会学有两个主要研究方向：①医学社会学研究人与健康状况的一般关系以及对病因、病程、治疗、预防和康复效果的影响；②保健事业的社会学（组织机构）研究社会结构的保健体制以及人群之间（患者、医生、护士等）的社会相互关系的形成、发展和协调的规律性。

日本学者园田恭一认为医学社会学的研究对象主要有：①医患关系；②各种疾病机制的变化与社会因素的增长；③医疗保健制度的各种问题；④医疗保健领域范围和扩大与社会的关系；⑤医疗技术高度发展与医疗工作的分工。

从美国到欧洲，再到日本，可以发现对于医学社会学研究内容的分析走的是从微观到宏观，再从宏观到微观的路径。尽管研究的范围有所差异，但研究的范围始终围绕"健康、疾病以及医学实践"这个核心议题展开。据此，考克汉姆对研究领域的界定被更多人所接受。他认为医学社会学的研究应涵盖：一是健康和疾病的社会层面，如社会环境的变迁、社会结构的功能、社会对策与措施、社会控制与评价等；二是卫生服务人员及其服务对象的社会行为；三是卫生组织和制度的社会功能；四是卫生服务的社会类型以及卫生服务体系和其他体系——比如经济体系和政治体系——之间的关系。

（二）国内学者关于医学社会学研究内容的观点

与海外学者不同，我国的学者多是将医学社会学界定为社会学的分支，并在这一基础上来讨论这门学科应当研究什么内容。其中比较有代表性的观点如下。

阮芳赋在《医学社会学的对象、内容和意义》一文中提出，医学社会学研究医务人员、患者、医疗保健机构这些社会人群、社会机构，它们之间的相互关系以及它们与其他社会现象之间的相互关系，进而将医学社会学的研究内容凝练为三大议题，即：①关于社会个体和人群的研究，涉及对"患者"的个体或群体的研究，对医生、护士、医疗管理人员及其他医疗保健工作人员的个体或群体的研究；②关于社会组织的研究，涉及对医院、医学院校、医学会、其他医疗保健机构的社会学研究；③关于社会关系和社会变动的研究，涉及患者与医生、与护士、与其他医疗保健人员的关系，医生与护士的关系，患者与医院的关系，医生、护士与医院的关系等社会学和社会心理学研究，以及这些关系在社会变动中的不断变化与发展的研究。此外，还包括医药卫生工作、健康和疾病与社会各行各业、各机构的关系，与社会发展、历史进程、战争及其他社会现象的相互关系的研究等。

陈锡林在《论医学社会学的研究对象和基本结构》一文指出，医学社会学的研究应涵盖：①医学社会学的理论和方法；②医务人员这一特定群体在医疗保健活动中形成的社会关系，以及与患者之间关系的形成发展、协调的规律性；③公共卫生、医疗服务社会机构和保健体制在服务中形成的社会关系；④社区医疗保健工作和医疗保健制度的各种问题；⑤医学发展和医疗实践中产生的社会学问题（如精子冷冻、试管婴儿、人工授精、器官移植等及由此产生的一系列社会问题）；⑥各种疾病机制变化与社会因素的增长。

郭继志在《医学社会学学科体系初探》一文指出，这门学科应以医学运行的社会学规律和医学中的社会问题为研究内容。其中，医学运行的社会学规律意指医学运行的机制问题；医学中的社会问题则是指在医学领域中发生的具有社会影响力的一些议题。

王萍在《医学社会学发展述评》中以"病"为逻辑，围绕患病将医学社会学的研究内容概括为：什么是病，什么是生病，为何生病，求医行为，医疗卫生组织以及患者与医疗卫生组织的关系这六个问题。

通过应用文献资料的整理和分析的方法，徐焕云和连祥卿分别对医学社会学的研究内容进行了归纳。前者认为现有的研究集中在患者角色和医患关系、医院中的社会问题、老年医学社会学、中医社会学以及医学与社会等几方面；后者指出医学社会学研究的重点应是社会环境和健康关系，健康和病态行为，卫生保健工作者与患者关系，卫生保健制度。通过对已有观点的凝练，郭永松提出医学社会学应有三大议题：一是围绕与人类卫生保健相关的"关系、行为、角色"议题；二是宏观与微观是医学社会学研究的不同层面，宏观层面讨论的是卫生保健系统与社会大系统的互动关系，微观层面注重的是医疗保健领域中各种现实的社会议题；三是卫生保健事业的动态与静态研究。

此外，胡继春主编的《医学社会学》将医学社会学的研究内容概括为社会学的一般原理和方法、医学社会学中的理论研究、医学进展与社会文化的互动研究以及具体医学领域的社会学研究，这个分类的标准也被徐丛剑等编撰的《医学社会学》所沿用。

基于学科建设的考量与教学的需求，本教材衷中参西，立足挖掘历史，把握当代，与时俱进，关怀人类，面向未来，从学科建设角度概括医学社会学研究内容，参见表1-1。

表1-1 新时代医学社会学研究内容

分类	具体内容
社会学原理	结构功能主义、实证主义、解释主义、批判理论、冲突范式、符号互动主义、后实证主义、建构理论等。
研究类型	1. 根据研究目的，可分为描述性研究与解释性研究。 2. 根据研究的时间性，可分为横剖研究与纵贯研究。 3. 根据调查对象的范围，可分为普查、抽样调查与个案调查。
社会学研究内容	1. 状态，是指一些客观的指标，通过它们可以描述分析单位的基本状况。如个人的状态包括年龄、性别、身高、体重、职业、收入、文化程度等。 2. 意向性，是分析单位的内在属性，它是一种主观变量。其包含态度、观念、信仰、个性、动机、偏好、倾向性等。 3. 行为，是一种外显变量，研究者可直接观察到的各种社会行为和社会行动。

续表

分类		具体内容
医学社会学的研究内容	医学社会学中的理论研究	1. 医学社会学的概念与演进,如医学社会学的研究对象、医学社会学的历史演进、医学社会学与社会医学、医学社会学的中国化问题等。 2. 医学社会学理论范式的研究,如医学社会学的经典理论框架包含实证主义、诠释主义、批判主义、辩证论、整体论、还原论。 3. 医学领域中特有的社会人群及其社会行为的研究,如医学与社会角色、健康与社会行为等。 4. 社会关系的研究,包括医患关系、医护关系、患际关系、医际关系等。 5. 医院以及其他医疗保健组织的社会层面的研究。
	医学进展与社会文化的互动研究	一方面是医学理论的发展、技术手段的更新以及医疗卫生领域的变革给社会的经济、政治、军事、法律、道德、文化、习俗所带来的正面影响,同时也研究其带来的负面影响,以帮助社会扩大正面影响,控制、减少负面影响;另一方面是社会制度、社会改革、社会变迁、社会文化等因素对医学领域产生的作用,此方面的议题包含疾病的社会文化模式、"正常与病态"的初探、生死文化与临终关怀、中医药的社会学解读等。
	医学领域的社会学研究	如叙事医学与医学叙事的研究,多层次医疗保障体系的研究,公共卫生与医疗服务的研究,老龄化与健康老龄化的研究,重点人群健康服务的研究,健康中国与社会健康的研究,数字社会与智慧康养的研究,科技创新与风险社会的研究,人类卫生健康共同体的研究等。

三、研究医学社会学的意义

健康是人类和社会发展的起点与目标,是个人幸福生活、社会良性运行的重要前提。党的十八大以来,党和国家出台并实施的《"健康中国 2030"规划纲要》、"健康中国战略""人类卫生健康共同体"的提出和实施彰显了党和国家人民至上、以人民为中心的执政理念和天下为公的博大胸怀。医学社会学作为以健康为关注核心的一门交叉学科,在高校医学及医学相关专业开设这门课程,或在非医学相关专业普及这些知识,都具有重要的意义。

(一)社会发展的现实需要

新中国成立以来,我国从 1949 年人口平均预期寿命仅有 35 岁提升至 2021 年人均预期寿命 78.2 岁,人民健康事业成效卓著。然而,在经历了"站起来""富起来"之后,进入新时代社会的快速发展与转型也给国民健康带来了新的挑战。如 2020 年初新冠肺炎疫情肆虐全球,健康不再是个人、一城、一地或一国的问题,而是全世界人民面临的共同挑战。由此,卫生健康制度、医疗服务体系、人群健康差异、健康与不平等的关系、社会信任、医疗资源分配、医患纠纷等问题成为亟待解决的重要议题,对这些问题的研究将有助于我们思考疫情之下需要一个怎样的社会,又应当如何来建设这个社会。因此,社会发展的现实需要从健康和卫生服务的角度不断提升治理能力和治理水平的现代化,而这离不开医学社会学的智力支持与理论成果。

（二）个人社会化的现实需要

在个人完整的生命历程中，生老病死不可避免，关于健康及其相关的知识对于医护人员乃至其他人群都是必不可少的知识储备。

对于医护人员和医学生，学习医学社会学有利于提高医护人员的综合素质，优化其知识结构，有助于医护人员在医疗实践活动中加深理解社会人文因素在疾病过程中的影响和作用，有助于帮助他们在纷繁复杂的社会体系中更好地定位自己和患者的关系，从而助其职业技能的提升。

对于其他人群而言，普及医学社会学知识有利于完善其知识体系，优化其在医疗健康领域的认知水平，远离医药保健产品的虚假广告与虚假宣传；可助其在医疗情境中认识自己、认识医生，从而建构起医患之间的信任与良性互动；也有助于其理解健康，主动促进健康，从而构建良好的生活方式，生活得更好、更有滋味。

（三）医学发展的现实需要

自 20 世纪 50 年代以来，随着疾病谱和死亡谱的变化，人类的疾病、死亡同社会因素的关系越来越密切，医学的社会性越来越明显。正如德国著名病理学家魏尔啸（Virchow）所言，"医学科学就其内在的固有本性来说，是一门社会科学，只要这一点还没有在实践中被完全认识到，我们就不能充分地享有它的益处"。现代社会疾病的病因日趋复杂，不仅发病机制难以确定，社会过度分工使社会劳动无意义化，职业过度分化也使一些疑难杂症确诊难度加大。以确定病因施治的生物医学模式越来越力不从心，而控制危险因素展开预防的"身 - 心 - 灵 - 社"模式成为主流，表达了对医学发展的信仰和追求。

在迈向现代化进程中，西方传统的信仰和诉求随着时间的推移和世事的变迁，转而与中国文化"天人合一的整体观""大学之道，在明明德，在亲民，在止于至善"的传统医学理念和治国情怀汇集到了一起，并具有了新时代的内涵。正如医学教育家韩启德院士所说，"医学是回应他人身体与精神痛苦的努力，体现人性的善良！医学不仅仅是给人看病，救人生命，而且传递人类的爱！医学的对象是人，人是有思想、有情感的，在生病的时候尤其需要得到人性的关怀。我们培养出来的医护人员既要有好的医术，更要有好的人品和人格，要有爱心，懂人情，明事理，要能体会性命相托的凝重。医学发展不能忘记医学的来路与归途，点亮生命，温暖人间，促进社会向上、向好、向善。践行有温度的医学，也是当今时代的要求。医学是人学，医道重温度！"

知识窗 《"健康中国 2030"规划纲要》

（王红漫　刘　栩）

第二节　西方医学社会学的历史演进

> 我们所做的事是由以下因素决定的：我们所处的环境，我们拥有的价值观，以及我们周围的人的行为方式。
>
> ——查尔斯·赖特·米尔斯（C. Wright Mills）

1833 年，奥古斯特·孔德（Auguste Comte）（1798—1857）在《实证哲学教程》一书中首次提出"社会学"，标志着社会学的诞生。社会学在经历了埃米儿·涂尔干（Émile Durkheim）（1858—1917）、马克斯·韦伯（Max Weber）（1864—1920）、马克斯·霍克海默（Max Horkheimer）（1895—1973）三位大师的发展后，形成了自己独有的三大理论范式（实证主义、诠释主义、批判主义），在1920 年左右才作为一门独立的学科正式建立起来。随着社会学在世界范围蓬勃发展与研究领域的拓展，形成了数十门分支学科，医学社会学即为其中之一。而医学社会学的诞生与发展源于医学与社会学的双向奔赴：一是医学发展的实践变革与理论发展，提出关于医学问题的社会影响因素这个议题，为医学社会学的诞生奠定了实践基础；二是社会学理论和实践的发展与逐步成熟，为在医疗健康领域开展医学社会学的学术研究提供了理论工具。

一、一个案例：从约翰·斯诺和他的"死神地图"谈起

19 世纪的英国迎来了工业革命的胜利，城市经济迅速发展，其人口从 100 万人左右增加到650 万人，其建城区扩大到东西直径 17 公里范围。人口与建城区的急剧增长，居民对城市的衣、食、住、行、娱等都产生了巨大需求。那时的伦敦并不像人们所想象的那样像一位优雅的绅士，真实的情况是人们把粪便通过露天简陋的下水道排入泰晤士河，整个城市充斥着恶臭、蚊虫遍地滋生……牛棚、动物粪便、屠宰场、腐烂的味道充斥着这个工业文明的中心城市。伴随着脏乱不堪的，是 1831—1854 年三次霍乱的流行。

英国的第一场霍乱疫情大概起源于南亚的孟加拉国，1831 年秋天传播到英国达勒姆（Durham）海岸的桑德兰（Sunderland）地区，1832 年抵达伦敦，造成伦敦 6 000 多人死亡。之后，在 1848—1849 年间，霍乱第二次侵袭英国，造成 5 万余人染病逝世。紧接着在 1854 年 8 月，随着伦敦索霍区（The streets of Soho）的一名女婴因霍乱夭折，第三场霍乱疫情在伦敦暴发，整个索霍区几乎 1/10（500 多）的人在 10 天内死亡。

在伦敦，霍乱的疫情之所以如此严重，主要是由于自希波克拉底（Hippocrates）时代以来的主流医学一直将霍乱的暴发解释为由死尸或其他腐烂物的瘴气所导致的问题。因此前两次的疫情防治除封闭隔离外，防疫措施以保持清洁卫生、减少气味的产生为主。显然，不对症的防疫措施用于预防霍乱收效甚微。于是，伦敦的一位麻醉医生——约翰·斯诺（John Snow）提出新的看法。在 1848 年发表的《霍乱传播模式》一文中，他提出霍乱通过被污染的水传播的可能性，但其研

究成果未被主流社会认可。1854 年的霍乱疫情再次暴发后,在当地牧师亨利•怀特黑德(Henry Whitehead)的帮助下,斯诺走访了索霍区的所有住户,通过大量的采访、数据采集、统计学计算,斯诺进一步印证了自己之前的猜想:霍乱是通过水传播的疾病,导致其暴发的根源是饮用水泵中的水遭到污染。同时,他根据水源的分布制成了医学史上大名鼎鼎的"死神地图"。其后,当 1866 年又一轮霍乱疫情在伦敦暴发时,英国政府最终采纳了斯诺的建议,开始在伦敦建立下水道,并且正式告知居民必须喝开水。而这也成为伦敦历史上最后一次霍乱疫情的暴发。自此,斯诺也成为公共卫生与预防医学以及流行病学领域里程碑式的人物。

回溯这段历史,不难发现,斯诺的贡献不止在于发现了霍乱的源头,更重要的是为医学,特别是流行病学的发展提供了一套行之有效的研究方法——医学现场调查法。显然,制定调查表、入户调查与数据的统计分析源自社会学实证研究的范式,而进入现场通过观察和访谈绘制地图又暗合社会学诠释研究的范式,大胆批判与质疑传统权威观点又暗合社会学批判研究范式的精髓。自此,健康或疾病的社会因素开始引起人们的关注,疾病既被视为一种生物与医学现象,也被视为一种文化与社会现象,而医学社会学的大幕也由此徐徐开启。

二、西方医学社会学的历史演进

从实践到理论,医学社会学作为一门学科在西方社会逐渐发展起来。为了更好地梳理西方医学社会学的发展史,下文将依据医学社会学不同发展阶段特征以及主要关注的问题,将西方医学社会学发展历史分为三个阶段。

(一)医学社会学的兴起

医学社会学的实践始于英国的霍乱流行,但作为真正成型为一门学科出现却是在 20 世纪 40 年代的美国。医学社会学在美国的快速发展,得益于第二次世界大战结束后美国联邦政府大量的经费支持。这一时期社会学家开始真正进入医学领域并对健康和医学现象进行研究。如亨德森并不是一位专业的社会学家,但作为医生和生物化学家的他却最早提出了应将"医生与患者视为一个系统"的论断,这直接启发了当时在哈佛求学的帕森斯。而后,1951 年帕森斯在《社会系统》(The Social System)一书中明确提出了"医生角色和患者角色"两个概念。对于医生角色和患者角色的讨论,开创了医学社会学功能主义的理论先河,也为医学社会学在 20 世纪 60 年代的快速发展奠定基础。与此同时,西欧也开始了对医学社会学的探索。但与美国的传统不同,西欧的研究者与社会学的联系更为薄弱,他们极少有社会学的学科背景,多是从医学到医学社会学。

这一时期的重要事件有:1949 年,由联合国教科文组织发起,在挪威奥斯陆成立了国际社会学协会,自此医学社会学成为历届社会学大会的重要议题;1959 年,在美国社会学协会内正式成立了医学社会学分会;1960 年,《健康与社会行为期刊》(Journal of Health and Social Behavior)创刊。

(二)医学社会学的发展

20 世纪 60 年代末至 70 年代初,医学社会学在美国的发展开始更为关注健康,在一定意义上医学社会学也被称为健康社会学。当时,随着美国各级政府在卫生保健服务系统方面资助与干预作用的日益加强,以及越来越多的人处于政府提供的医疗保障之下,医疗系统和医学的性质越来越社会化。其结果是医学社会学家日益被吸引去探索卫生保健政策和规划的问题,探索影响人民健康的社会政治因素、经济因素与社会文化心理因素。在理论上不断有学者提出要重新定义健康与疾病的概念,因为医学面临的不仅是生理疾病,还有社会和心理疾病。如此一来,医学社会学研究主题不断扩张,从医生到医生以外,从医疗服务到整个卫生保健服务,甚至一切与健康问题有关的种种领域都被纳入考虑范围当中。这本质上是一种社会医学化的趋势。

这一时期,医学社会学在世界范围获得极大进步:从事医学社会学研究的学者日益增多,大量著作、论文开始出现。加利福尼亚大学、哥伦比亚大学、约翰斯·霍普金斯大学、密歇根大学等高校的公共卫生系都开设了医学社会学课程。据统计,1976 年美国有 86 所大学开设医学社会学硕士学位课程。据《医学社会学在英国:研究和教学名录》记载,1970 年以来英国有 260 位学者从事医学社会学研究,另外还有 500 项正在进行中的研究计划,在综合性大学和医学院中开设了 100 种医学社会学的课程。1976 年 8 月,美国、法国、荷兰、比利时、丹麦、英国和波兰等国的医学社会学家在比利时召开了第一次国际会议。国际学术交流活动的举办,拓展了医学社会学的实践和传播。自此,医学社会学从诞生之初的美、英两国逐步拓展到东欧、日本乃至全世界。当时,东欧和苏联也都开展了医学社会学的教学与研究。苏联已出版的医学社会学专著有几十种,此外保加利亚、波兰、匈牙利等国也开展了医学社会学的教学与研究。第二次世界大战结束以后,日本的医学社会学也一直是社会学活跃的分支。

(三)医学社会学快速发展及其转向

20 世纪 80 年代以来,医学社会学在快速发展的同时,研究的领域继续拓展。如 1985 年,在芬兰赫尔辛基召开的第九届国际社会科学和医学会议上,将健康与疾病模式、卫生保健服务计划的制订以及如何注意劳动与疾病的关系等列为主题。显然,研究的领域已然超越了斯特劳斯所讲的"医学的社会学"与"医学中的社会学"的藩篱。于是,沃林斯基认为医学的社会学家距离医学的现实问题太过遥远,医学中的社会学家又太接近医学而忽视了社会系统。由此,理论界开始尝试用"健康"来替代"医学",于是产生了"健康中的社会学"(sociology in health)和"健康的社会学"(sociology of health)两种研究,进而将这门学科拓展到对整个社会健康问题的研究。

这一时期的医学社会学的研究除了传统的议题之外,逐步拓展出健康与文化、健康与社会不平等、健康与社会关系、健康与疾病、健康保健服务、生物伦理学的社会学视角、医学社会学和遗传学等诸多研究领域。诚如《医学社会学撷格》一文所言,进入 21 世纪以来人们对医学社会学的热情不断高涨,学科进入快速发展阶段,这一时期"相关著作快速增加,专业学术学会日益壮大、国际学术会议增多,国际医学社会学学术组织增加,研究领域进一步拓展"。

三、变与不变:西方医学社会学发展路径

20 世纪 80 年代以来,受后现代性思想和多元主义思潮的影响,西方社会学呈现出明显的后现代性特征,医学社会学理论的发展亦不可避免地受这些思潮的影响。虽然后现代西方社会学理论是多元的,但不同的理论依然还围绕社会学的元问题而展开,如个人与社会、行动与结构、

宏观与微观等。事实上,医学社会学虽然经历了不同发展阶段,但核心的问题意识从未改变。

何谓疾病,何谓健康?疾病的个体或健康的个体与社会之间的关联何以可能?这些医学社会学研究中的"元问题"是"不变性"的体现,而在回答这些问题时,不同理论却存在研究视角和研究路径上的不同。

(一)功能主义的研究路径

从理论脉络上看,功能主义理论是涂尔干所开创的实证主义社会学理论传统的延续。实证主义最早出现于19世纪30年代的法国,40年代流行于英国,后来又流传到美国等地。在社会学创立早期,受实证主义思潮的影响,许多社会学者借用生物学中的细胞、组织、系统、功能等概念来界定社会及其属性,形成了诸如社会细胞、社会组织、社会系统、社会功能等社会学的核心概念。

孔德、赫伯特·斯宾塞(Herbert Spencer)、涂尔干是社会有机论的代表。他们通常将社会现象看作是完整的社会体系中相互联系的正在实现的某种功能,就像生物机体的器官、组织那样运作一样。孔德曾把家庭视为社会的细胞。在他的论域中,稳定的家庭是维系社会秩序的基础。斯宾塞则用生物学来解释社会现象,将社会类比为单个的生命有机体,从而构建起社会有机论。他认为社会有机体的运行需要家庭制度、礼仪制度、政治制度、教会制度、职业制度和工业制度等六大制度的有序配合与相互协调。涂尔干认为社会分工具有提升社会有机团结的功能。在功能主义理论研究论域中,疾病(illness)是人的非自然状态,躯体的不适,从而造成个体社会功能的失调。如果不能让患者摆脱疾病状态,那么就有可能诱发社会失范。功能主义者认为很多病痛都伴有污名感、羞愧感和脆弱感。医务工作者的功能在于协助患者摆脱躯体不适,最终让其回归社会。

帕森斯将功能主义应用于研究医学现象,他提出"患者与医生"的角色理论。至今,该理论对医患关系的研究、对医患问题的解决仍具有理论上的指导意义。在帕森斯看来,理想的医生意味着当异常的个人对他无能力完成其正常任务和角色时,医生需要依靠使用现代医学手段去协助患病者恢复到健康和能够充分发挥作用的状态。因此,理想的医生应具有技术上的专门性、感情上的中立性、普遍性、职能专门化这些特质。与之对应的是理想的患者,即病患个体对自己的健康状况不负有责任、患病的个体可免于承担日常任务和角色义务,但病患应认识到患病是不符合社会需要的,并应积极想要恢复健康或寻求帮助以胜任社会角色的义务。在这样的医患关系中,医生承担着社会控制的功能。

尽管功能主义的理论在讨论医学和患者之间的情感关系以及有意识的和无意识的需求与驱动上具有独特的解释力,但并不代表它没有反对者。如澳大利亚的黛博拉·拉普顿(Deborah Lupton)教授认为,功能主义的研究理论忽视了医疗过程中医患冲突的情况,特别是医生与患者由于利益或其他问题处于冲突时,患者与医生在医疗境遇中相处时,医疗环境中的组织约束力和外在因素都会影响医生和患者的行为,这就导致了"患者与医生"角色理论的解释力下降。当然,拉普顿教授对"患者与医生"角色理论的批判仅聚焦于制度支配下的角色行为,却忽略了角色的主体性和能动性。总之,尽管被质疑,但建基于功能主义的"患者与医生"的角色理论无疑为医学社会学或健康社会学的发展提供了一条重要的理论路径。

（二）政治经济学的研究路径

20世纪60年代后,功能主义的研究路径遭到越来越多的质疑和批判,于是政治经济学的研究路径被引入医学社会学的研究。从社会学的理论渊源上看,政治经济学的研究路径秉承了马克思(Karl Heinrich Marx)所开创的批判性社会学的研究范式。

在马克思和恩格斯(Friedrich Engels)政治经济学的经典论述中,异化(alienation)理论是其批判社会学的核心。异化理论深度揭示在资本原始积累中的种种体现,旨在变革造成异化的制度,最终实现人的自由、全面发展与真正的健康。马克思在《资本论》一书中指出,工业资本主义的剥削形式与剩余价值的关系、生产资料所有制与生产力的关系、上层建筑与经济基础的关系,最终导致劳动者的异化,而异化必将对劳动力的健康造成影响。对此,恩格斯曾深入考察了城市住宅、工人的营养、穷人的卫生状况等方面,他发现英国的流行病具有极大的地域性、地方性以及社会分层的特征,霍乱、伤寒等瘟疫暴发集中在住房拥挤、肮脏、潮湿、空气污浊的贫民窟。据此,恩格斯认为英国的工业优势是建立在对工人健康的无视和损伤上的,要改变这样的生存状态就需要组织工人运动重新夺回工人的健康权。

受马克思、恩格斯有关社会异化理论与健康、健康与社会分层思想的启发,社会学家认为个体身体健康不仅是躯体或精神上的完好,而且能够由此获取和控制基本物质和非物质资料,以维持和提高对生活的满意水平,斗争是实现健康的一个重要部分。此外,要获得健康——这种资源或利益的控制能力,必然会衍生出对健康、疾病与社会分层之间的关联的讨论。

如在《健康与疾病社会学:批判性观点》(*The Sociology of Health and Illness*: *Critical Perspectives*)一书中,弗里德森(Fredison)教授提出医学行业较高的社会地位以及人们对医生能力的过高期待,可能带来诸多非预期性的社会问题,如当医疗机构若成为社会控制的机构时,会导致人们将医学视为万能的,并对其产生高度依赖感。这将会造成整个社会进一步医学化。对医学的过高期待,成功地阻断了人们对健康背后的权力问题的探究与追问。由此,医学成为一种工具,用来说服患者或不健全者相信自己是有病的或不健康的并且需要专业人士来救助,从而接受资本的安排。这就导致了医学知识的意识形态化。当医学与资本、权力交织在一起,医学本身的科学性就会面临合法性与合理性的双重拷问。

因此,对于大多数秉持政治经济学研究路径的学者而言,西方资本主义中的医疗保健是无效的、费用过高的、调控不足的,并且是极度不均的。正如在欧美社会中社会边缘群体与社会特权群体在医疗资料分配过程中呈现出明显的差异,社会分层的高低与健康状况的优劣成正比;正如在资本主义社会中,对于那些治疗无效且无法返回劳动市场的人而言,医学加剧了社会的不公平,扩大了特权阶级和非特权阶级之间的鸿沟,这些身处社会边缘的群体面临着被公共医疗资源抛弃的风险。

在其内部,政治经济学的研究路径又有两个分支:第一支基本认为生物医学是政治中立的"善",期望向弱势群体提供更多更好的医疗服务。第二支多为激进的批判者,他们质疑生物医学本身的价值,并强调生物医学是社会控制、巩固种族主义和家长制的机器。与功能主义者一样,政治经济学家将医学看作是道德操练,可用它来定义正常、惩罚越轨并维护社会秩序。这两种理论的不同之处在于:政治经济学派认为这种权利是有害的,而不是仁慈的,是被医学行业滥用的；而功能主义则认为这种权利是必要的，帮助患者解决身体上的不适，其最终目的是让其回归社会，最终扮演社会赋予的角色。此外，功能主义与政治经济学家都尝试着从宏观社会结构中来寻求医学问题来源与解决之道。

目前对该研究传统的批判主要有以下几种代表性的观点。

（1）它忽视了医患关系中的微观社会层面，将医生与患者之间的关系等同于资本家与工人阶级的关系，是前者对后者的剥削。要改变此剥削关系，只能通过改变不合理的医疗结构。如有研究者寄希望于通过社会运动改变对医疗技术的依赖，实现医学的去商业化和去资本化，并重新分配资源以及改善导致疾病的社会和环境因素。

（2）政治经济学的研究进路因其可行性而被质疑。在一些社会学家看来，他们提出的对策过于理想主义而不具备实现的可能。如哈特（Hart）认为政治经济学似乎并不认同过去 100 多年人类健康状况的改善和预期寿命的延长与资本主义经济体制的要求和需要之间的内在联系，而这些变化都与人类膳食的改善、清洁水源的供应、住房条件的提高、避孕技术以及医学和药物治疗的进步有直接关系。

总之，从政治经济学的视角来研究医学中的问题或医学的问题，都是将健康问题在政治层面或经济层面的显现放在核心位置。显然，若没有政治经济学的研究视角，隐藏于经济社会地位不同的社会人群之后的因社会结构造成的健康差异与分化将难以被人们真正地发现和变革。

（三）社会建构主义的研究路径

与政治经济学研究路径相同，社会建构主义研究路径同样是在对帕森斯结构功能主义的批判和反思基础上所提出的。而该理论被医学社会学所接纳，得益于米歇尔•福柯（Michel Foucault）对临床医学以及疯癫问题的阐释。拉普顿认为福柯的著作对于医学社会学的发展具有巨大的影响力，有一大批研究成果是在其启发下出现的。20 世纪 80 年代，在健康与疾病社会学和医学史领域，社会建构理论越来越多地被提及，并逐步发展成为一种在学界居于主导地位的研究路径。从学术渊源上看，社会建构主义的研究路径源于韦伯所开创的诠释的研究范式。卡尔•曼海姆（Karl Mannheim）和彼得•伯格（Peter Berger）是此领域的代表人物。

曼海姆在《意识形态与乌托邦》一书中明确提出，知识社会学是专门探讨知识与人类生存的关系，关注社会与思想的互动。伯格则认为，现实（reality）是由社会建构的，知识社会学所关注的"知识"，并不讨论这种"知识"是否具有终极的妥当性，而应重在理解那些被常人视为当然的"现实"的社会建构过程。社会建构理论关注"现实"及"知识"的生成过程。

于是，社会建构者认为同一种疾病，由于发生在不同社会情境、社会文化背景下，人们对疾病的体验及其陈述都会因习惯或生活方式的不同而呈现出差异。因为，在漫长的社会化过程中，人与人的日常化的交往和互动会形成习惯，而某种习惯化活动被各类行动者固定化之后就形成了制度。因此，习惯（habitus）是宏观结构与微观行动之间联系的中介。任何一种文化或制度中的行动者，均会产生出一种与此文化和制度有序运行匹配的思维方式、认知模式、观念和价值系统。这一切均将影响到对疾病的认知与建构。

此外，社会建构理论还关注生物医学的社会层面、医学科学的发展以及非专业的医学知识和实践。该理论并不否认疾病事实、疾病状态与躯体体验，但是该理论更多的关注点在于剖析疾病状态和疾病体验的呈现方式与患者所处文化和社会情境之间的内在关联。如在韦伯看来，社会是靠生活方式（或惯例）来维持其制度运转的，货物消费的原则决定了一个社会内部等级的划分，每个等级都有自身独特的生活方式。因此，社会经济地位（等级地位）不同群体的生活方式会具有明显差异，等级地位高的群体将更容易获得关于健康的各种资源，而较低的等级地位也将限制人们对健康的追求。

与政治经济学研究进路不同，社会建构研究路径不再强调医学权力是压迫性的、透明的、至高无上的，而是将医学理解为知识的生产者，其生产的知识随时空情境而改变。社会建构理论的视角认为医学权力不只掌握在研究机构或精英手中，而是为每个人所利用，通过社会化接受某种特殊的价值观和行为规范便是权力的方式。如在女权运动的引领下，人们开始关注权力集团是如何用医学和科学知识来保证自己的优越地位的，对"生物宿命论"给予了尖锐的批判。由于社会建构主义强调现实（reality）是由社会建构的，聚焦"知识"的生产过程和形成机制，并不深入探讨"知识"的本体性存在和终极的正当性问题。这就难免会使该理论有滑入相对主义和虚无主义窠臼的风险。

四、结论

从斯诺的实践到帕森斯的"患者与医生"角色的理论，再到如今的百花齐放；从英美到东欧，再到日本乃至全世界范围内形成影响力；从医学到社会学，再到医学社会学，医学社会学的发展在西方走过了近150年的历程[约翰·萧·比林斯（John Shaw Billings）1879年在《医学索引》中首次将医学和社会学正式联系到一起]。在这段不算长的历史中，尽管西方学者在实际研究中对"医学的社会学"与"医学中的社会学"之间界限的掌握并不算清晰，但对于这门学科的定位、概念、研究问题与研究方法却基本形成了共识。特别是随着功能主义、政治经济学同社会建构主义三种研究进路的完善，医学社会学同医学与社会学的区别日益明显，逐渐成为一门独立的社会科学。

知识窗　社会科学研究的主要范式

新时代中国提出了人类卫生健康共同体的思想，体现了我们文化中包容共赢的本质和博大的胸襟。中国文化是一种和合文化，这一点和西方文化有着本质的差异，西方文化和思想的发展从柏拉图（Plato）开始就提出了物质和精神的二元论，这种二元论的思想一直影响了西方文化上千年，精神和物质、理性和非理性、积极和消极、存在和虚无、本质和现象、光明和黑暗，西方的思想中充满了无数这样二元对立不可融合的概念乃至零和博弈的思维，它们在上千年的思想中不断地斗争，影响并塑造其学术和学科的发展；但是，中国文化在两千年前就开始摒弃了这种二元对立的思想，中国人讲求阴平阳秘，阴和阳不是对立的，而是彼此调和互补；同样，精神和物质也不是二元对立的，中国自古以来就讲究天人合一，人和自然、精神和物质的统一才是人生最高的境界。在这一点上，中国文化和中国智慧的气度与思考维度比西方更宽阔、更包容。新时代我们以立足中国、借鉴国外，挖掘历史、把握当代，关怀人类、面向未来的思路，着力构建在指导思想、学科体系、学术体系、话语体系等方面充分体现中国风格、中国气派的中国特色哲学社会科学，以医学社会学的发凡起例抛砖引玉。

（王红漫　刘　栩）

第三节　医学社会学与社会医学

> 水浸月不湿，月照水不干。
>
> ——甘泳《湖上二首》（之二）

健康不是一件简单的事情，医学社会学的学科建设更不是一件简单的事情。自医学社会学诞生之初，就有一段公案纷扰到如今，那就是"医学社会学"和"社会医学"的联系与区别。概念的清晰是学科建设的第一步，下面我们就来分析一下医学社会学和社会医学的联系与不同。

一、医学社会学与社会医学的概念梳理

作为亲缘相近的两门学科，自诞生以来无论是医学社会学的研究者，还是社会医学的专家，在把握这两门学科的特质时，都将社会及其属性作为定义学科的重要标准（参见表 1-2 和表 1-3）。

表 1-2　国内外最早与最新版"医学社会学"教材梳理

类别		最早"医学社会学"教材	最新"医学社会学"教材
国内	时间	1985	2020
	教材	《医学社会学概论》	《医学社会学》
	主编	刘宗秀、阮芳赋	徐丛剑、严非
	出版社	中国医院管理杂志社（该杂志于 1981 年创刊为《医院管理》，1985 年更名为《中国医院管理》）	复旦大学出版社
	概念	医学社会学是社会学的分支，研究医务人员、患者、医疗保健机构这些社会人群、社会机构的社会特点和规律，它们之间的相互关系以及它们与其他社会现象之间的相互关系。	医学社会学是运用社会学的理论和方法，研究医疗领域中的社会角色、角色关系、角色行为、角色流动、医疗社会组织的交互作用以及医疗领域与整个社会生活的互动及其变化规律的科学。

续表

类别		最早"医学社会学"教材	最新"医学社会学"教材
国外	时间	1909	2021
	教材	*Medical Sociology*	*Medical Sociology*（15th ed.）
	主编	Warbasse，James Peter	William C. Cockerham
	出版社	Appleton	Routledge
	概念	—	医学社会学关注健康和疾病的社会原因与社会后果。医学社会学把社会学的视角、理论和方法运用于对健康、疾病和医学实践的研究。

表 1-3　国内外最早与最新版"社会医学"教材梳理

类别		最早"社会医学"教材		最新"社会医学"教材
国内	时间	1988 年	2022 年	2017 年
	教材	《社会医学》	《社会医学》（第 3 版）	《社会医学》（第 5 版）
	主编	梁浩材	卢祖洵，殷晓旭	李鲁
	出版社	长沙：湖南科技出版社	北京：科学出版社	北京：人民卫生出版社
	概念	社会医学是一门从社会学角度研究医学问题的科学。它主要研究社会因素和健康之间的相互作用及其规律，以制定社会保健措施，保护和增进人群的身心健康水平和社会活动能力，保证人们积极、全面地发展，提高人们的生活质量。	社会医学是在现代医学和社会科学渗透结合的基础上发展起来的一门交叉学科，其综合了生物医学和社会科学的研究理论和研究方法，具有较强的社会性、时代性和综合性。它以社会人群作为研究对象，主要研究影响人类疾病和健康的社会因素，探索社会防治策略和措施，其实践活动主要在医学领域。	社会医学是从社会的角度研究医学和健康问题的一门交叉学科，它研究社会因素与个体及群体健康和疾病之间相互作用及其规律，制定相应的社会策略和措施，保护和增进个体及人群的身心健康和社会活动能力，提高生命质量，充分发挥健康的社会功能，提高人群的健康水平。
国外	时间	1915 年	2019 年	
	教材	*SOZIALE PATHOLOGIE*	*Park's Textbook of Preventive and social Medicine*	
	主编	A. Grotjahn	K. Park	
	出版社	Springer-Verlag Berlin Heidelberg	Banarsidas Bhanot	
	概念	—	社会医学强调医学与社会科学间的紧密联系，首要关注点是流行病学方法的发展及其在疾病调查中的应用。应用社会科学和统计学的方法阐明社会因素在疾病发生发展中的作用。	

二、医学社会学与社会医学的联系

作为两门独立的学科，能够被经常混淆就足以证明"医学社会学"与"社会医学"具有"近亲属"关系，二者的联系是非常紧密的。①学科属性：两者都是医学与社会学交叉融合而产生的交叉学科；②研究领域：健康及其相关问题都是其关注的核心议题；③研究方法：社会学的方法论和具体方法都能为其研究所使用；④支撑理论：社会学的各种理论都可为其提供理论支撑与智力支持；⑤诞生基础：生物医学模式向"身 - 心 - 灵 - 社"的社会医学模式的转向，是其诞生的现实基础。

三、医学社会学与社会医学的区别

截止到 21 世纪前 20 年，在西方学科体系理念下建构起来的医学社会学与社会医学的区别，主要体现在以下几方面。

（一）学科属性不同

社会医学是自然科学，由医学发展而来，是医学的分支；医学社会学诞生之初虽然也有很多医生开展了相关的研究工作，但从本质上讲它是一门社会科学，在社会学的视角下，用社会学的理论和方法来研究健康及其相关问题，是社会学的分支学科之一。

医学社会学作为一门学科，其建设工作常置于医学院校的人文社科学院、管理学院或医学人文研究的相关部门；社会医学则常置于公共卫生学院或预防医学部门。

（二）起源不同

医学社会学作为一门学科诞生于 1894 年的美国，由麦克因泰尔在《医学社会学研究的重要意义》一文中提出"医学社会学"的概念。社会医学的诞生是在法国，于 1848 年由法国医学家儒勒·盖林提出，并指出社会医学由社会生理学、社会病理学、社会卫生和社会治疗构成。而后，德国医学家艾克尔特和威克赛尔进一步将其内容细化为社会生理和病理、社会诊断、社会治疗和社会预防等 4 个部分，从形态上更类似于"医学中的社会学"。也正因如此，在日后的发展中人们常常把"社会医学""预防医学"和"公共卫生学"这三个概念拿来混用。

（三）研究内容不同

医学社会学的研究内容如前所述。社会医学研究则是从社会系统出发，分析政治、经济、法律、社会、文化、行为习惯、福利政策、医疗服务体系等非生物性因素对人群健康的作用和影响；从提升社会健康水准的角度出发，研究一定空间内群体或社会的健康水平及健康卫生服务资源的使用情况；从健康和卫生治理的角度出发，运用相关理论，研究相应的治理制度、治理技术和治理方法；从疾病预防的角度出发，研究生活方式与习惯的相关问题。

（四）研究方法与研究目标不同

尽管社会学的研究方法均可为其所用，但在具体的研究项目上二者的方法使用还是有细微的差别。医学社会学的研究方法源于社会学实证的、诠释的和批判的研究范式，进而形成功能主义、政治经济学及社会建构理论三大研究进路。社会医学的研究方法从渊源上看出自实证的研究范式，在具体使用上形成了医学现场调查方法，较医学社会学而言更加注重数据的统计分析，更强调研究过程的客观，对于诠释和批判的研究范式涉及较少。

此外，从研究目标上看，医学社会学的研究目标旨在调动医学角色及组织的社会功能，促进人群健康与国家健康，构建社会和人类卫生健康共同体；社会医学则旨在改善社会保健，以增进人群健康。

（五）研究主体的组成结构不同

从研究的人员构成上看，医学社会学以社会学专业的学者以及医学与社会学复合型跨学科学者为主，同时根据研究的不同选题与不同的医学工作者展开合作；社会医学则以预防医学方向的医师/研究员为主，同时根据研究的需要有选择地挑选社会学学者展开合作。

四、破除学科壁垒透视学问间的关联与知照

许多在医学社会学领域的专家学者在探索着社会医学的问题，如研究健康问题在不同人群中的分布。同样，医生也在思考着社会学的议题，如凯博文（Arthur Kleinman）对疾病的分析。显然，海外学者对于医学社会学研究内容的界定并未严格区分医学社会学和社会医学的学科界限，在实际的研究和探索中，医学社会学与社会医学的学科壁垒经常被突破。在国内，尽管学者们在理论上谨守着学科的界限，但在实际工作中这个界限也并不明显，以问题为导向的研究策略将社会学家、医生以及医疗卫生政策的制定者等相关人群凝聚在一起，对健康这个共同的问题展开分析。

掌握学问、汲取智慧、直抵大道是中国思想家和文人志士的洞见与追求。欲要关联智慧和大道，先找到学问间的关系。如前所述，尽管医学社会学与社会医学"相""体""名"看似不同，但"用"是一致的（都服务于健康）。

本节以"水浸月不湿，月照水不干"开篇，正是用该诗蕴含的中国智慧所昭示的为学要义——要透视学问间的关联和知照，不着于相、不着于名（如晨星与暮星，其实都是金星），于医学社会学、社会医学而言，其最重要的不是医学社会学、社会医学的"相""体"的区别，而是二者的关联和发展中的医者、医学家、社会学学者、社会学家的相互映照，"因事而化、因时而进、因势而新"，为国家、为社会培养符合"卫生国情和全球健康"标准的优秀人才、健康领域专家学者和卫生及相关部门负责人，是学科的使命和职责所在。新时代中国特色学科体系的医学社会学将致力于服务"健康中国""人类卫生健康共同体"，因此也可称为健康社会学。

（王红漫　刘　栩）

第四节　医学社会学的中国化问题

> 中也者，天下之大本也；和也者，天下之达道也。致中和，天地位焉，万物育焉。
>
> ——《中庸》

全面理解医学社会学中国化的含义，既引入外来学术学科本土化，也输出中国本土的、自己的学术学科体系。

一、从文明谈起：中国传统的医学社会学思想及其特点

通过学术史的梳理，社会学或是医学社会学作为一门学科普遍被认为是从西方社会引入的。事实是否果真如此呢？显然，传统的中国社会中没有这样壁垒分明的学科划分，但对于这些问题的探讨却绵延千年。

（一）中国社会学

人与社会的关系是社会学最核心的元问题。从人类社会开始进行群体生活起，或者说人类选择群体的生活方式本身就是对人与社会关系的认知与解答。在中华民族长期的生产实践和生活实践中自然会产生社会学的相关思想，因此，传统的中国社会是有社会学思想的，这是毫无疑问的。如荀子将"群"这一概念引入，讨论人能群，认为人具有社会属性，后世便将这门学问称为"群学"，及至1897年严复将斯宾塞的《社会学研究》译为《群学肄言》。

但传统中国的社会学思想同西方语境中的社会学是有差异的。正如梁漱溟在《东西文化及其哲学》中所述的东西方文化及其思维方式存在差异，因而对于社会的理解也会有所不同。

这种根本性的差异体现在以下两个方面。一是研究方法上的差异。西方意义上的社会学最大的特色就是以实证为主的方法论体系，尽管也有诠释、批判的研究范式作为补充，但是从发展的主流来看并无法撼动实证研究的基础地位。这是同西方以逻辑为起点的思维方式联系在一起的。但若简单地套用西方社会科学的实证范式去审视中国传统社会中对人、对人与社会关系的思考，显然是有失偏颇的。中国文化重视逻辑，但更重视"致中和"（《中庸》），即以意欲自为调和、持中为其根本精神。因此，在研究方法上，中国传统社会多是从研究者自身的生活经历或经验材料出发来展开阐释。二是关注的核心议题有所不同。相较于西方社会学对社会结构的偏爱，中国传统的社会思想更多的是对"社会生活秩序"的关注，分析的是社会生活秩序的建构、社会生活秩序的整合以及理想社会模式的问题，如"老吾老，以及人之老；幼吾幼，以及人之幼。天下可运于掌"。围绕"社会生活秩序"这个问题，在春秋时期形成了"法先王"（孔子、孟子）、"法自然"（老子、庄子）、"颠覆传统以重构社会秩序"（墨子、杨朱）及"法后王"（荀子、韩非子）四大思想流派。之后，传统中国社会对于社会问题的讨论基本在这个大的框架下展开，或是对其质疑批判，或是对其进行丰富添补。直至五四运动爆发后，随着"德先生"与"赛先生"成为主流，这一体系才被打破，以开放的心态学习西方日隆。

（二）中国医学社会学

正如社会学根植于人类生产和生活的实践，既然传统社会中有医生这个职业，自然就会有医与社会的问题，自然会产生对医学问题的社会思考，会发现影响健康的社会因素，如《黄帝内经·素问·移精变气论》就指出阶层与健康的关系，认为底层民众"忧患缘其内，苦形伤其外"；在《灵枢·岁露》中所载"正月朔日，天和温不风，粜贱，民不病；天寒而风，粜贵，民多病"就是讨论由于气候异常将导致饥荒以及疫病的流行。因此，在《黄帝内经》《伤寒论》《金匮要略》《温病条辨》等传统医学典籍中蕴含着丰富的医学社会学思想，尽管未必如西方现代意义上的医学社会学那样壁垒分明，但至今对于我们的医疗实践仍然具有指导作用。

（三）中国传统社会中医学社会学思想的特点

传统的医学社会学思想尽管丰富，但散见于各类古籍当中，如果将其一一列明几乎是一件不可能完成的工作，但借助归纳的方法我们却可对中国传统社会中医学社会学的思想进行一个简单的归纳。

1. 以哲学为立论基础　章太炎先生讲"中医为哲学医"，传统医学的理论基础往往是中国哲学。如《黄帝内经》的理论基础就是中国哲学中的精气学说，认为精气是宇宙万物的本原，在《黄帝内经·素问·至真要大论》中所载"天地合气，六节分而万物化生"。因此，传统社会在解释健康问题时不可避免地会涉及天人合一、阴阳五行等中国哲学的范畴与词汇，并以此作为立论的基础，疾病往往被理解为阴阳五行、脏腑或经络的失衡。此外，不同时期的社会形态有着各自不同的特点，因此不同时期的医学社会学思想与其主流的价值观念密切相关。如孙思邈的《备急千金要方》和《千金翼方》在对病因的诠释中吸收了佛教地、水、火、风的观点，在养生方面又选用了道家修身之法，在人伦道德方面又以儒家的忠孝规劝世人。其中，又以儒家思想为最少，这恰与唐代宗教势力强大的社会现实相符。

2. 以伦理为价值追求　如果说西方的文明是科学文明的话，相对于西方文明，中国的优秀传统文化则是一种人类社会进步的伦理文明。正如考察中国法制史的话，会发现伦理入法是中国传统司法的特色。同样，伦理入医，作为医者的价值追求，也是中国传统医学社会学思想的特色之一。如对病患，张仲景的《伤寒论》提出"人禀五常①，以有五藏"，强调"五常"即"仁义礼智信"五德对人五藏的康养作用；对医者，孙思邈在"大医精诚"中强调"人行阳德，人自报之；人行阴德，鬼神报之；人行阴恶，鬼神害之"，以此儒道思想启示医生要行善积德、自我完善，做"苍生大医"，否则就是"含灵巨贼"。

3. 以关联为思维方式　与西方奠基于"逻辑思维"和"统属性思维"方式上建立起来的对疾病的分类与认知模式完全不同。《黄帝内经》作为中国最早的医学经典著作，最重要的就是为后世提供了关联性的思维方式，如将"治病与治国"进行关联。《黄帝内经·素问·灵兰秘典论》写道："心者，君主之官也，神明出焉。肺者，相傅之官，治节出焉。肝者，将军之官，谋虑出焉。胆者，中正之官，决断出焉。膻中者，臣使之官，喜乐出焉。脾胃者，仓廪之官，五味出焉。大肠者，传道之官，变化出焉。小肠者，受盛之官，化物出焉。肾者，作强之官，伎巧出焉。三焦者，决渎之官，水道出焉。膀胱者，州都之官，津液藏焉，气化则能出矣。凡此十二官者，不得相失也。故主明则下安，以此养生则寿，殁世不殆，以为天下则大昌。主不明，则十二官危，使道闭塞而不通，形乃大伤，以此养生则殃，以为天下者，其宗大危，戒之戒之。"在《贞观政要·政体》中则将"治国与治病"相关联："治国与养病无异也。病人觉愈，弥须将护，若有触犯，必至殒命，治国亦然。"

4. 以辩证为实践方式　在《临床医学的诞生》一书中，福柯强调了"目视"在诊疗过程中的作用。对于疾病，西方医学的治疗是以分类为基础的，一类病一种治疗方案。对于中国传统的医学社会学思想而言，这恰恰是要不得的。受老子朴素的辩证法思想影响，中国的医者既重视

---

① "五常"在中医中解释为五常之气，其背后蕴含的是天人感应五行（木火土金水）生克乘侮的世界观，体现在政治或社会领域即为儒家所提倡的"仁义礼智信"的伦理观。

辨病施治,更主张并强调"辨证施治",以辨证的方法作为医学的实践方式,如《黄帝内经》中提出"实则泻之,虚则补之"。因此,在对疾病与治疗的认知中,同病异治、异病同治再正常不过。

（四）小结

中国传统医学呈现出完全不同于现代西方医学的学科特征,根源在于中西方文明思维方式上的差异。因此,在中国传统文化中尽管不存在西方意义上的医学社会学体系,但医学社会学的观点、思维却无处不在。不忘本来,吸收外来,给我们带来了一个开辟未来的重要优势。

二、从学科做起：西方医学社会学的引入和发展

现代意义上的医学社会学发轫于美、英,流传于东欧、日本,及至在全世界范围内形成广泛的影响力。于我国而言,在医学社会学这个概念诞生十余年后,就引起了我国社会学界的关注。20世纪20年代吴泽霖和冯品兰就注意到,在美国经济学、社会学、政治学等不同学会已经联合组成负责审定各门社会科学研究领域的委员会,该委员会将人口品质（包括优生、公共卫生）等作为社会学发展的主要方向之一。同时期,晏阳初、李景汉、梁漱溟等人的乡村研究都不约而同地关注到了乡村建设中的卫生问题,而潘光旦所著的《优生概论》《优生原理》《民族特性与民族卫生》等一系列著作也涉及健康与社会的关系。但这些零星的火花并没有形成燎原之势,医学社会学这门学科在神州大地并未真正落地生根。直到20世纪80年代,西方典型意义上的医学社会学才真正作为一门学科被引入,从学科的引入与建设再到对现实问题的关注,本土化、中国化的实践使这门学科真正在中国开枝散叶。

（一）落地：学科的引入与建设

一门学科是否立得起来通常有三个标准,大学里面有没有专业课程或专业方向,学术共同体或学术组织是否已经成立,是否有专门的学术期刊用于交流。对照这三个标准,医学社会学的引入与建设主要体现在学科的引入与萌芽、教学体系的发展以及学术共同体的建设三个方面。

1. 学科的引入与萌芽　现代意义上的或西方的医学社会学引入中国始于1981年12月7日,在南京召开了第一届全国医学辩证法学术讨论会,刘宗秀任组长,并在北京、哈尔滨等地相应设立了分组,同时确定了重点研究课题,提出了学科建设的工作规划。

1982年8月,在黑龙江省牡丹江市召开了"近期工作规划会议"。这次会议决定要积极筹建中国医学社会学研究中心,要加强医学社会学情报资料工作,要继续办好专业的内部交流刊物且在《中国医院管理》（该杂志于1981年创刊为《医院管理》,1981—1984年为《医院管理》,1985年更名为《中国医院管理》）杂志开设医学社会学专栏。由此,医学社会学的学术组织开始筹建,相关的学术交流有了阵地。

1983年8月,受卫生部委托,在黑龙江省卫生管理干部学院举办了首届"全国医学社会学讲习班",应邀到场授课的有我国著名的社会学者费孝通、王康,美籍华裔社会学者林南、蔡文辉、蔡勇美;国内最早投身医学社会学的研究者刘宗秀、陶乃煌、阮方赋、徐维廉等。此外,来自全国的90多位学员参加了培训学习,其中的大多数成为医学社会学的教学、研究人员。由此,医学社会学的学术共同体开始成型。

一年后,在1984年8月于北戴河召开了国内首次的医学社会学学术讨论会。美国德州理工大学社会学系主任恰范特教授及副教授蔡勇美应邀参会,并分别对药物滥用、差异行为医学化、医生与患者关系、城市社会学与医学社会学的关系等做了学术演讲。这是医学社会学引入我国后,国内外学术界合作交流的一次学术活动。同年,恰范特、蔡勇美、刘宗秀、阮芳赋开展国际合作,合著了《医学社会学》一书,并于1987年出版发行。

1985年6月,在哈尔滨举办了"现代医学管理学讲习班",授课内容多与医学社会学相关。会上,林南教授做了题为"医院作为社会组织及美国现代医疗保健机构的新发展"的报告;恰范特教授系统地介绍了"医学社会学"的相关内容;阮芳赋就医学社会学与社会医学的联系与区别及医学与社会的关系进行了比较。

2. 医学社会学教学体系的发展　随着中国卫生教育事业的发展,全国各地陆续建立了一批卫生管理干部培训中心或专业,医学社会学相关课程成为这些中心或专业人才培养的主要课程。而在各地高校的医疗系、护理系也将医学社会学作为选修课向学生开放。至于医学社会学的教材建设,最初并没有成型的教材,各地以《中国医院管理》杂志1983年7月起连载的《医学社会学概论(十九讲)》作为讲义来进行授课。1985年,刘宗秀、阮芳赋合编了《医学社会学概论》一书并付梓出版,这是可查的国内最早的一本教材。随后,或通过国际合作,或是由国内学者自编,医学社会学教材的出版迎来一个小高潮。其中影响力较大、流传较广的有:《医学社会学》(恰范特等,1987),《现代医学社会学》(郭继志等,1989),《医学社会学》(蓝采风等,1990),《社会医学与医学社会学》(张一鸣,1991),《医学社会学》(周浩礼等,1993),《健康社会学》(沃林斯基著,孙牧虹等译,1999)。自此,随着专业课程的开设与专业教材的出版,我国这一阶段的医学社会学基本上是以开放的心态学习西方医学社会学教学学科体系。

3. 医学社会学学术共同体的建设　20世纪80年代,医学社会学共同体的建设体现为三个方面。一是在黑龙江、北京、江苏、山西、陕西等地相继建立了医学社会学研究会,定期召开学术讨论会、开展专题研究、出版论文集,还定期出版了《医学社会学通讯》以交流学术信息。二是《医学与哲学》杂志、《中国医院管理》(开设有专栏)、《中国社会医学杂志》《国外医学•社会医学分册》等发表了大批医学社会学的论文和译文,为医学社会学的发展提供了学术交流的阵地。三是形成了共同的学术话题,例如:①在已经对医患关系研究的基础上注重对商品经济条件下医患关系的研究,强调患者的经济和法律权利及对慢性病患者心理行为和社会态度的研究;②注重对吸毒、慢性病及老年人、军人等特殊社会群体医疗保健社会问题的研究;③对卫生及医院文化的研究;④医疗保健组织和制度的研究;⑤健康概念的研究;等等。

(二)生根:医学社会学同中国具体问题的结合

理论的魅力在于实践,在于对实践起到指导作用。应用医学社会学视角对中国医疗领域的现实问题展开研究是医学社会学中国化、本土化发展的必经之路。二十世纪八九十年代,医学社会学的重要工作是学科的引入与建设。那么,进入21世纪后,中国的医学社会学研究者在学术共同体建设之外,做得更多的就是在医学社会学的学科视野下对中国相关领域的具体问题展开研究。其具体的研究进路有以下几种。

1. 学术史的梳理　《医学社会学揆格》《医学社会学的演变与健康社会学的现状和发展前景》

《中国医学社会学30年：研究现状、结构困境与发展前瞻》及《中国医学社会学研究30年：回顾与反思（上、下）》等文献从学术史的角度，对医学社会学在中国的引入、发展与面临的问题等做了梳理。

2. 对医、患及其关系的研究　一是医生的问题，如对医生群体的职业心理、职业压力的研究等；二是患者的问题，如对心脏病、癌症、糖尿病等特定患者群体的分析；三是医患之间的问题，如患者信任对医生工作投入的影响及其机制研究等。

3. 与健康或医疗相关的社会议题　一是政策层面的问题，如对医疗卫生改革的经验进行了总结；二是生活层面的问题，如养生文化与健康生活方式；三是健康的政治经济学研究，如分析健康背后的影响因素，探讨社会经济地位、性别等社会性因素同健康之间的因果联系；四是数字时代健康领域出现的新问题，如针对网络时代通过网上平台筹款治病这一现象进行深入的分析等。

4. 在医学社会学视角下对医学问题的再认识　医学社会学为我们提供了一个认识医学与社会的全新视角，2010年之后应用这一视角来对中国社会进行诠释已然成为一种研究的新风向。其中代表性的有：一是对现代医学的不同环节进行医学社会学的诠释，如有研究分析了乳腺癌治疗与社会文化嬗变的关系，认为不仅是技术，社会文化对乳腺癌的治疗也有决定性影响；二是对传统的、民族的医学现象予以医学社会学的解读，如"'孙子比老人大'：阿卡礼中的祖孙关系及其扩展的亲属世界"一文通过考察云南哈尼族阿卡人家庭内部的祖孙关系及其在治疗祈福仪式"拴线礼"中的呈现，探索其建构社会的方式和过程；三是对疾病的再思考，如面对疾病和死亡，每一个社会个体如何进行练习以保证生活不被他们密实的牵引力吸引所导致脱轨。

5. 对疾病史的医学社会学研究　对传统中国疾病史的医学社会学考察也有几个不同的维度：一是对观念与制度的分析，如侧重考察医学知识的建构与传播、医疗制度与资源的发展、疾病观念的变化与社会的关系。二是对医疗社会史的研究，通过对不同朝代不同地域的疾病（如清代江南疫情）及其与社会互动关系比较全面细致的呈现，探讨了中国社会的发展脉络、国家与社会的关系和不同朝代不同地域的社会特质等问题。

此外，进入21世纪后，一些西方最新研究成果的引入，较为及时地展现了西方医学社会学动态，如《癌症传：众病之王》（*The Emperor of All Maladies：A Biography of Cancer*）、《医学的文化研究：疾病与身体》（*Medicine as Culture：Illness，Disease and the Body*）、《叙事医学：尊重疾病的故事》（*Narrative Medicine：Honoring the Story of Illness*）、《最好的告别》（*Being Mortal：Medicine and What Matters in the End*）、《医生的修炼》（*Complications：A Surgeon's Notes on an Imperfect Science*）、《临床医患沟通艺术》（*Clinical Communication Skills*）、《当呼吸化为空气》（*When Breath Becomes Air*）等，在介绍西方在医学人文上的成就时，不能取代中国自己洞见且前瞻性适合国情的、服务"人类卫生健康共同体"、高度充满医学人文精神的医学社会学，这样对于西方理论的借鉴将更为理性。

三、从实践升华：医学社会学中国化的发展

从传统到现代，从学科的引入到落地生根，医学社会学在中国的发展不仅仅体现为对西方理论的接收和消化。同样，中国的医学社会学研究者也在不断地为世界贡献中国的智慧。

（一）本土化实践对医学社会学研究的推进

1986 年 8 月，社会学学者刘宗秀出席了第二届亚洲地区健康与医学社会学研讨会，并在会议上宣读了题为"中国沿海十个开放城市卫生工作改革的社会学研究"的论文。这是中国学者首次参加国际性的医学社会学会议，也是第一次向世界展示了中国卫生工作改革的相关情况。与此理论交流相比，发生在中国大地上的医疗社会实践更早地向世界展示了中国的智慧，推动了医学社会学的发展。

1. **赤脚医生制度**　受限于新中国成立初期的现实，广大的农村地区缺医少药，如何保障农村地区和人民的健康权利成为新中国急需解决的重要问题。于是"赤脚医生"应运而生，他们接受中医和西医的初级培训，使用抗生素和疫苗成功降低了流行病，如麻疹和流行性脑脊髓膜炎在农村的死亡率。这个实践对印度等当时刚刚脱离殖民统治的发展中国家具有积极的借鉴意义。同时，赤脚医生制度成为 20 世纪全球卫生中，以有限的资源和费用为大量人口提供了负担得起的初级卫生保健（PHC）适合国情的方式。关于中国赤脚医生制度的研究也一度成为医学社会学研究的一个热点议题，如普拉提克•查克拉巴提在《医疗与帝国：从全球史看现代医学的诞生》一书中就对此进行了专门论述。

2. **"健康中国"战略与大健康理念**　"要倡导健康文明的生活方式，树立大卫生、大健康的观念，把以治病为中心转变为以人民健康为中心，建立健全健康教育体系，提升全民健康素养，推动全民健身和全民健康深度融合。"2016 年召开的全国卫生与健康大会上被提上重要议程。随后，在 2017 年 10 月 18 日，党的十九大报告强调"要实施健康中国战略""要完善国民健康政策，为人民群众提供全方位全周期健康服务"。自此，"健康中国"上升为国家战略，而"大健康"作为"健康中国"的关键词，在贯彻落实中体现为三个方面的实践。一是医疗卫生服务的工作目标从"关注疾病"转变为"关注健康"，大健康就是"要覆盖全生命周期，针对生命不同阶段的主要健康问题及主要影响因素，确定若干优先领域，强化干预，实现从胎儿到生命终点的全程健康服务和健康保障，全面维护人民健康"；二是医疗卫生服务的工作重点从"以诊治为主"转变为"以预防和健康促进为主"，大健康就是要"落实预防为主，推行健康生活方式，减少疾病发生，强化早诊断、早治疗、早康复，实现全民健康"；三是医疗服务的工作重心应从"医院"下移至"社区和家庭"，大健康要求"建立不同层级、不同类别、不同举办主体医疗卫生机构间目标明确、权责清晰的分工协作机制，不断完善服务网络、运行机制和激励机制，基层普遍具备居民健康守门人的能力。完善家庭医生签约服务，全面建立成熟完善的分级诊疗制度，形成基层首诊、双向转诊、上下联动、急慢分治的合理就医秩序，健全治疗－康复－长期护理服务链"。随着健康中国战略的贯彻与实施，2018 年 4 月 7 日世界卫生日当天，世界卫生组织指出，中国运行良好的卫生系统已成为全民健康的基石，为解决全球基本卫生服务覆盖问题提供了可借鉴的路线图。

（二）本土化研究对医学社会学研究的推进

实践出真知。理论来自实践又指导实践，但理论的升华，它又产生在实践之后。结合中国具体问题展开研究后，医学社会学中国化、本土化的研究在理论上的贡献主要体现于以下两个方面。

1. **对原有理论的拓展**　理论的创新向来是最难得的，但并非不可能。医学社会学结合中国实践对于医学社会学理论的推进主要体现为对原有理论的拓展。如在社会学中有礼物研究的传统，从莫斯、马林诺夫斯基到阎云翔、杨美慧等都对此有所分析，但均未突破社会交换的界限。中山大学余成普教授的《生命赠予：中国血液捐赠的个案研究》《生命的礼物：器官捐赠中的身体让渡、分配与回馈》将礼物研究引入医学领域，将血液捐赠和器官捐赠视为"生命的礼物"；韩启德院士《生死的沉思》中提出"去世是失去，也是馈赠……我们在对亡者的追忆中，收获了无价的感动和真情，这便是死亡永恒的馈赠"，拓宽了礼物研究的广度与深度。

2. 对中国故事的凝练　理论自然也有一个与时俱进的问题，当西方建构的理论其解释力逐渐消散之时，摆在医学社会学中国化前进道路上的时代性、实践性问题就是如何凝练医学社会学领域的"中国故事"。在这方面，韩启德院士《医学的温度》一书为我们提供了一个成功的范例。他站在哲学的高度，既宏观把握人类医学的历史、发展趋势和医学真善美的表现等医学自身的规律，又能具体入微地分析医事与社会发展，对医学的本质、医学史、叙事医学、循证医学、精准医学等的人文思考，医技得失的品评、俗解谬说的匡正，皆能言之有理有据。作者阐述了对传染病、中医、死亡等的独特看法，对癌症应该早发现、早诊断、早治疗等人们习以为常的医学观点提出疑问和建议，对全速发展的现代医学技术及其发展方向进行重新审视，从而反思医学的来路与归途，深入浅出地阐明了医学应具有科学属性、人文属性和社会属性，从而提出医学就是人学，在追求技术进步的同时，更要重视有温度的人文关怀，回归价值医疗。该书对人们重新认识现代医学乃至重新认识自我，以及未来医学的深刻变化和美好愿景，促进健康与社会发展，都极具启发意义。

四、结论

中华文明延续着我们国家和民族的精神血脉，既需要薪火相传、代代守护，也需要与时俱进、推陈出新。要加强对中华优秀传统文化的挖掘和阐发，使中华民族最基本的文化基因与当代文化相适应、与现代社会相协调，把跨越时空、超越国界、富有永恒魅力、具有当代价值的文化精神弘扬起来。

因为自信，我们以开放的心态学习全人类（东西方）的文明；因为自信，我们在已有的重大优势基础上，从容面向人类未来；据此，医学社会学中国化的任务就是立足本土、借鉴西方，构建自己的学科知识体系；在未来的发展中，医学社会学应进一步确立文化自强，从历史悠久的中华文明中汲取营养，在服务人类健康、"构建人类卫生健康共同体"的时代洪流中凸显旺盛的生命力。

知识窗　《黄帝内经》

知识窗　《医学的温度》

（王红漫　刘　栩）

第二章

医学社会学的理论与方法

第一节　医学社会学的经典理论框架

> 用科学之律令,察民群之变端,以明既往,测方来也。
>
> ——严复《群学肄言》译序

医学社会学是一门交叉学科,具有跨学科属性。医学社会学的经典理论框架来源于社会学(实证主义、诠释主义、批判主义等)和医学(辩证论、整体论、还原论)。

一、社会学

(一) 实证主义的社会学理论

实证主义的社会学理论来源于经验主义哲学,主张用自然科学法则研究社会现象,于19世纪上半叶形成,具有本体论的自然主义倾向。其把社会学作为一门实证科学,认为社会和自然界一样,其产生、运动、发展、变迁过程受自然法则的支配,主张用观察、实验和比较等自然科学的方法来研究人类社会。注重经验研究和社会调查。

实证主义的代表人物是孔德和涂尔干,孔德将"爱、秩序、进步"作为"实证社会学的箴言"。其主要观点包括以下几个方面。

在社会学的研究对象上,实证主义社会学理论认为,社会学的研究对象是社会事实。社会事实与自然事实一样,都是客观存在的,都具有客观性。所谓社会事实,就是在社会领域中排除了人的主观想象的事实,是在社会中客观发生的事件或过程。

在主体与客体的关系上,实证主义社会学理论认为,主体与客体是截然对立的、不同的实体,存在着纯粹客观的外界事物,这种纯粹客观的外界事物不仅先于认识主体的存在而存在,而且不受认识主体的主观意识影响,是纯粹的"自在之物"。

在客体的发展观上,实证主义社会学理论认为,客观世界存在着不以人的意志为转移的客观规律,客观世界按照这个规律发展演变。社会学的任务,就是找到社会领域的不以人的意志为转移的客观规律。

在认识世界的内容上,实证主义社会学理论认为,客观世界能够被认识主体感知的是直接的经验,只有直接的经验才是真实、可信的,一切概念只有在能够还原为直接的经验的条件下才有意义。例如,人们对于一个苹果的认识,其实只是感知到了一定的形状、一定的气味、一定的颜色等,而人们所形成的苹果的概念,不过是把上述直接经验加以统合。要认识苹果,就需要把"苹果"再还原为一定的形状、一定的气味、一定的颜色等,只有这些形状、气味、颜色等是真实的。

在认识世界的方式上,实证主义社会学理论认为,由于社会与自然在本质上是一致的,社会和自然界一样按照客观规律进行发展演变,所以认识社会的方式与认识自然的方式没有本质的区别,所采用的方式无非是观察、实验、比较、检验等,通过这些方式方法找到事物发展的规律,找到事物之间的联系。实证主义社会学提倡把研究自然界的方法移植到社会领域,按照研究自然界的方式研究社会,通过观察、实验、比较、检验等方式探究社会领域的直接经验。

在社会中个体与群体的关系上,实证主义社会学理论认为,个体与群体不同,个体的意识与群体的意识也不同,社会事实是社会群体的创造物,但它对于个体则具有强制性,每个人一出生就生活在特定的环境中,从父母、邻居、社会接受了特定的语言、特定的习惯、特定的价值观念、特定的行为方式等,任何个体都不能用自己的意识改变社会规则,而只能够服从先在的、既定的社会规则。

(二)诠释主义的社会学理论

诠释主义又称为诠释社会学或者诠释学派,发源于象征互动主义和现象学,诠释主义认识论也主张用科学的方式来解释世界。然而这里的科学并不意味着自然科学,人们需要关注的不再是自然科学中的"规律",而应该是经验。德国社会学家韦伯提出,社会研究的主要目标是"理解",并参与到被研究对象的世界中去,且作出"同情"的描述。

诠释社会学的代表人物是韦伯和阿尔弗雷德·舒茨(Alfred Schutz),其主要观点包括以下几个方面。

在社会学的研究对象上,诠释主义社会学理论认为,社会学的研究对象不是社会事实,而是社会行动。社会行动是指指向他人的有意义的行动。诠释主义社会学认为,社会是由人组成的,而人的一切行动都是在人的主观意志作用之下进行的,一切行动都是指向特定的对象(他人)的,对于行动者而言都是有一定意义的,即都是为了达到一定的目的而进行的。

在主体与客体的关系上,诠释主义社会学理论认为,主体与客体并不是截然对立的,主体与客体随时处于互动之中,主体不断地对客体进行新的建构,即主体用自己的观念、态度等对客体进行分析、研究、甄别和筛选,用自己的观念体系、思维定式对客体进行诠释。因而,纯粹客观的世界是不存在的,人们能够接触、了解的只是各种现象,人们对于世界的认识都毫不例外地包含了人们对于世界的理解,包含了主体的主观成分。

在个人与社会的关系上,诠释主义社会学理论认为,社会并不是独立的实在物,社会只是名称,真正实在的是个人,是个人的行动。社会只是对个人的行动的概括。

在认识世界的内容上,诠释主义认为现实的真实性具有地方性特点,因历史、文化、地域、个人经验等情境因素的变化而改变。现实始终处于流动之中,研究者"把社会看作是个涌现的过程,是由个体创造而来"。此时,现实是围绕个体自身所处的"此地"和当下所在的"此时"被组织起来的,这种"此地此时"构成了局内人对于现实的注意力焦点,只有此地此时的经验才是"真实"的,构成了自我意识中的实在之物;也只有在此背景下,人的行为才是可以被理解的。在此基础上,研究者进一步总结出自然科学与社会科学之间的本质差异:两者存在认识论上的根本区别,分别需要采用相关者视角和诠释者视角来研究。相关者视角仅关注物理-生物世界和构成这个世界的动力因果结构,而诠释者视角还探究行动者的意向、信念、情感、观点以及文化-历史背景。相对于自然科学领域基于单纯解释关系的相关者视角,以上意向、信念等主观概念的存在也使得诠释者视角在社会科学研究领域中变得更为重要。

在认识世界的方式上，诠释主义社会学理论认为，仅仅看到社会事实，并不能够解释它产生和发展的原因，同一社会事实对于不同的人具有不同的意义。而社会事实产生和发展的原因，只能通过对进行社会行动的主体的研究来探寻。因此，研究者就需要进行角色转换，设身处地对研究对象进行"移情式"的理解，探讨他人的社会行动的主观动机。研究者需要通过搜集资料、分析资料、提出理论等步骤，把握他人的社会行动的动机，从而对于社会事实作出合理的解释。

（三）批判主义的社会学理论

批判理论学者们声称社会探究应该结合而不是分割哲学和社会科学的两极：解释和理解，结构和能动者，规律性和规范性。批判理论学者认为，这种方法可以使他们的事业在独特的道德意义（而非工具意义）上切实可行。他们不仅尝试提供实现某个独立目标的手段，而且在受统治和压迫的情况下寻求"人类解放"。这一规范性任务的完成，不能离开跨学科实证性社会研究中哲学与社会科学的相互作用。

批判主义的社会学理论来源于格奥尔格·威廉·弗里德里希·黑格尔（Georg Wilhelm Friedrich Hegel）的辩证哲学、马克思的批判哲学和西格蒙德·弗洛伊德（Sigmund Freud）的潜意识理论。其代表人物是法兰克福学派的霍克海默、格奥尔格·卢卡奇（Georg Lukács）、安东尼奥·葛兰西（Antonio Gramsci）、卡尔·科尔施（Karl Korsch）。批判理论并不认为自己的理论是社会学理论，而认为自己的理论是社会哲学或是社会理论，其主要观点包括以下几个方面。

在社会哲学的研究对象上，批判理论认为，社会哲学的研究对象是社会实践，而社会实践是对社会中不合理现象的改造。换言之，社会学不是研究一般的社会行动，而是研究能够改造社会的实践活动。

在对社会的看法上，批判理论认为，社会不是纯粹外在于人类的，社会本身就是作为阶级的人的实践过程，是在特定的时间、特定的地点所进行的特定的实践活动的过程。

在个人与社会的关系上，批判理论认为，个人都受到社会上某种价值观、世界观的制约，虽然个人并不见得意识到这种制约。

在主体与客体的关系上，批判理论认为，主体与客体的关系并不是截然对立的，主体与客体处于互动之中，主体在这种互动中不是仅仅认识客体，而是与客体共同摆脱"虚假观念"束缚、共同获得对于社会质的领悟、共同成长、共同赢得解放的过程。主体与客体的互动不是仅仅表现在认识过程上，更重要的是表现在实践活动上，表现在对于社会中不合理的现象的否定上。

在认识世界的内容上，批判理论认为其研究结果受到价值观念的过滤。任何研究都要受到一定政治、文化、性别和社会阶层的影响，注意研究中的权力关系以及研究对知识建构和社会改革的重要作用。因此，它同时又具有一种后现代式的社会批判意识，强调一种强烈的价值介入。

在认识世界的方式上，批判理论认为，主体不是被动地接受社会事实，而是发挥主体的主观能动性，是与客体共同参与研究，主体在这种研究中需要始终保持对于社会事实的批判态度。

二、医学

医学理论是通过总结医学实践而产生的，而医学实践又是在特定的医学思维指导下产生的医学行为来完成的。因此，医学观不仅影响医学思维和行为，也关系到医学行为所产生的结果。医学观对于维护和促进人类健康、预防和控制疾病起到重要作用。

（一）辩证论、整体论

辩证论、整体论构成中医的经典理论框架。

辩证论探讨医学发展和医者理论思维活动以及在正常和异常条件下人体生命过程的一般规律；所要解决的根本问题，是其哲学本性所决定的医学和医疗卫生领域主体的观念、认识、思维和形成自觉的对其专业行为具有支配作用的问题。人体观、生命观、疾病观、健康观以及基于此所完成的对人体、生命、疾病和健康等所确立的认识，将这些观念转换为在专业行为过程中处理具体问题时的思维方式和方法论，并最终体现在医疗实践的结果上，或者生命科学研究的成果中。中医的辨证施治，这种高度概括、抽象的思想观念和思维方式既体现了中医的总体特征，又是指导医学实践的基本观点。

天人合一的整体论是指从全局考虑问题，又是指将生物机体与自然环境、五脏、六腑、五官这些不同层次的系统、组织看成统一的整体。在整体医学观中，人体不是系统、器官、细胞、分子的简单堆砌，而是一个多层次、多功能、相互联系、相互作用、相互制约的有机整体。在整体论基础上发展出系统论，自系统论创立以来，很多领域都引入了系统论，对于生命科学来讲，人是最典型的系统，对人和疾病的考察与调节应当遵循系统规律。这种研究方法由其特性决定了其研究的重点是系统内各要素之间或系统与其相联系的环境、系统的结构与功能等相互关系，并由相互关系所表现出来的功能。系统的整体功能是各要素在孤立状态下所没有的性质，同时系统中各要素不是独立地存在着，每个要素在系统中都处在一定的位置上起着特定作用，要素之间的相互关联构成一个不可分割的整体。

知识窗　系统论

中医学的理论和方法是现代系统论的源头。第一，它强调整体性，自发地把握人"整体不等于部分之和"的特征，把注意的重点放在人的整体水平，把握了只存在于人整体水平的一系列系统质（如精、气、神、经络、脏象等），注重的是"人""人病""治人"。第二，注重联系性。中医的整体论恰恰就是系统论认为的整体之所以不等于部分之和，关键不在于其要素的性能，而在于要素与要素之间、要素与系统之间、系统与环境之间的相互作用。第三，看重稳定性。系统的耗散结构论指出，远离热力学平衡的开放系统可以产生负熵，使系统有序提高，并在一定程度上达到稳定。中医学自发地把人理解为开放系统、耗散结构，用气化活动描述人的耗散活动和熵变化。用阴平阳秘、脏腑生克制化、气血津液的相互关系等来表达人的有序稳定，各种"证"则是对有序稳定的偏离和破坏。第四，把握动态性。系统论认为生命是自我产生、自我发展、自我完成的；

生命科学证实生命是自我更新、自我复制、自我调节的。中医学把握了人的这种自我组织、自我调节规律。强调恒动特性，主张防治结合，治病求本，注意遵循机体"阴阳自和"的规律，运用各种手段"调其阴阳之所自"，推动机体自我调节以达到健身治病的目的。

（二）还原论

当前主导现代医学研究的还是还原论。还原论或还原主义（reductionism，又称化约论）是一种哲学思想，认为复杂的系统、事物、现象可以将其化解为各部分之组合来加以理解和描述。还原论的思想可追溯久远，但"还原论"一词却出自1951年美国逻辑哲学家蒯因（Willard Van Orman Quine，1908—2000）发表的《经验论的两个教条》一文。此后，还原论这一概念的内涵与外延都得到扩张。第15版《不列颠百科全书》把还原论定义为："在哲学上，还原论是一种观念，它认为某一给定实体是由更为简单或更为基础的实体所构成的集合或组合；或认为这些实体的表述可依据更为基础的实体的表述来定义。"还原论方法是经典科学方法的内核，将高层的、复杂的对象分解为较低层的、简单的对象来处理；世界的本质在于简单性。

知识窗　力学规律取代生物学规律

（卞　鹰　王红漫）

第二节　医学社会学的当代研究范式

> 旧学商量加邃密，新知培养转深沉。
>
> ——朱熹《鹅湖寺和陆子寿》

一、范式和研究范式

范式作为一种观察世界的方式，和一个理解人类体验的框架，通常与特定主题相关。其字面意思是看待事物的出发点。范式（paradigm）最初是由托马斯·塞缪尔·库恩（Thomas Samuel Kuhn）在他的经典著作《科学革命的结构》中提出的，指常规科学所赖以运作的理论基础和实践规范。范式理论是库恩最重要的概念，"范式"一词可以追溯到古希腊，柏拉图用它来指代理念作为实物的榜样，我们所画的圆就是将理想中的圆作为范式。路德维希·维特根斯坦（Ludwig Wittgenstein）也提到这一概念，他把存放在巴黎博物馆的铂制米原尺作为长度计量的"范式"。玛格丽特·玛斯特曼（Margaret Masterman）将这一概念分为三种意义：一是指形而上学范式，也称为元范式,关于世界的基本信念;二是指社会学范式,如公认的科学成就,科学共同体,科学习惯,科学传统等;三是指人造范式,如教科书,经典著作,工具,仪器,范例,专业基质等。

范式是社会理论和研究的基础,范式本身并不解释任何事情,但是会产生理论的逻辑框架。范式提供了观察生活的方式和视角,以及关于事实本质特征的一些假设。要完全掌握范式假设的概念可能很困难,因为我们在自己的个人日常思维方式中是如此根深蒂固。每个人都在一套关于世界运作方式的假设下运作,或者你认为世界应该运作的方式。也许你的假设来自你的政治观点,也许你的假设是基于你从父母或老师那里学到的东西,这些都有助于形成你对各种社会问题的看法。比如,在课堂上,坐在你旁边的人可能对同一个问题有非常不同的观点,但对自己观点的真实性有同样的信心。总之,范式塑造了你在这个问题上的立场。

范式是一种构建我们所知道的、我们可以知道的以及我们如何知道它的方式。范式的特点:①范式在一定程度内具有公认性;②范式是一个由基本定律、理论、应用以及相关仪器设备等构成的一个整体,其存在给科学家提供了一个研究纲领;③范式还为科学研究提供了可模仿的成功先例。范式以一种范例的形式,决定了新一代科学家(只要他们不反对)的科学研究方法和程序。如亚里士多德(Aristotle)的物理学之于古代科学,托勒密(Claudius Ptolemaeus)的天文学之于中世纪科学,伽利略(Galileo Galilei)的动力学之于近代科学的初级阶段,微粒光学之于近代科学的发达时期,阿尔伯特·爱因斯坦(Albert Einstein)的相对论之于当代科学。范式通常是固定的,拒绝任何实质的改变,除非一个新的范式出现并取代旧的范式。如"地心说"的观念后来就被"地动说""日心说"的观念取而代之。科学毫无疑问是历史的,以前流行的科学今天可以被我们证伪,那么如何保证我们今天的科学不会在未来被证明是错误的呢?因此,真理与谬误的界限同样难以回答。库恩提出科学的发展通过常规研究和科学革命两种状态交替变更而发展的思想,既看到常规科学的渐进的积累,又看到非常规科学时期革命的转变,因而在一定程度上反映了科学发展历史过程。

韩启德在"科学与文明之问"中指出:现代科学确认的许多范式都受到了挑战。现代科学追求确定性,而量子被认为是不可确定的;现代科学的还原论范式,会发现还原论的简单模式无法解决复杂系统的问题;起源于希腊时期的演绎法,被认为是科学的主要方法,而现代许多发现采用归纳的方法。此外,还有许多问题是不可用实验证实或证伪的。

研究范式(research paradigm)是"特定的科学共同体从事某一类科学活动所必须遵循的公认的'模式',它包括共有的世界观、基本理论、范例、方法、手段、标准等与科学研究有关的所有东西"。研究范式主要包括三个方面的内容:①共同的基本理论、观点和方法;②共有的信念;③某种自然观(包括形而上学的假定)。范式的基本原则可以在本体论、认识论和方法论三个层次表现出来,分别回答的是事物存在的真实性问题、知者与被知者之间的关系问题以及研究方法的理论体系问题。这些理论和原则对特定的科学家共同体起规范的作用,协调他们对世界的看法以及他们的行为方式。不同的研究者在本体论和认识论上存在着分歧,因而在研究问题的思维方式(方法论)上就存在着巨大的差异。

二、几种社会科学研究范式

社会科学研究范式指社会科学领域中的学术共同体对所从事的社会科学研究活动的基本方法和规范的共同认识。社会科学范式可以定义为框架和模型,研究人员可以根据这些框架和模型观察世界,并对社会中的某些制度、过程和互动作出结论。因此,社会科学范式被用来组织研究人员的观察和推理,并提供讨论不同社会理论的方法。最广为人知和使用最多的社会科学范式是冲突范式、符号互动主义和结构功能主义。另外,本节还简单介绍了五种典型的研究范式,即实证主义,解释主义,批判理论,后实证主义以及建构主义。

(一)冲突范式

冲突范式(conflict paradigm)是一种认为社会由于对有限资源的竞争而处于永久冲突状态的理论。冲突范式是一种将人类行为视为努力去控制他人,同时避免被他人所控制的范式。此外,由于感情和情绪对人们互动的影响,在观察到亲密关系的小团体的代表之间产生的冲突往往更加明显和激烈。冲突范式认为,社会秩序是靠统治和权力维持的,而不是靠共识和服从。根据冲突范式,那些有钱有势的人将不惜一切代价通过压制穷人和无权无势的人来保持金钱与地位。例如,西方社会统治阶级认为财产私有制是理所当然的事情,很多生活在资本主义社会的人都认为资本家是通过自身奋斗和教育获取财富,并把贫困人口的失败归咎于他们缺乏生活技能和工作积极性;但是马克思(Karl Marx)的阶级冲突论反对这种观点,并认为这是资产阶级向无产阶级灌输的虚假意识,这些观点将社会性问题归因为个人问题,而不检视社会制度本身的缺陷,从而隐瞒了无产阶级正在受到资本家剥削的事实。冲突范式的一个基本前提是,社会中的个人和团体会尽其所能,使自己的财富和权力最大化。冲突可能是所有类型的关系中所固有的,包括那些表面上看起来并不对立的关系。即使是一个简单的场景,也会导致多层次的冲突。

根据冲突范式,一般认为住宅区业主和租户之间的关系主要是基于冲突而不是平衡或和谐,尽管和谐可能多于冲突。一些可能导致租户和小区业主之间冲突的有限资源包括小区内部有限的空间,有限的单元数量,租户支付给小区业主的租金,等等。最终,冲突范式将这种动态变化看作资源的冲突。建筑群的所有者,无论态度多么亲切,从根本上说都是为了让尽可能多的公寓单元被填满,这样他们就可以尽可能多地赚取租金,尤其是在必须支付抵押贷款和水电费等费用的情况下。这可能会在住宅区之间、希望搬进公寓的租户申请人之间带来冲突等。在冲突的另一方,租户本身也希望以最少的租金获得最好的公寓。

一般来说,社会学家认为冲突的发生是由于群体具有不相容的目标。然而,这些不相容的目标通常源于几个因素,包括有争议的资源、不相容的角色和不相容的价值观。有争议的资源分为三个主要类别:财富、权力和声望。一般来说,财富涉及有形资产,例如金钱或土地。例如,孩子们听到已故父母的遗嘱可能会突然发生冲突,因为他们每个人都认为他们应该得到比分配给他们的钱更多的钱。土地也是许多历史和当代冲突的根源。权力通常分配不均,处于权力关系中的一方可以支配另一方,或者一方拥有比另一方更大的权力潜力。声望也可以是有争议的资源。一般来说，受到高度尊重（高威望）的人有权力，而有权力的人往往更容易受到尊重。

组织内不相容的目标可能源于不相容的角色。在冲突研究中，社会学家强调纵向角色分化，即在权力等级中将不同的角色分配给不同的位置。例如，虽然出于结构稳定性的原因，工程师可能需要设计具有从中庭可见梁的建筑物，但这可能与建筑师或室内设计师想要拥有一个没有可见建筑元素的干净、现代空间的愿望相矛盾。

彼此分离的群体也可以发展出鼓励不相容价值观的文化。这可能是由于分离、社区和系统的价值观或角色差异造成的。分离可以发生在个人或群体层面。在任何一种情况下，与他人分离的人都会发展出一套独特的价值观，因为他们与内群体的互动比与外群体的互动更强烈。孤立的一个极端例子是邪教。这些组织通常规模较小，具有明确定义的信仰、价值观和规范，使它们区别于其他宗教和主流文化。

（二）符号互动主义

符号互动主义（symbolic interactionism）强调人类在符号层次（包括语言及其他符号姿势）的互动过程，认为语言在人类心智、自我及社会的形成过程中占有重要地位，并主张人类只有通过个人与社会间的符号互动才能成为完全的个人。符号互动主义的代表人物有乔治·赫伯特·米德（George Herbert Mead）、布鲁默（Herbert Blumer）以及戈夫曼（Erving Goffman）。米德是符号互动主义的创始者；布鲁默则提出了符号互动主义的名称，是该派理论中承前启后的关键人物；戈夫曼则是当代最著名的符号互动论者。米德融会了实用主义与行为主义的思想，但更强调人类的心智能力及语言的重要性，认为自我与社会无法分开，因此个人的经验必须从社会的观点来理解，而社会则是由持续的沟通、互动过程形成的，人的姿势、语言、文字都直接或间接地影响社会的结构。而布鲁默则指出符号互动代表人类互动过程中最显著的特质，人们在互动过程中并非完全依赖彼此行动而反应，而是依赖对彼此行动之定义的了解而反应。因此，社会学的新理论应该强调体会的经验而非科学客观的验证。至于戈夫曼则专注于所谓的戏剧分析，认为社会生活只是一系列类似舞台演出的戏剧表演，从而将社会生活基本分析单位由个人转移至小队中，着重探讨社会生活中的小规模结构层次。

符号互动主义提供了与传统不同的关于个人与社会互动及社会结构的看法。其基本假定包括：①在社会情境与社会意义的建构上，人应该是具主动性的行动者。亦即人类对于事物所采取的行动是以这些事物对人的意义为基础。②人在社会互动过程中，根据自身对事物意义的理解来应对事物。③社会结构应该是动态的，而且在不断改变。

归纳而言，当代的符号互动论包括几个基本理论原则：①人类与其他动物的不同之处，在于其有思考的能力；②人类思考的能力来自社会互动的塑造；③在社会互动中，人类可以习得意义与各种象征符号，使其得以运用于独特的思考能力上；④这些意义与象征符号可使人类作进一步的行动及互动；⑤在行动与互动的过程中，人们也可以以其对社会情境的诠释为基础，而修正或改变其意义与象征符号的内涵；⑥人类之所以能作上述意义及象征符号的修正，部分是由于人们也具有与自我互动的能力，这种能力可以使他们检验可能的行动过程，并评估其相对的利弊得失，然后再加以选择；⑦经过前述的行动与互动模式，构成了团体与社会；⑧在方法论方面，符号互动论倾向于自然主义、描述与诠释性的方法论，主张运用参与观察、生活史研究、人种志等方法，强调对于真实社会情境的动态研究过程，反对仅通过实验或调查设计所构成的人造情境。

符号互动论从兴起之后，也引发了不少批评，这些批评大致可分为几方面：①符号互动论者所使用的一些重要概念往往是模糊不清的，如米德所用的心灵、自我、主我、客我等观念往往有混淆矛盾之处；②符号互动论的主流学者似乎太急于放弃传统社会学中的科学技术，其实科学与符号互动论所重视的主观因素并非绝对不能相容；③符号互动论太过强调自我意识，但却忽略潜意识与情绪在互动过程中的影响力；④符号互动论太过强调连续性的行动结果，使其理论架构失之片段零碎，缺乏完整的理论系统；⑤符号互动论过度强调主观因素，漠视大规模社会结构对于互动过程的影响，且缺乏研究大型社会体系的能力；⑥符号互动论有时将社会组织描绘得太过戏剧化，不符合实际；而其研究成果也常易受到研究者之偏见影响，缺少客观性。

虽然在非符号互动论者眼中，符号互动论有上述的缺失，不过仍是当代颇为重要的一支社会学理论，而且许多学者也将符号互动论的观点运用于许多社会问题的研究上，如精神疾病、集体行为、儿童社会化、死亡与挣扎、社会脱序、老年、疾病、艺术社会学及教育社会学等。

（三）结构功能主义

结构功能主义（structural functionalism）是一种在 20 世纪中叶占主导地位的社会学理论方法。它的基础可以在社会学家和人类学家的早期工作中找到，涂尔干是这方面的重要理论家。结构功能主义的一个基本前提是，社会需要一定程度的社会凝聚力、团结或整合才能发挥作用，而结构功能主义者可以被视为试图识别甚至促进社会凝聚力的来源和形式。

结构功能主义认为社会是具有一定结构或组织化手段的系统，社会的各组成部分以有序的方式相互关联，并对社会整体发挥着必要的功能。整体是以平衡的状态存在着，任何部分的变化都会趋于新的平衡。斯宾塞形容这些社会的部件有如"人体器官"一般，使"身体"能良好运作而努力。基本来说，结构功能主义严格检视每一个社会特式、风俗、实践方式等元素怎样能如愿地促成稳定而有凝聚力的系统。对帕森斯来说，结构功能主义在于描述社会科学方法论的发展阶段，而不是特定的思想流派。他认为，犯罪和惩罚，提供了社会价值再认定的机会；抓小偷和处罚偷窃的行为，确立了集体对私人财物的尊重。

结构功能主义指出，所有社会现象——无论这些现象多不道德、多荒谬、多邪恶、多不应该存在，只要它确实存在，则必然发挥着某种社会功能，例如贿选、黑市交易等。结构功能主义的研究目标是寻找这些表象底层所代表的社会功能，以此理解社会系统的运作。结构功能主义涉及的面很广，包括社会理论探讨、经验研究和历史研究，其学术观点涉及人类学与政治学等社会科学领域，并对现代化理论有很大影响。从 20 世纪 60 年代中期开始，结构功能主义就受到相当多的批评。其中，有的批评它只是强调社会整合，忽视社会冲突，不能合理地解释社会变迁；有的直接针对它的功能逻辑前提，特别是对它采用唯意志论和目的论的解释方式，把系统各组成部分存在的原因归于对系统整体产生的有益后果，进行了猛烈的抨击。

（四）实证主义

实证主义（positivism）是一种以"实际验证"为中心的哲学思想。广义而言，任何种类的哲学体系，只要求知于经验材料的思辨，都为实证主义。这一思想最早可以追溯到英国 13 世纪的经验主义学者罗杰•培根（Roger Bacon）。实证一词可以解释作"发现是真的"。狭义而言，实证主义则指法国哲学家孔德的哲学，孔德认为对现实的认识只有靠特定科学及对寻常事物的观察才能获得。

知识窗　实证主义运作的假设

（五）解释主义

解释主义（interpretivism）是人类在科学研究过程中逐渐形成的一种哲学观点。它主张人类对世界的体验并非是对外界物质世界的被动感知与接受，而是主动地认识与解释。解释主义范式表明，研究人员有必要了解作为社会参与者的人类之间的差异。重点是在人之间进行研究，而不是在对象之间。他们使用剧院的类比，演员以特定的方式解释他们所扮演的角色。这涉及人们如何解释社会关系中的社会角色，以及如何赋予这些角色意义。同样，人们根据自己对这些角色的理解来解释他人的社会角色。

（六）批判理论

批判理论（critical theory）的核心是权力、不平等和社会变革。与实证主义范式不同，批判范式假定社会科学永远不可能真正客观或没有价值。这种范式是从科学调查应该以寻求社会变革为明确目标的角度运作的。其主要焦点之一就是关于形成认同的过程。这方面的主要思想家包括拉康（Jacques-Marie-Émile Lacan）、阿尔都塞（Louis Pierre Althusser）与海德格尔（Martin Heidegger）；第二个主要焦点是关于文化机构（包括媒体、科学与学术成果）如何被使用来形塑认同以及指定有哪些东西在一个文化里面是真实、正常或可被接受的，并且将特权给了某些人，而边缘化或否定了其他的人。批判理论会注意这些造成特权与边缘化过程的机制，并常常思考对抗这些机制的政治行动可能。这方面的主要思想家包括德希达（Jacques Derrida）、福柯与法兰克福学派。批判理论学者认为批判方式产生的知识除了观察者可以选择自己的视角以外，通常都会加上自己个人的价值判断。以广告中的女性模特举例来说，批评大众对于模特身材的严格要求（苗条）以及对女性身体的物化。

（七）后实证主义

后实证主义（post positivism）认为经验事实具有主观性，客观实在只能部分地认识，故自然科学方法不是唯一科学的方法。后实证主义产生于 20 世纪，以库恩等为代表。后实证主义者还声称，我们永远无法真正了解这样的真相，因为在研究和报道他人的真相时，研究人员将自己的真相置于调查之中。它像一个被遮蔽在云雾中的山顶，一个人即便已经到达山顶，也因为看不清周围的景物，无法轻易确定自己是否已经站在山顶。我们所了解的事实真相永远只是客观实体的一部分或者一种表象，所谓的研究就是通过一系列细致、严谨的手段和方法对不尽精确的表象进行证伪而逐步接近客观真实。这不仅仅是对实证主义的修正，而是对实证主义核心价值观的彻底否定。后实证主义指出,科学推理与我们的常识推理非常相似。这表明我们对日常生活的个人理解与科学家的理解相似。唯一的区别是,科学家会使用一种程序来得出结论,不像一个普通人。与实证主义者不同的是,后实证主义者指出,我们的观察不能总是被依赖,因为它们也可能受到错误的影响。这就是为什么后实证主义者被认为是批判现实主义者,他们对他们所研究的现实持批判态度。由于他们是批判现实的,后实证主义者并不依赖于单一的科学探究方法。他们相信每种方法都会有错误,只有使用多种方法才能避免这些问题。这被称为三角测量。

后实证主义者还认为,由于他们的文化信仰以及科学家自身的价值判断,从这个意义上说,纯粹的客观性是不可能实现的。这突出了实证主义和后实证主义之间存在着巨大的差异,尽管它们都是以客观性为基础的。

(八)建构主义

建构主义(constructivism)的最早提出者可追溯至瑞士的皮亚杰(J. Piaget)。建构主义源自教育学,是作为改进教学而提出的学习理论,主要的目的在于了解发展过程中的各式活动如何引发孩童的自主学习,以及在学习的过程中,教师如何适当地扮演支持者的角色。但建构主义早已在哲学、社会学和政治学上广泛延伸,国际关系理论中,建构主义(又称社会构成论)已是主要的学派之一。建构主义认为,知识不是通过教师传授得到,而是学习者在一定的情境即社会文化背景下,借助其他人(包括教师和学习伙伴)的帮助,利用必要的学习资料,通过意义建构的方式而获得。由于学习是在一定的情境即社会文化背景下,借助其他人的帮助即通过人际协作活动而实现的意义建构过程,因此建构主义学习理论认为"情境""协作""会话"和"意义建构"是学习环境中的四大要素或四大属性。

当实证主义者寻求"真相"时,社会建构主义框架假定"真相"是一个多变的、社会建构的、不断变化的概念。这是因为根据这种范式,我们通过互动和对这些互动的解释,自己创造了现实(而不是努力发现简单存在的现实)。社会建构主义观点的关键是社会背景和互动构成了我们的现实。在这个框架内运作的研究人员对人们如何在社会上就真实和真实达成一致或不同意见时产生了浓厚的兴趣。社会建构主义观点证实个人主义的观点是错误的。虽然个人可以构建他们自己的现实,但什么是真实和什么是"是"往往是在社会群体(家庭、国家等)的互动和协商中达成一致的。我们构建的意义具有超越创造它们的个人的力量。因此,对于社会建构主义者来说,人们努力改变这些意义的方式与它们最初是如何被创造出来的一样重要。

三、研究范式的转变

库恩在研究范式和科学共同体的基础上提出了他的科学革命的动态发展模式。他认为科学革命主要事件就是旧范式被科学共同体抛弃,新范式在这个动荡过程中确立壮大。科学理论不能归功于早期研究者的传统思想的重要性,认为其发展并不是从事实的直接累积中出现,而是从一个变动中的知识情境和可能性中发展出来的,是人类科学范式格式塔的转换和人类认识观的进步。库恩借研究范式的历史演化说明了科学发展的动态的历史结构。按照他的观点,理论体系只是科学研究的成果，仅凭理论体系不能说明科学发展的本质方面。研究范式是使一门学科成为科学的"必要条件"或"成熟标志"，只有根据研究范式实体的变化，才能使我们更加清晰地把握科学发展的脉络。据此，他在《科学革命的结构》一书中提出了以研究范式存在方式为转移的常规科学与科学革命相交替的发展模式。库恩认为，任何一门学科在没有形成研究范式以前，只处在前范式时期或前科学时期。一门学科一旦出现了统一的研究范式以后，就进入渐进性发展的常规科学时期。在常规科学时期会出现反常和危机现象，而新研究范式的出现标志着危机的终结，进入了科学革命时期。当新研究范式最终战胜并取代了旧研究范式，这就意味着科学革命时期的结束，开始了新的常规科学时期。在新时期，科学研究以新范式作为科学共同体的共同信念，并在它的指引下继续积累式地前进。这种科学发展的动态模式可作这样的概括：前科学时期—常规科学时期—反常与危机—科学革命—新的常规科学时期。

库恩还认为，从逻辑上讲，没有证据说明一种研究范式比另一种研究范式优越，也不是这种方法或那种方法有用无用的问题，这些学派全都是"科学"的。比如说，亚里士多德时代的动力学、燃素化学或热质说并不比今天的观点更缺乏科学性，也不是人类偏见的产物，它们只是不同研究范式的产物。库恩所总结的科学发展动态模式揭示了科学从一个阶段推移到另一个阶段，必然有其自身的发生、发展和衰亡的历史过程，必然导致革命。

社会科学家已经发展了一些解释社会行为的研究范式，然而，在社会科学中，研究范式更替的命运与库恩所说的自然科学并不相同。自然科学家相信，一种范式取代另一种范式代表了从错误观念到正确观念的转变。而至于社会科学，理论范式只有是否受欢迎的变化，很少被完全抛弃。社会科学的研究范式提供了不同的观点，每种范式都提到了其他范式忽略的观点，同时，也都忽略了其他范式揭露的一些社会生活维度。韩启德在"科学与文明之问"中指出，由于文明的复杂性，一定要作出更为充分的考据，再进行讨论与交流；他更为赞赏费孝通的名言"各美其美，美人之美，美美与共，天下大同"。因此，研究范式没有对错之分，作为观察的方式，只有用处的大小之分。我们将要考察的每一种范式，都为关注人类社会生活提供了不同的方式。每一种范式都有独特的关于社会事实的假定。我们将会看到，每一种范式都能够提供不同的理解，带来不同类型的理论，并且激发出不同类型的研究。

四、医学社会学发展中的新理论范式

当代基层医疗保障建设已经基本成型，公共卫生、基本药物体系和基本医疗服务体系建设均取得一定成效，群众就医负担逐步减轻。但随着医疗体制改革进入深水区，为根本解决百姓看病就医的问题，需在此基础上进一步解决医疗体制改革中仍存在的更深层次的矛盾和问题。因此，迫切需要将社会科学的理论范式应用到医学社会学中，揭示隐藏在这些问题和解决办法背后的关键社会影响因素。医学社会学研究范式应具备：①医学社会学研究群体间的共识；②具有基本的概念框架；③存在基本的研究角度；④资料收集和处理的常规方法；⑤最终形成医学社会学研究的不同理论学派。除了社会科学常用的研究范式以外，本书也列举了一些医学社会学发展中的新理论范式。

（一）健康生活方式理论范式

健康生活方式是指有益于健康的习惯化的行为方式，是人们根据自己的生活机会所选择的与健康相关的行为集合。

我国《黄帝内经》最早提出生活作息、日常保健、运动养生等健康生活方式的理论。1919年，北京大学校长蔡元培提出了"完全人格，首在体育"并融入了教育实践。针对中国实施健康中国战略强调的"建立全民健康生活方式"和"每个人是自己健康的第一责任人"理念，中国工程院院士钟南山认为，"运动就像吃饭，是生命的一部分，要树立一个观念，要终身锻炼，这样免疫力才能活跃，才能拥有更好的生活质量，人生最大的成功就是生活的健康"。中国科学院院士韩启德给出了主动采取有利于健康的生活方式并已付诸教育实践的理论框架："构建健康管理的新模式，动员更多人加入健康促进行列，大力开展全民体育运动；加强科研，研发更多的体质评估、检测和康复训练设备，为大家制定个性化的健康管理模式和康复训练方法；更加重视康复学科的建设和发展，改变重治疗轻康复的状况。"

在西方，德国社会学家韦伯最早关注到健康生活方式的问题。韦伯认为，阶层是社会生活的客观维度，以一个人拥有多少金钱和资产作为象征；而地位是主观维度，包括别人对其的尊重程度。韦伯还注意到社会经济状况是决定人们特定生活方式的重要因素。美国著名医学社会学家考克汉姆概括了韦伯的观点对健康生活方式研究的重要性，并进一步总结了韦伯以后的西方研究进展。

健康生活方式理论的基本概念框架可概括为以下3点。

（1）生活方式反映了一个人由收入水平、受教育程度及职业地位三方面因素综合作用的社会经济地位，进而反映了一个人的社会阶层地位。健康生活方式以选择为基础，但是个体选择健康生活方式的可能性取决于其社会经济环境、社会阶层地位。

（2）不同社会经济群体会选择不同的生活方式，健康生活方式似乎是中上层的选择，但其并不受社会经济地位的限制，年龄、性别、受教育程度等其他因素也会影响人们对生活方式的选择，其具有超越社会阶层界限影响到全社会的潜力。

（3）一个现代文明的社会，无论处于什么社会经济地位、什么社会阶层地位，只要自己对自己的健康负责，人们都有保持健康生活方式的外在环境和机会，即使是处于较低社会经济地位的群体。

（二）健康的社会阶层差异理论

社会阶层由收入水平、职业地位和受教育程度3个因素综合反映。收入水平影响人们的消费能力、生活水平、生存条件、营养和医疗保健状况。职业地位反映了人们在社会中的地位、职业生活范围和性质、工作压力和相关的健康风险状况，决定了相关的收入水平。受教育程度代表着人们获取经济社会资源的能力，决定着人们的收入水平，是影响人们健康的最大因素。社会阶层与健康状况之间存在重要的相关性，其组成的收入水平、职业地位、受教育程度都对健康有直接或间接的影响，并且它们之间还相互影响。

社会阶层与健康的研究表明，不同社会阶层的人群健康存在明显差异。处于较高社会阶层的人健康状况要好于较低社会阶层的人，一个重要的原因是处于较低社会阶层的人较少利用医疗保健服务。此外，较低社会阶层的人由于职业地位的差异和相关危险因素的影响，其健康状况本身就不如较高社会阶层的人。对社会阶层的研究，有助于缩小社会阶层差异、改善高危人群的健康问题，这对完善医疗卫生和保健政策，提高健康公平和人群健康水平有重要意义。

（三）健康权与政府责任理论

健康是公民的基本权利，是人全面发展的基础，也是衡量社会发展程度的基本指标之一。健康权，即身体健康权，按照联合国《经济、社会和文化权利国际公约》第十二条规定：健康权是"人人有权享有能达到的最高的体质和心理健康的标准"。"任何国家的任何人都不应该生活在健康基线之下"是健康权的核心，这一权利的设置明确了公民健康权益是政府的重要职责，政府应该保证公民公平地享有医疗卫生资源。

促进和保护健康对于人类福祉和经济与社会持续发展不可或缺。《阿拉木图宣言》指出："人人享有卫生保健不仅有利于提高生活质量，同时也有利于世界和平和安全。"因此，很多国家把健康列为发展过程中优先考虑的问题之一，如失业、低工资以及生活成本过高等。在政府满足公民期望时，健康问题往往成为一项政治问题。因此，促进和维护健康需要包括卫生部门在内的多部门协作完成。

很多国家以宪法的方式保护健康权。我国《宪法》规定："国家发展医疗卫生事业，发展现代医药和我国传统医药，鼓励和支持农村集体经济组织、国家企业事业组织和街道组织举办各种医疗卫生设施，开展群众性的卫生运动，保护人民健康。"中国政府于 1997 年加入联合国《经济、社会和文化权利国际公约》，并承诺实现联合国千年发展目标。2001 年，全国人民代表大会常务委员会批准了这一公约，使千年发展目标在中国具有了法律意义。2016 年，中共中央、国务院印发《"健康中国 2030"规划纲要》。2019 年，国务院成立健康中国行动推进委员会，负责统筹推进《健康中国行动（2019—2030 年）》的组织实施、监测和考核相关工作。经过了 3 年的努力，2022 年国家卫生健康委员会介绍党的十八大以来卫生健康事业发展成就时指出，健康中国行动 2022 年主要目标提前实现，健康中国建设开局起步良好、进展顺利。

（四）健康模式转变理论

1971 年，阿卜杜勒·奥姆兰（Abdel Omran）提出"流行病模式转变"这一术语，把人们对健康状况影响因素的认识，从生物学因素扩展到社会、经济及心理学方面，并建立了一套较为完整的理论体系。1973 年，勒纳（Lerner）提出"健康模式转变"的概念，进一步强调了社会和行为因素对人类健康状况的影响。随着经济社会的发展和人民生活水平的提高，我国人民的健康状况发生了很大的变化，出生率降低、死亡率降低、期望寿命增加。我国健康模式转变是由人口转变和流行病学转变共同作用的结果。

健康模式的转变主要包括人口模式转变、流行病学模式转变和健康危险因素的变化在内的三个方面的变化。随着我国人口生育模式逐步转向"低出生、低死亡、低增长"模式，人口构成趋向老龄化，这将影响人群健康模式和卫生服务需求的变化。流行病学模式转变是指随着人口构成的变化，人群死亡年龄构成变化导致了死亡谱的变化，导致流行病学模式转变的原因主要是感染性疾病的下降导致疾病之间的相对重要性发生了变化和疾病危险因素改变引起某些疾病死亡率的绝对上升。健康危险因素的变化是由于城市化、工业化和生态破坏引起的环境污染及不良生活方式和行为流行而导致的不同疾病的危险因素发生变化。

（五）健康的社会决定因素理论

世界卫生组织对健康社会决定因素的定义如下："在那些直接导致疾病的因素之外，由人们的社会地位和拥有资源所决定的生活和工作的环境及其他对健康产生影响的因素。"健康社会决定因素被认为是决定人们健康和疾病的根本原因，包括了人们从出生、成长、生活、工作到衰老的全部社会环境特征，它反映了人们在社会结构中的阶层、权利和财富的不同地位。不同社会阶层的人往往罹患不同的疾病，社会阶层越低的人期望寿命越短，社会地位越高的人健康状况越好，贫困和社会不平等最有害于健康。

由社会地位和资源分配不公平带来的健康不公平是影响一个社会的健康状况的最根本原因。弱势人群的健康状况影响到整个社会的健康水平。只有弱势人群的健康状况得到改善，才能从根本上解决健康问题。另外，社会结构影响了先进医学科学技术在提高国民健康水平中的运用。社会不公平造成弱势人群无法分享科技进步的成果，缺乏卫生资源是造成他们患病率和死亡率高的直接原因。健康决定因素的社会本质表明，政府不仅仅要关注特定公共卫生问题对人群造成的危害，还必须主导维护国民健康的社会性政策措施，把实现健康公平作为基本价值目标。

（卞　鹰　王红漫）

第三节　医学社会学的主流研究方法

工欲善其事，必先利其器。

——《论语·卫灵公》

一、医学社会学研究方法概述

医学社会学研究内容涵盖人类健康和疾病的社会问题、医疗服务中的社会角色和行为、医疗组织制度的社会功能、卫生保健系统与社会大系统的相互关系等。研究内容的广泛性、研究对象的多样性、研究因素的复杂性，决定了医学社会学研究是一项复杂的研究过程。

医学社会学研究方法是指在研究中具体采取的研究方法，根据不同的研究逻辑过程和研究范式，医学社会学研究方法可分为基于定量的研究方法和基于定性的研究方法。社会研究方法根据资料类型、收集资料的途径或方法，以及分析资料的手段和技术，可以分为统计调查、实地研究、实验和文献研究。从根本上说，医学社会学作为社会学的分支学科，其研究方法体系一脉相承，但由于研究问题、研究对象、研究视角的特殊性，其主流研究方法也存在一定个性。

在明确研究的主题后，至关重要的一个环节就是对研究核心概念的界定。例如，在研究中国基本医疗保险制度公平性时，首先要对"公平性"这一概念进行界定。概念的界定将直接影响研究整体设计和研究对象的选择。研究中的"公平性"到底为何，如何去测量和界定，研究人员是基于何种理论基础和评价标准来判断制度的公平性的？同时，研究维度和研究视角也尤为重要，研究是从某一维度、某一方面还是针对某一人群？例如基本医疗保险制度公平性的研究是针对全体参保居民做调查，还是仅针对老年人群做调查，又或者是仅关注重大疾病患者群体，是普遍性调查，还是典型性调查，其研究对象选取的原则和程序各有不同。

对研究核心概念进行具体化和操作化处理后，指标的选取和测量则是研究人员需要关注的重点问题。从概念层面来看，指标（index）反映具体化的社会现象变异特征的范畴，一个变量的指标表示一个变量含义下的一组或一系列可观察的事物或变化。指标的取值则指指标所包含的范畴或子类，例如，教育水平是衡量社会经济地位的一个重要指标，其包含小学及以下、初中、高中、大专及本科、研究生等不同取值。而指标的测量（measurement）则是根据一定的原则或标准，对所选择的指标进行有效的观测和度量，并将其属性或特征具象化的过程。

知识窗　有效的测量要满足三个条件

本节主要介绍当前医学社会学研究中几类主流研究方法，包括调查研究、实验研究、实地研究和文献研究（表2-1）。

表2-1　医学社会学研究方法与资料收集方法

分类	具体内容			
研究方法	调查研究	实验研究	实地研究	文献研究
资料收集方法	问卷	问卷	观察	历史比较分析
	结构式访问	观察	深度访谈	统计资料分析
	深度访谈	结构式访问	结构式访问	内容分析
	观察	深度访谈	问卷	
	文献收集	文献收集	文献收集	
分析单位	1. 个人			
	2. 群体，如慢性病患者、老年人、农民、工人等			
	3. 组织，如医院、学校、企业、商店、机关单位等			
	4. 社区，如乡村、小城镇、城市等			
	5. 社会产物，如各种类型的社会活动、社会关系、社会制度、社会产品等			

（一）调查研究

调查研究是医学社会学最主要、最常用的研究类型，广泛地应用于医学社会学研究中的各个领域。调查研究的一般程序通常是指对实际问题进行调查、研究和解答的全过程，包括抽样、问卷设计、资料收集和数据处理等几个步骤。人作为社会的一员，其行为受到种族、文化等诸多因素的影响。为了获得关于人们心理和行为等方面的真实可信的资料,很多学者借鉴了一些社会科学调查研究方法,应用于医学领域,来探讨疾病与健康的问题。随着社会发展和科技进步,调查研究的方法不断完善,程序更加标准。抽样技术、问卷设计技术、统计分析技术等,都越来越科学精密。

1. 调查研究的概念 调查研究(survey study)是人们深入现场进行考察,以探求客观事物的真相、性质和发展规律的活动。调查研究是一种通过向被访问者询问问题,系统直接地从所选择的研究对象(某种社会群体)中收集资料,对资料进行统计学分析,从而认识社会现象及其规律的社会研究方式。

早期的调查研究,多以大规模的行政统计调查为主,如在我国古代和古埃及以征兵和征税为目的所进行的人口统计调查。19世纪至20世纪初,调查研究的关注对象逐渐转移到贫困、犯罪等社会问题上来。从20世纪二三十年代开始,调查研究在原有基础上又进一步向民意调查、市场调查和研究性调查等领域渗透。

医学社会科学调查研究的研究者对研究对象未施加任何干预措施,只是被动地观察和如实地记录研究对象的客观情况,影响研究对象的因素是客观存在的。调查研究以现场调查、观察的方法作为收集资料的主要手段,所以应从以下几个方面来理解调查研究的概念。

(1)选择有代表性的研究对象,是调查研究成功的关键:社会学调查研究的研究对象是人,如果不是进行人口普查,调查研究就要求研究者从研究总体中抽出具有代表性的样本。只有抽出能代表总体的样本,抽样过程才是合理的。由于样本状态总是不同程度地偏离总体状态,所以,只要进行抽样就肯定会有抽样误差存在。而大部分的调查研究都需要进行抽样,因此,在实际应用中应该按照不同的原则来选择抽样方法,尽量减少抽样误差,从而提高样本的代表性。抽样调查的基本要求是可以从样本获得的结果推断出总体。因此,只有在样本含量足够而且调查材料分布均匀的情况下进行随机化的抽样,才能运用统计学方法比较精确地估算出抽样误差,实现由样本推断出总体的目的。

(2)询问是获得信息和交换信息的有效方式:询问作为调查研究中资料收集的重要方法,必须严格标准化和规范化。为了保证询问的科学性,必须对询问的每个步骤都进行严格的检验和讨论。只有严格检验询问步骤,才能估计出所得结果在何种程度上受到询问环境和询问本身的影响。只有在一套系统的程序要求下,经过科学地询问,才能获得真实有用的信息,从而得出较为真实可信的结论。

(3)对所收集资料的统计学分析是完成调查研究的必备环节:调查研究的目的就是为了说明事物之间的相关性。调查研究通过询问得到相关因素的资料是巨大的量化资料,必须通过控制变量以及相关的统计学分析软件,在计算机的辅助下完成对资料的统计分析,才能得出结论。由于统计学方法内容纷繁复杂,需要运用大量的统计学原理,所以资料分析还需要专门的统计学教材来辅助介绍。

2. 调查研究的目的及其分类 调查研究按照研究的目的可以分为描述性调查研究、探索性调查研究和解释性调查研究3种。

(1)描述性调查研究:描述性调查研究是对总体的分布情况进行详细的描述,开展的是基本的描述性工作，描述的重点是事件情况如何，包括哪些对象。进行此种调查，要求调查者明确调查目的，并且能随机抽取较大样本。人口普查就是典型的描述性调查研究。描述性研究的目的是要发现事实，回答社会事实是什么样的问题。描述总体是描述性研究最为本质的特征。

（2）探索性调查研究：调查课题提出后，调查人员可能对问题的关键和调查的范围把握得并不十分准确，这就需要进一步的探索性调查研究，从而缩小调查范围。在提出解决问题的几种假设的基础上，通过探索性调查，对已有的资料进行更深一步的分析研究，对每个解决问题的可能的假设进行系统的对比研究。由于对所要研究的主题尚不完全清楚，另外，没有相关的研究可供参考，因此研究设计应选取一些小样本进行探索性研究。

（3）解释性调查研究：解释性调查研究的目的是发现事情发生的原因，调查的过程就是寻找原因的过程。需要解决的是"为什么"和"怎么会"的问题，是解释性调查最为鲜明的特点。解释性研究的主要逻辑为假说 - 演绎。在大规模的调查研究中，一般是先对研究总体做总的描述，然后针对具体的问题进行解释，所以需要解释性调查和描述性调查结合进行。

3. 调查研究方法的特点　医学社会学调查研究作为医学科学研究中一种常用的方式，具有一些与其他研究方式明显不同的特点。

（1）调查研究的方式既可以用来描述某一研究总体的概况和特征，也可以描述不同变量之间的相互关系。

（2）研究的全过程中没有人为地施加任何干预措施，而是客观地观察记录研究对象的现状及其相关特征。

（3）调查研究多采用问卷调查，受到主观或者客观因素的影响，容易产生误差和偏倚，应特别注意设计技巧和质量控制。

（4）在调查过程中，即将被研究的现象及其相关特征（包括研究因素和非研究因素）都是客观存在的，不能采用随机分配的方法来平衡或消除非研究因素对研究结果的影响，这也是调查研究区别于实验研究的重要特征。

（5）对于混杂因素的控制，调查研究常借助于标准化法、分层分析、多因素统计分析等方法。

（6）调查研究具有定量和通过样本推断总体的特征。

（二）实验研究

1. 实验及实验研究的概念　关于实验的定义很多，有些是从社会科学角度出发，而有些是从医学科研或生命科学角度出发。有学者将实验定义为："由研究者对某个变量的操纵以及对结果的有效控制的由观察和测量所构成的任何研究。"也有的研究者直接将实验理解为"一种在有控制的条件下可重复的观察，其中一个或更多的独立变量受到控制，以使建立起来的假设所确定的因果关系有可能在不同情景中受到检验"。另外，还有将实验定义为"某种经过精心的设计，并在严格控制的条件下，通过操纵某些因素来研究变量之间因果关系的方法"。

医学科研的最基本方法是观察研究和实验研究。所谓"观察研究"（observation），是采用一些方法，在不干预的情况下认识某种自然现象的本来面目，描述现状，分析规律；而"实验研究"（experiment）则是采用一些干预措施改变自然现象，从而使某些本来在自然情况下并不显露的现象显示出来。观察性研究并不刻意地去改变研究对象的自然暴露，而在实验性研究中，为了实现研究者的目的,对研究对象刻意安排了某种特殊暴露。

在医学研究中,可根据研究对象的属性把实验性研究分为基础性实验(以分子、细胞、器官等为研究对象)、动物实验和人群实验。以人群为研究对象,以医院、社区、工厂、学校等现场为"实验室"的实验性研究称为实验性流行病学(experimental epidemiology)研究,或称为流行病学实验(epidemiological experiment)。因为在研究中施加了人为的干预因素,也常被称为干预性研究(intervention study)。

2. 实验研究的特点与意义 实验研究的方式是社会研究中最接近自然科学研究的一种方法,其主要特点和意义是:

(1)严格的因果推断逻辑:科学研究的主要目标是探索和揭示现象之间的因果关系,在这方面,实验研究的方式具有比其他各种研究方式更为强大的力量。实验研究可以通过随机化选择实验对象、设立实验组与对照组、引入和操纵实验干预、进行前测和后测,最终通过分析不同组间的后测数据,从而揭示出变量或现象之间的因果联系。

(2)受到政治、伦理和道德等方面的限制:从实际从事实验研究的过程和要求来看,它所受到的限制也许是最多的。其原因就在于它的控制性和操纵性特征。实验研究为了保证因果推断的严格性,需要"孤立"或"净化"实验环境,以排除其他因素的干扰。需要控制某些变量,需要人为地去改变某些变量的状态,而所有这些控制和改变一旦作用在人的身上时,就会遇到现实中各种政治的、伦理的、道德的限制。

(3)人工化的研究背景:与其他几种研究方式相比,实验研究的方式具有很强的人工化的痕迹。因为实验研究对环境控制的要求很高,在某种程度上可以说它是一种"人工制造式"的研究方式。实验研究所具有的高度控制性以及严格的程序性,在一定程度上都会使研究的背景脱离社会生活的现实,影响到实验结论的推广和运用。

(三)实地研究

1. 实地研究的概念 实地研究(field study)是在自然状况下,研究者以参与式观察或非结构式访谈等形式记录、收集资料,更为深入、周全地对社会现象加以理解和解释的一种研究方式,它是定性研究方式中的典型代表。"实地"是这种研究方式的核心要点,"实地"不仅指"在实地",更重要的是"深入实地",研究者要深入研究对象的社会生活环境,而且要生活相当长的一段时间,去观察、询问、感受研究对象的生活环境,对收集到的各种定性资料进行分析和归纳,达到对社会现象和过程的理论概括与解释。这一过程往往也会伴随理论的产生,这是与其他研究方式的主要差异所在。

实地研究的主要方法包括参与观察、无结构访谈法、个案研究等。在实地研究中,研究者往往不会预先设定需要检验的假设,而是强调在自然的社会生活环境中,凭借研究者的观察和理解总结概括出一般性的结论。在这一过程中,研究者可能会发现那些并非明显可见、不能预期或测量的事物或现象,突破了调查、实验、文献研究方式的表面化、简单化问题,有效地扩展了研究深度、提高了研究效度。

2. 实地研究的实施过程

(1)选择"实地":实地研究必须深入实地,因此选择"实地"是开展研究的第一步,也就是要确定进行研究的现场。原则上，我们要尽量选择与研究问题密切相关，且容易进入、观察的场地。实地研究中，研究者是主要的研究工具，要尽量做到研究者的学术素养和对研究技术的掌控能力与研究现场的复杂程度相匹配。另外，研究现场与研究者的熟悉程度如何一直存在争议，选择研究者熟悉的现场会方便研究者进入、融入观察现场，但是研究者在过程中难免会带有特定的看法和感情，资料收集乃至分析时可能会有所偏颇。选择研究者不熟悉的现场则相反，研究者真正进入现场可能会存在困难，资料收集存在不小的挑战，但也因此研究者往往会对发生的现象保持敏锐。

（2）获准进入：进入研究现场是实地研究的真正开端，它决定研究是否能顺利开展。研究者要在当地获得一个安全、合理、合法的身份，以支持研究的进行。同时，研究者往往需要某些"关键任务"或"中间人"的帮助，他们生活或者工作在研究社区，有助于帮助研究者获得研究对象的接纳和信任。

（3）取得信任和建立良好的关系：某种程度上，获准进入只是进入实地的表面程序，距离深入到研究现场还有距离。如果研究对象始终对研究者持防御、怀疑甚至抵制的态度，那么研究者很难从中获得真实、充分的资料。研究者要花费时间、精力，与研究对象逐渐建立相互信任、友好的关系，这样才能获得真实可靠的资料。

（4）收集资料：实地研究所收集的资料多以文字记录为主，也可以是语音叙事、影像、观察记录和绘图等其他形式，但是这些也需要转录为便于统一分析的文本形式。收集、记录资料时，要尽可能全面地观察研究现场的现象、人物、行为、事件等，并客观地记录下来，避免丢失关键信息，同时在这一过程中要注意不影响研究对象的正常行为，以保证所收集资料的真实性。

（5）整理分析资料及撰写报告：资料整理是对收集的原始资料进行检查、分类和简化，使之系统化、条理化，以为进一步分析提供条件的过程。因此，资料整理既是资料收集工作的继续，又是资料分析的前提，也就是说，资料整理是由资料收集阶段过渡到资料分析研究阶段的中间环节。在调查资料整理之后，就进入到分析阶段。

资料的分析，是资料处理的核心部分，它通过对资料所包含的被研究事物的各个部分、各个阶段和属性的考察，对本质与非本质、偶然与必然因素的区分，把握事物的本质特征、属性、功能、结构与规律性，进而对所研究的事物作出正确的解释与结论。研究的结果存在于所分析的资料中。撰写一篇关于某些资料的报告，实际上就是对资料进行分析的一种方式。

研究报告的内容和结构一般如下：①导言（即说明你研究的是什么问题以及你为什么进行这一研究）。②方法（即说明你使用了哪些程序和方式、技术等）。③结果（即说明你在研究中发现了什么）。④讨论（即说明你的发现意味着什么，从你的发现中还能得到其他的什么，以及还可以继续做些什么）。⑤小结或摘要（即对上述四个方面的简要小结）。⑥参考文献（即列出报告中所涉及的书籍和文章目录）。⑦附录（即列出研究中所用问卷或量表的原件、所引用的材料，以及难以包括在报告中的那些数量太大、太烦琐的数据表格及计算公式等）。

（四）文献研究

1. 文献研究的概念 文献研究（document study）是指根据一定的研究目的或课题需要，通过收集和分析文献资料，全面、正确地了解所要研究的问题，找出事物的本质属性。这种间接考察医学社会现象和历史事件的科学研究就称为文献研究，又称间接研究，可以说是站在巨人肩上朝前看，即建立在前人研究的基础上。运用文献研究方法，在研究中并不与文献记载的人与事实直接接触，属于非接触性的研究方法。它包括历史文献的考据、理论文献的阐述、统计资料文献的整理与分析，以及对文字资料中的内容进行数量化分析等。文献研究是哲学和社会科学研究中最常使用的方法，同时也是医学社会学研究的重要方法和必要步骤。文献研究不仅能够在无法实施调查时开展研究，同时也能够为调查准备阶段提供重要参考和支撑。在文献研究中，关键要素是文献，文献的数量、质量将直接影响文献研究的代表性、全面性和系统性。文献（literature）包括与研究内容相关的资料、文件、研究数据等各种电子和纸质信息，包括学术论文、学位论文、会议论文、报刊、权威媒体新闻、官方统计资料、政策文件等。

进行文献研究一般有两种情形。第一，某些课题主要是通过文献研究来完成，通过从文献资料中获得新论据，找到新视角，发现新问题，从而提出新观点，形成新认识。第二，文献研究在整个课题研究中是作为辅助性的研究方法之一，此时文献研究仍是非常重要的。

2. 文献研究的原则 对于文献研究方法而言，无论对哪一种类型的文献进行研究，其研究的过程都是基本类似的，各种文献研究都要遵循一定的原则。

（1）在搜集和查阅文献资料以前，应准备有关研究课题的知识，否则难以从所搜集的材料中开展分析研究，不易作出正确的结论。

（2）确定研究课题所涉及的范围，明确"搜索"方向；其次还要熟悉国内外的主要期刊及其特色，以便迅速地找到需要的文献。

（3）在搜集资料的基础上应注意鉴别资料，历史资料的鉴别有 3 种：①鉴别伪书；②鉴别伪事；③鉴别伪人。

（4）研究历史性文献并得出相关结论时，应注意自己所处的时代背景、文化、自身知识结构等与历史时期的区别，以便正确理解时代所造成的影响。

（5）查阅文献时，应遵循从宽到狭、从近到远、从易到难的路线。

这四种研究类型都有其独有的特征，实际研究中选择何种研究方式取决于研究性质、研究目的、研究对象的规模或性质、所要达成的目标等多种因素。每种类型的研究方式都由多种具体方法所组成，医学社会学研究中常用的研究方法包括问卷法、访谈法、观察法、实验法、文献法、个案研究法等。由于社会现象非常复杂而且处于不断的变迁之中，单一的研究方法往往无法对其作出准确描述、解释和预测，灵活选择、综合运用多种研究方法是非常有必要的。

二、医学社会学常用研究方法

（一）问卷法

1. 问卷的概念及类型 问卷法是依据研究目的精心设计若干问题表格，向被调查者收集有用的信息并进行分析的一种方法。一些社会学家认为问卷法是社会调查研究的支柱，足见这一方法的重要性。同样地，问卷法也在医学社会学研究中扮演着至关重要的角色。研究人员根据其研究目的和研究内容，结合现实需要和文献研究，设计出调查工具——问卷，旨在测量和揭示研究对象的行为、特征、关系、规律等。

根据填答方式的不同，问卷可分为自填问卷和访问问卷。自填问卷是指由被调查者自己填写的问卷，问卷可通过不同方式送至被调查者处，基于此，又可将其细分为发送问卷、邮寄问卷、网络调查问卷等；访问问卷则是由访问员根据被调查者的回答来完成的问卷。两种问卷类型各有优劣，自填问卷更为经济、方便、快捷，而访问问卷则能更有效地保证问卷的完成率，可以获得更多的信息。

根据问卷设计类型，问卷可分为封闭型、开放型以及综合型问卷。封闭型问卷是预先拟定好问题及备选答案，由被调查者选择其中的一项或多项答案，这类问题得到的答案一致性更高，也便于之后的整理和分析，但是由于备选答案有限，不一定能真实反映被调查者的情况，继而影响研究质量；开放型问卷是只提出问题，由被调查者根据自己的真实想法作出回答，虽然可以对被调查者进行深入了解，但是调查结果不易处理和分析；综合型问卷则同时包含前面所提到的两种问题类型的问卷。

不同类别问题设计举例：

①您的学历是（　　）

　A. 小学及以下　　　B. 初中　　　C. 高中　　　D. 大专/本科　　　E. 研究生

②对于专业课程设置，您有什么意见或建议吗？

_____

③你认为在医学生应当具备的基本素质中，最重要的是（　　）

　A. 医学基础知识　　　B. 临床技能　　　C. 批判性思维和研究

　D. 沟通技巧　　　E. 信息管理　　　F. 职业价值、态度、行为和伦理

　G. 其他_____

2. 问卷设计的原则　问卷设计过程中需要明确可能影响问卷调查实施和调查结果的关键要素。首先，要紧紧围绕调查目的和研究对象明确问卷设计的出发点。问卷调查旨在通过向被调查对象了解研究主题相关情况，以达到研究目的。因此在问卷设计过程中，研究人员既要紧扣研究主题，弄清楚调查目的，同时也要从被调查对象出发，充分考虑问题设置的可行性和可接受度。例如，一份专业问卷中有如下问题，"过去一年中，您的家庭是否有灾难性医疗支出"（这一问题对被调查对象来说就比较困难，"灾难性医疗支出"是什么意思？什么程度的医疗支出是灾难性的？）其次，要明确阻碍问卷调查的各种因素。问卷调查的成功与否，除了问卷设计完善、研究人员专业训练有素之外，被调查对象的配合度也尤为重要。调查对象如果不愿意配合问卷调查，那么最终回收的问卷质量和数量也将大打折扣。影响被调查对象问卷调查配合度的因素是多种多样的，如被调查对象的畏难情绪、多重顾虑、毫不重视、兴趣淡薄、难以理解题目含义、无法回忆问题要求等。最后，要明确与问卷设计紧密相关的各种因素，如调查目的、调查内容、样本性质、数据处理与分析、项目经费和研究周期等。以样本性质为例，如果问卷调查针对的是老年农村居民，那么问题的设计就需要口语化、易于填答一些，问题数量也不能过多；如果针对的是大学生，那么问题的设计可以书面化、稍微复杂一些，问题数量可以适当增加。

问卷设计中围绕目的性原则、简便性原则、明确性原则、逻辑性原则、人性化原则等便于整

理分析原则、可接受性原则、效率性原则,综合考虑可能影响问卷调查实施和调查结果的各项关键要素,最终形成一份优质的问卷。问卷设计时要遵循以下几项基本的原则。

(1)目的性原则:问卷内容要与研究目的密切相关,要能从现有的问题条目中获取所需要的信息,尽可能避免可有可无的问题。

(2)简便性原则:问题要尽可能方便被调查者作答,避免长而复杂的问题,同时控制问题数量,以防被调查者产生厌烦情绪而影响结果的质量甚至中断调查过程。

(3)明确性原则:问题要清楚、明确,避免因模糊不清的问题引起被调查者的误解,也要避免含有双重含义的问题。在设计环节,有必要仔细斟酌问题的措辞。

(4)逻辑性原则:问卷设计要有整体感,问题之间要有层次,单个问题也需注意表达的逻辑,使被调查者能清晰、充分地理解。

(5)人性化原则:问卷设计时要尽量避免过于敏感、私人或可能会令被调查者感到不适的问题;问卷应如实告知被调查者研究的背景、目的等,被调查者有权自由选择是否参与研究。

3. 问卷的基本结构 一份完整的问卷通常由封面信、指导语、问题与答案、致谢语等构成。封面信是问卷的开头部分,要礼貌地告知调查的相关内容,比如调查者身份、调查目的、保密措施等。指导语位于封面信之后,对问卷的填答方式进行解释和说明。问题与答案是问卷的主体部分,包含有关研究主题的个人基本信息、态度、行为、意见等问题,研究者主要是从这一部分获取有用的信息来进行分析和探讨。

(1)封面信:封面信是问卷开头的一封短信,主要是向被调查对象介绍问卷调查人员的身份、调查目的与范围、主要调查内容、调查对象的选取、调查结果的保密措施、调查主办单位或个人的联系方式以及对被调查对象的感谢等。封面信的语言应该简单明了、客观中肯,篇幅不宜过长。封面信在问卷中扮演至关重要的角色,因为封面信可能直接决定你的调查对象是否愿意接受调查,如实填写问卷,并配合问卷填写中的相关要求。

(2)指导语:指导语是用来指导被调查对象填答问卷和指导调查人员正确开展问卷调查工作的各种解释和说明。指导语包括问卷卷头指导语和卷中指导语,卷头指导语主要是在问卷正式开始填答前的总体说明,例如,在符合您实际情况的选项前打"√";问卷所有选项没有对错之分,您只需根据实际情况填答即可。卷中指导语是指在问卷调查过程中,针对某一问题或某一系列问题的说明。

(3)问题(答案):根据上文对问卷类型的描述中可以看出,问卷中问题的设置可以是封闭式、半封闭式和开放式。在编制问卷时,应根据研究需要,选择恰当的问题类型。不同类型的问题各有其优缺点,如封闭式的问题和答案比较固定,数据收集、筛选和分析比较便捷,但固定的答案选项可能会导致研究结果存在一定局限;开放式的问题能够让被调查对象充分发表自己的想法和观点,不受固定答案的限制,但是该类问题对于被调查对象各方面能力要求较高,同时,对于调查人员来说,开放式问题的数据收集和分析难度较大。此外,在问卷设计过程中,研究人员需要注意,问题和答案的编制应便于理解,比较形象直观;问卷中问题设置不宜过多,通常15~20分钟完成较佳,若问卷填答难度大、时间长则很容易引起被调查对象的倦怠、畏难情绪,从而影响问卷的质量和效率。

（4）其他资料：除了上述内容外，问卷还应包括问卷名称、编码、调查日期等重要信息，便于问卷回收后的核校、整理与分析。

4.问卷设计的步骤　一项比较完整的问卷设计步骤通常包括前期准备、初稿设计、预调查和修改、正式发放与回收问卷、数据处理与分析等环节。

（1）初稿设计：通过一定时间的前期准备，研究人员对于问卷的编制已基本具备一定认识，就可以开始着手设计问卷初稿。比较常见的两种方式是卡片法和框图法。卡片法是指研究人员基于前期准备，把每个问题和答案单独写在一张卡片上，根据每个问题和答案所属维度或主题分为若干堆，对每一堆问题和答案进行内部排序，而后根据问卷内容的总体逻辑结构将各堆进行排序，基于被调查对象阅读和填答的便捷性和实效性、问题的连贯性和逻辑性，不断进行修订和调整，最终形成问卷初稿。框图法则是先根据研究目的和内容，构建出问卷整体框架以及各个部分的逻辑顺序，再将具体问题和答案放入每一部分中，并做好问题的排序，然后对问题进行修订和调整，最终形成问卷初稿。

（2）预调查：预调查的实施主要有两种方式，分别是客观检验法和主观评价法。客观检验法通常是研究人员随机抽取一个小样本，在样本群体间发放问卷初稿进行调查，根据调查结果，发现问卷中的不足和缺陷，对问卷进行调整和修改。客观检验法比较关注的是问卷的回收率、有效回收率、填答错误和填答不完全等。主观评价法则是根据研究主题选择若干名研究领域的专家学者、科研人员等关键知情者，将问卷初稿分发给他们，请他们阅读和分析，根据他们的研究经验和洞见给出评论与修改建议。

（3）问卷发放及数据分析：问卷发放方式有很多种，问卷发放的方式很大程度上会影响被调查对象的填答质量和问卷的回收率。因此，研究人员要根据研究需要、经费、时间等多方面综合考虑，最终决定比较适合的一种或多种问卷发放方式。问卷发放之前，研究人员的培训也尤为关键，专业有素的研究人员是问卷有效发放的基本保障。问卷回收后，研究人员应对问卷进行初步整理和筛选，剔除无效问卷，并对所回收数据开展信度和效度检验，常见的信度检验方法有重测信度检验、折半信度检验、复本信度检验等，常见的效度检验方法有内容效度检验、准则效度检验、结构效度检验等。研究人员可根据研究需要选择恰当的统计分析软件（如 SPSS、SAS、STATA 等）进行样本特征、相关性、因果关系等统计分析。

5.问卷的评价　问卷的质量直接影响问卷结果的质量，关乎是否能达到预期的研究目标。信度和效度是评估问卷质量的关键指标。

（1）信度：即可靠性，用同一工具对同一调查对象反复测量，所得到结果的一致性。一般用两次测量结果的相关系数作为问卷的信度系数来评价。常用的信度系数计算方式包含复测信度、复本信度、折半信度和 Cronbach α 信度系数，前两者计算的是外部信度，后两者为内部信度。复测信度是用同一问卷在不同时间对同一调查对象重复测量的一致性；复本信度是让同一调查对象填写两个在测量内容、应答方式、统计方式都高度相似的问卷，评估两组结果的相关性，这两种同属于外部信度。折半信度是将问卷的调查条目分成两部分，计算两部分的相关系数；Cronbach α 信度系数计算量表中各项题目得分的一致性，取值在 0～1 之间，得分越高，一致性越好，信度也就越高。

（2）效度：即有效性，指测量结果与试图要达到的目标之间的接近程度。效度的评价方式包括表面效度、内容效度、结构效度和准则效度。表面效度是由专家主观评估问卷条目是否与研究目标有关。内容效度也是一个主观指标，由专家对问卷条目进行详尽、系统的评估，评价问卷条目多大程度上覆盖研究目的要达到的各个方面和领域。结构效度指测量结果体现出来的某种结构与测值之间的对应程度，常用方法是因子分析。准则效度是自行设计的问卷测量结果与标准测量之间的接近程度，常用方法是相关分析。

6. 问卷法的优缺点

（1）问卷调查法的优点

1）方便快捷：相较于田野调查、访谈研究，问卷调查法通过问卷发放能够在短时间内获得相对客观的数据，电子问卷的使用更加缩短了问卷填答时间，因此，该方法更为节省时间、经费和人力投入。

2）结果易量化：问卷调查通过将研究问题结构化，很多答案选项都是固定的，便于统计处理与分析，能够更为直观地把潜在的关系、规律等结果量化出来。

3）可开展大规模、周期性调查：问卷调查相较于其他研究方法，其研究工具与分析方法更具稳定性和实施便捷性，因此比较有利于开展大规模人群调查和周期性跟踪调查，且研究结果受研究人员影响较小。

（2）问卷调查法的缺点

1）问卷编制存在一定局限性：考虑到填答时间、被调查对象理解能力、畏难情绪等多重因素，问卷设计过程中，研究人员会进行多方权衡，适当减少问题数量和维度。此外，研究人员对研究主题认知存在有限性，在问卷设计过程中可能会出现遗漏。因此，问卷不能完全反映出研究主题所涵盖的方方面面。

2）问卷编制存在一定难度：问卷编制是一系列复杂环节的串联，每个环节都将影响问卷的整体质量和回收率，对于初学者来说具有较大难度，尤其是问题的设计需要丰富的经验和扎实的专业基础，同时信度、效度的控制对研究人员来说也是难点问题。

3）问卷调查过程存在不确定性：问卷调查实施过程中，研究人员和被访谈对象都扮演着重要角色，研究人员对于问卷的了解程度、对于问卷填答流程的熟悉程度等，被调查对象对于问卷填答的配合程度、填答结果的真实性等，都将直接影响问卷调查效果。问卷调查过程中的各种状况有时并不能得到完全控制，因此存在一定的不确定性，质量也难以完全保证。

（二）访谈法

1. 初步认识访谈法   作为定性研究方法的重要类别之一，访谈法是医学社会学研究中最重要的调查方法之一。但是很多同学对于访谈的理解仍存在偏差，认为访谈无非是找熟人聊天、研究结果不可靠等。实际上，从社会学视角来看，访谈法是研究人员与访谈对象之间的一种有目的的社会互动过程，访谈资料就是这种社会互动的产物。

在使用访谈法的过程中，研究人员需要明确的是，访谈法是如何运用的？访谈法能做到什么，又不能做到什么？访谈法最终是否能够达到研究目的？在这里，研究人员需要注意的是，如果想要了解的是一种数值量化的关系，那么应该采用的是定量研究方法，而不应该采用访谈法。

相较于问卷调查法，访谈法所得到的更多的是对于某一种现象、行为的意义、动因、情境等方面的理解和诠释。当然，访谈法并不是不能用来了解事实。当我们无法用定量分析去开展研究时，就可以采用访谈法来开展调查，或者将访谈法作为我们实施定量研究方法的前期基础。例如，研究某一类人群对于某一现象的观点、看法；研究某一现象或行为出现的原因；研究某一新兴领域或企图构建一套新理论、新概念。

2. 访谈类型

（1）结构型访谈和非结构型访谈：按照研究人员对访谈过程的控制程度，可以将访谈分为结构型访谈和非结构型访谈。在结构型访谈中，研究人员对访谈全过程控制度高，不论是访谈对象的选择，还是访谈内容或是疑义的解答，都遵循标准化的程序和依据，访谈过程中，研究人员需要根据事先设计好的问卷或提纲中的条目，按照先后顺序对访谈对象进行提问。一般结构型访谈除了问卷或提纲外，还会同时附有访谈指南，便于研究人员在访谈过程中向访谈对象释疑。在非结构型访谈中，研究人员对访谈全过程控制度低，研究不事先设计问卷或提纲，而是研究人员根据研究主题明确访谈主线或要点，在访谈过程中，通过与访谈对象的交谈，不断提出一些具体问题，问题的提出会随着访谈对象及其反馈的差异而不同，问题提出的先后顺序也并不固定。结构型访谈比较适合研究经验不太充分的研究人员，通过标准化程序，研究人员能够收集相关信息，规避由于自己经验不足可能造成的不利影响。相较于结构型访谈，非结构型访谈由于内容广泛，自由度高，话题弹性大，更加有利于研究人员对于相关问题的全面、深入了解，不仅可以用于描述解释性研究，同时也可用于探索性研究和新问题、新理论的提出。但是非结构型访谈较为耗时，研究规模也相应受到一定限制。

（2）个体访谈和集体访谈：根据单次访谈人数多少，可以将访谈分为个体访谈和集体访谈。个体访谈是指研究人员围绕研究主题对一名访谈对象进行单独访谈。集体访谈是指研究人员将若干名访谈对象集中起来，围绕研究主题开展访谈。深度访谈是个体访谈中的重要形式，通过一对一的交谈了解被访谈对象的某种特定经验或对某一问题的潜在动机、信念、态度和情感。例如，对遭遇校园欺凌的青少年的生活研究。集体访谈中，较为常见形式之一是座谈会，通过集体交谈的形式针对研究主题开展头脑风暴式的讨论与信息输出，访谈过程不仅包含研究人员与访谈对象之间的社会互动，同时访谈对象之间也存在社会互动，这种互动可能会产生比同样数量的人做个体访谈时输出更多信息的效果。

3. 访谈法的步骤　访谈调查的实施包括前期准备、揭开序幕、访谈与记录、结束访谈四个步骤。

（1）前期准备：做好访谈前的准备工作直接关乎访谈的过程与访谈的效果。访谈实施前首先要明确访谈内容和主要目的，提前明确访谈主线并准备访谈提纲，在实际访谈过程中灵活调整。其次，由于访谈对象不同，访谈过程中可能会出现不同的情况、不同的走向。因此，研究人员应提前了解访谈对象的基本特征和情况，做好充分准备，确保访谈的顺利实施。最后，访谈时间和地点的确定也相当重要，研究人员应提前与访谈对象沟通商讨，并将访谈目的、主要内容、预计时长、保密原则等信息告知访谈对象。

（2）揭开序幕：访谈是研究人员与访谈对象之间的社会互动过程，同时，访谈往往需要访谈对象积极配合，就访谈主题自由畅谈想法、观点，因此，访谈时氛围营造和开场白尤为关键。研究人员应主动为访谈对象创造一个较为宽松、舒适的氛围，对于本就相互陌生的人来说，如果气氛严肃紧张，可能会导致访谈对象出现排斥、抵触情绪，不利于访谈实施。同时，研究人员在与访谈对象初次见面时，一定注意开场白的技巧和艺术，应先向访谈对象自我介绍，解释"我是谁"，再向其说明本次访谈的目的等信息，说明"为什么"，最后向其简述访谈的主要内容等相关信息，明确"干什么"。切忌一开始就谈论访谈对象隐私信息。

（3）访谈与记录：访谈过程中，研究人员对访谈内容和访谈主线的把控能力非常重要，既要保证访谈对象围绕相关问题展开充分的讨论，又要保证访谈人员的谈话内容不能偏离访谈主线。不论是在刚进入访谈之时，还是当访谈内容与主题有所偏离之时，都需要研究人员主动引导访谈对象。访谈过程中，研究人员要注意对关键信息的记录，保证访谈信息的连贯性和完整性。但同时，不能忙于记录，而忽视访谈对象的感受，延迟回应。这对于访谈人员的能力要求较高。因此，对于经验不足的研究人员，可采取 2 人为一组的方式对访谈对象进行访谈，1 人为主要访谈人员，1 人为主要记录人员；在与访谈对象沟通并取得同意后，研究人员也可借助录音、录像设备，辅助开展访谈工作。

（4）结束访谈：研究人员在结束该次访谈时，不能直接打断访谈对象谈话，应适时引导并结束访谈。访谈结束后，研究人员要感谢访谈对象的支持与配合，如还需进行二次访谈，应及时与访谈对象约定下次访谈的时间和地点。访谈结束后，访谈人员应及时对资料进行整理，如搁置太久，研究人员可能无法准确回忆访谈当时的感受、情境和对话。当访谈工作全部结束后，研究人员除了需要整理与分析相关资料外，还需要评价访谈资料的信息饱和度，如信息未达到饱和，研究人员则需继续访谈，直到达到信息饱和。

4."访谈"的技巧　访谈法是访谈者与被访谈者社会交往和互动的过程，所收集信息的可靠性和全面性很大程度上取决于访谈者的表现和能力，访谈者的言语行为和非言语行为会影响被访谈者的参与和表达意愿。

访谈者提问时，语言要简洁、通俗，不能让人产生歧义；始终保持中立态度，不能掺杂个人的情感或偏见或诱导被访谈者的回答；根据被访谈对象的特点，调整语速和语气；控制访谈方向不脱离主题，被访谈者的回答偏离访谈目的时，应适时适当地加以引导。

访谈者的非言语行为包括表情和动作。访谈者的表情要表现出礼貌、谦逊、真诚、耐心，不能毫无表情，也要符合被访谈者的谈话情景。访谈者要认真听被访谈者的回答，适当的目光交流也是非常关键的，可以让对方感受到正式感、被尊重感和价值感。

5.访谈法的优缺点

（1）访谈法的优点

1）信息广泛全面：相较于问卷调查法，访谈法的问题不设置固定答案，访谈对象根据研究人员所提出的问题展开自由交谈，内容广泛，能够丰富研究资料的多样性，便于研究人员对研究主题有更为全面的认识。

2）有利于新观点产生：访谈法中访谈对象往往需要具有一定的领域权威性、内容熟悉性、经验丰富性等，对于研究主题的认知和理解比较准确且具体，有利于研究人员发现一些在以往文献或观察中难以发现的新观点、新问题、新思路。

3）灵活性高：由于相关文献、研究人员对研究主题认知等方面的有限性，研究人员在最初设计访谈提纲时可能不一定能将所有情况考虑周全。访谈过程中，研究人员可以根据访谈对象的回应和反馈及时调整并完善，提出新的问题。同时，如果访谈对象对于相关问题理解不到位，研究人员也可以及时向其解释说明。

（2）访谈法的缺点

1）对研究人员有一定要求：研究人员对访谈目的、内容、技巧的了解和把握程度直接影响访谈的最终效果，因此，一次访谈的圆满完成需要研究人员做好充分的前期准备工作和专业培训。

2）成本相对较高：相较于问卷调查法，访谈法不仅需要研究人员用大量的时间、精力做好前期准备工作，同时访谈过程中乃至结束后也需要研究人员投入大量研究的时间、人力、金钱成本。

3）信息获取与筛选的主观性：一方面，访谈过程中，访谈对象对于不同问题的理解和看法存在主观性，容易导致信息的失真。另一方面，访谈法从实施到后续资料整理与分析都离不开研究人员的参与，同样存在一定的主观性，因此结果的输出可能会携带研究人员的学术视角和主观色彩。

（三）观察法

1. **观察法的概念及类型**　观察法是指经过特定专业培训的观察者，有系统、有计划、有目的地对研究对象进行观察、记录并分析的方法。观察法有不同的分类标准，最常见的包括观察场所、观察程序、观察者角色。

首先，从观察的场所来看，观察法可分为实验室观察和实地观察。实验室观察是通过单面镜、录音机、摄像机等设备在实验室对观察对象进行观察。实地观察则指在自然的状况下对观察对象进行观察，不需要提前对观察场所进行布置及控制，它是一种直接、不依赖其他工具或仪器的观察方式。

其次，根据观察程序的不同，观察法被划分为结构式观察和非结构式观察。结构式观察与结构式访谈类似，事先制订好严格的观察方案，观察内容和记录方式都是高度统一的，正因如此，观察结果的整理和定量分析操作起来相对容易一些。非结构式观察与非结构式访谈相似，没有高度标准化的观察方案，而是在研究目的或粗略的观察提纲的指导下，对所发生的行为或现象进行全面的观察和记录。非结构式观察灵活性更强，收集到的信息更全面，但是由于观察和记录没有统一的形式，不太容易进行定量分析，通常只进行定性分析。

最后，基于观察者的角色，可将观察法分为局外观察和参与观察。局外观察又称非参与观察，顾名思义，即观察者处于被观察群体之外，完全不参与被观察者的活动。而参与观察指观察者投身于被观察群体中，在参与其社会活动的过程中进行观察。参与观察是实地研究的主要途径之一，多采用非结构式观察的方式。结合观察者的参与程度和观察者的身份是否公开，可将参与观察中观察者的角色分为"作为观察者的参与者"和"完全参与者"。前者的观察者身份是公开的，参与到被观察群体的生活中；而后者的观察者身份是隐匿的，观察者以被观察群体成员的身份完全参与到他们的活动和互动之中，这种方式的争议在于伦理道德问题。

2. 观察法的步骤　观察法的主要程序包括：准备阶段、观察阶段和资料处理阶段。在准备阶段中，需要确定研究目的、制订观察计划，比如观察对象、方式、内容、地点、时间等，还要准备必要的理论和物资材料。观察阶段就是进入观察现场、观察并记录的过程。观察结束后，要对收集到的信息进行整理、分析以及撰写报告等。

3. 观察法的优缺点　观察法有两大优势：其一，简便易行且适用范围广，可以广泛应用于多种场合和情境，包括不能用文字沟通的调查对象等；其二，观察者在自然状态下观察并记录观察对象的行为活动，能够获得详细的、真实的、第一手的资料。观察法的局限性在于：观察的时间和人力成本较高，可能需要进行长时间的观察；观察者的感知能力、情感偏好和思维方式会影响观察结果的内容和质量；最后，如果被观察者知道自己在被观察，可能会表现出与平时不同的行为举止，使研究结果出现一定的偏倚。

（四）实验法

1. 实验法的概念及类型　实验法是研究者对研究环境进行一定的控制或改变，观测给研究对象带来的某些效应，以此来揭示变量间因果关系的一种方法。与其他研究方法相比，实验法最显著的特征是可以揭示研究变量间的相关关系、因果关系，是医学社会学中最为典型的实证研究方法。

根据实验场所的不同，实验法包括实验室实验和实地实验两种类型。前者在专门的实验室中进行，对实验环境、实验控制和实验设计都有较高的要求；而后者则在真实的社会生活环境中展开，干扰因素复杂且难以控制，对于实验设计的要求也没有那么高。

根据实验设计的规范严格程度，可将实验法划分为标准实验和准实验。标准实验是严格遵循实验的设计原则，具备实验设计的基本要素，规范化程度高，一般是在实验室进行的；而准实验设计的严格程度没有标准实验高，可能会缺乏标准实验设计中的某些条件。

2. 实验设计的基本原理　实验法要先提出某个研究假设，比如自变量 X 会导致因变量 Y 发生变化，这是实验法的逻辑起点。实际上，并非只有 X 会对因变量 Y 产生影响，为探究变量 X 和 Y 的因果关系，我们要尽可能排除其他非研究因素对因变量 Y 的作用。最经典的设计是，随机选择、分配研究对象到两个组，其中一组的研究对象接受自变量 X 的刺激，即为实验组，另一组不接受实验刺激，为对照组。在施加实验刺激前，测量两个组研究对象因变量 Y 的情况（前测），施加实验刺激后，再次测量两个组的因变量 Y 的情况（后测）。比较实验组、对照组因变量 Y 前后测的差异。如果没有差异，说明自变量 X 对因变量 Y 未产生影响，研究假设不成立，反之，就验证了研究假设。

3. 实验的基本要素　从实验法的经典设计中，我们可以总结出构成实验的三对基本要素。

（1）自变量与因变量：实验法本质上是考察自变量对因变量的影响，自变量也被称为原因变量或实验刺激，因变量也叫结果变量。自变量是研究者人为施加的刺激，必须是可以改变的、容易操纵的。在实验开始前，需要对自变量和因变量进行严格的定义和操作化，包括测量方法等。

（2）前测与后测：在施加实验刺激前对因变量进行一次测量，为前测；施加实验刺激后，再次对因变量进行测量，称为后测。通过比较引入实验刺激前后因变量的变化程度，可以实现验证自变量是否对因变量产生了影响。

（3）实验组与对照组：对研究对象施加了实验刺激的研究组为实验组，未施加实验刺激的组为对照组。设置实验组和对照组是为了排除无关因素对因变量的影响。为此，要尽可能保证实验组和对照组起初具有相同或类似的特征来排除个体差异。最常用的两种手段是匹配法和随机法。匹配法是指以某些关键的特征为标准，找出两个完全或几乎完全相同的实验对象，一个分派到实验组，一个分派到对照组，但是我们很难找到足够的、高度相似的实验对象，导致这种方法的操作难度很大。随机法是按照随机抽样的原理，将实验对象随机分配到实验组和对照组，随机化处理的结果是两组研究对象在所有特征的分布上几乎相同，这是理论上最有效的控制其他影响因素的手段。

4. 实验法的步骤 实验法的操作程序基本与其他方法一致，包括实验前准备、实施实验、处理结果及总结三个阶段。与其他研究方法不同的是，在准备阶段，实验法要提出一个明确的因果关系的假设；在实施阶段，实验法需要确定实验组和对照组的研究对象、引入和操纵自变量、对因变量进行前测和后测。

5. 实验法的优缺点 实验法最显著的特征是，通过人为地控制实验刺激，可以建立研究变量间的因果关系，这种方法更适合于解释、回答"为什么"的问题，这是其他研究方法所不能实现的。实验法的规模一般较小，相较于其他研究方法更为省时、省钱。实验研究易于重复，重复一项研究对于获得可靠的结论来说，有着十分重要的意义，这也是许多经典的实验经常被重复的原因。对研究对象、研究环境、研究条件等具有控制的能力，可减少和排除外部因素对实验结果的影响，减少各种误差的产生，同时它通过对自变量和环境的控制，使结果的可信程度大大提高。

实验法也存在一些不足：实验是人为控制的、缺乏现实性，这也就是说把所研究的社会现象和社会行为设置于一个能适当控制的人造环境中。然而，现实社会中的大量社会现象和行为总是特定社会环境的产物，脱离了这种环境，这种现象和行为也许根本不会发生。实验室中的社会过程往往也不能代表现实世界中的社会过程，这是实验法最大的弱点。由于实验人员有意或无意地给实验对象以某种暗示，某些实验对象会有意去迎合实验者的期望，于是就有可能出现实验对象的行为受到实验人员影响的情况。此外，实验研究的对象是人，因而实验所能操纵的自变量常常受到现实生活中伦理或法律的限制。比如，我们不可能为了进行人口密度与侵犯行为间关系的实验，而将众多的实验对象长时间禁闭在拥挤的室内，也不可能让他们之间发生各种暴力侵犯的行为。

（五）文献法

1. 文献法的概念和类型 文献法是收集与研究目的相关的、任何形式的文献，从中提取有用的信息加以分析，来实现研究目的的一种方法。与其他研究方法最大的区别是，文献法分析时所用的资料并非直接来源于研究对象，而是现存的文献资料，它是一种间接的、非介入性研究方法。

根据具体方法和文献资料类型，文献研究可分为内容分析、二次分析和现存统计资料分析。

（1）内容分析：对不同信息形式的显性内容进行客观的、系统的、定量的描述和分析。其中，信息形式包含书籍、杂志、网页、报纸、诗歌、绘画、演讲、广告、法律条文等，显性内容指可见的、表面的信息,比如文字、颜色等,而不是它们的深层含义。

（2）二次分析:对其他人已经收集和分析的原始数据资料进行新的分析。这里的"新"体现在两方面:新的研究问题,即用现存的资料研究一个新的研究问题;或者新的方法或技术,即用一种新的方法和技术对现有的资料再次进行分析,来验证之前的研究结果。

（3）现存统计资料分析:利用现存的统计资料展开的研究,它不是原始的数据,而是频数、百分比等统计形式的聚集资料,比如国家统计局发布的《中国统计年鉴》《中国社会统计资料》《中国人口统计年鉴》,国家卫生健康委员会发布的《中国卫生健康统计年鉴》等官方出版物。

2.文献检索的查全率与查准率　查全率与查准率是评价文献检索的两大重要指标,它反映了研究过程中系统文献库中相关文献在多大程度上被完全检索出来。

查全率是衡量某一系统文献库中相关文献多大程度上被检索出来,即检出的相关文献量与系统文献库中相关文献总量的比例。查全率=（检索出的相关信息量/系统中的相关信息总量）×100%。查准率是衡量某一系统文献库中检出文献的准确度的一种指标,即检出的相关文献量与检出的文献总量的比例。查准率=（检索出的相关信息量/检出的信息总量）×100%。

例如,PubMed数据库中关于研究主题X有3 000篇相关文献,一名研究人员在检索后检出文献2 000篇,经过阅读后发现有1 800篇与X相关。则本次文献检索的查全率=（1 800/3 000）×100%=60%;查准率=（1 800/2 000）×100%=90%。

虽然同时提高文献查全率和查准率是所有研究人员的目标,但是,查全率与查准率在一定程度上成反比关系。当研究人员为了提高文献查全率时,会将文献纳入标准设置宽松一些,更多文献被检索到,但是文献精准性会随之下降,查准率自然降低。当研究人员为了提高文献查准率时,会将文献纳入标准设置严格一些,检出文献与研究主题相关性增强,但能够通过标准的文献减少,查全率自然降低。逻辑运算符、位置运算符和通配符的灵活运用是文献检索中经常使用的提高查全率和查准率的检索手段。

3.文献分析方式

（1）统计资料分析:利用现存的统计资料作为研究数据进行分析,是社会科学中研究数据的主要来源,也可以作为调查研究中的数据补充。通常是以频数、百分比等形式进行描述性分析,是社会学、人口学、经济学等学科普遍应用的文献分析方式。

例如,研究人员从国家卫生健康委员会发布的《中国卫生健康统计年鉴》获取2010—2019年间执业（助理）医师和注册护士人数,基于此,计算得到医护比（表2-2）。

表2-2　中国医护比变化情况（2010—2019年）

年份	执业（助理）医师/人	注册护士/人	医护比
2010	2 413 259	2 048 071	1:0.85
2011	2 466 094	2 244 020	1:0.91
2012	2 616 064	2 496 599	1:0.95
2013	2 794 754	2 783 121	1:1.00

续表

年份	执业(助理)医师/人	注册护士/人	医护比
2014	2 892 518	3 004 144	1 : 1.04
2015	3 039 135	3 241 469	1 : 1.07
2016	3 191 005	3 507 166	1 : 1.10
2017	3 390 034	3 804 021	1 : 1.12
2018	3 607 156	4 098 630	1 : 1.14
2019	3 866 916	4 445 047	1 : 1.15

数据来源:中华人民共和国国家卫生健康委员会. 2020 中国卫生健康统计年鉴.

（2）内容分析:将现存研究内容相关信息转换为数据资料,运用一系列统计分析方法对其进行定量的描述分析。当今的内容分析,除了频率、百分比等形式外,越来越多的研究人员将信息学科相关技术与内容分析相结合,对相关信息进行可视化分析。

例如,研究人员利用 Citespace 文献计量分析工具对国内医学社会学相关文献进行分析,以探讨目前国内医学社会学研究现状与发展脉络。通过文献检索、筛选、格式转化等流程,最后得到如图 2-1 的分析结果。

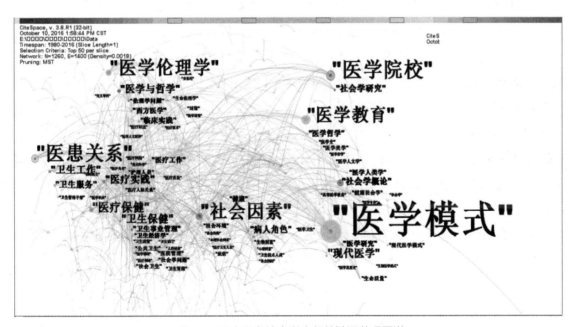

图 2-1 国内医学社会学高频关键词共现图谱

（3）历史比较分析:基于收集的相关信息,比较不同国家、不同社会、不同时期的历史事件或现象发展过程,进行较全面的述评,总结某种模式、某类经验、某种趋势等。历史比较分析是传统社会科学研究的经典方法,该方法要求研究人员具备一定水平的想象力、归纳总结能力和思辨能力。

4．文献法的优缺点

（1）文献法的优点

1）可接触范围广：文献研究法最为突出的优点是，研究人员所面对的是广泛的文献资料，只需对所检索的文献进行分析与总结，因而能够跨越时间和空间的限制。这对于研究人员来说，是方便、省时的研究方法。

2）研究成本较低：文献研究法不像实验研究或调查研究，需要研究人员投入大量的人力、财力、物力等，该方法数据来源主要为系统文献库，对于电子数据库，只需购买相应权限即可获取大量相关文献，因此，对于研究人员来说非常经济适用。

3）无反应性：相较于需要直接接触研究对象的实验研究或调查研究，文献研究和研究对象往往并不会产生直接接触，因此情境差异、行为差异、意识差异等方面对研究过程产生的干扰效应较小。需要注意的是，由于文献的检索和筛选仍是由研究人员完成，所以仍存在一定程度的主观偏好和因素干扰，但筛选出来的文献性质和内容并不会因为研究人员的主观性而发生改变。

（2）文献法的缺点

1）文献的倾向性：文献研究是基于现存文献资料和相关信息的二次研究，而不同文献作者构思、研究、撰写文献的学术观点、价值立场等方面皆不相同，这会导致同一主题下的不同文献呈现出不同的倾向性，而该种倾向性可能会影响研究人员对研究对象的理解和诠释。

2）信息的局限性：一方面是指部分文献资料不易获取，导致研究人员在检索相关信息时受到限制。另一方面是指由于研究人员对于研究内容认知、主体把握等方面不够全面，使其未能完全转化文献中的有效信息，导致文献研究存在一定局限性。

3）文献缺乏统一标准：研究人员通过检索文献后，利用不同的分析手段来达到研究目的。但是在实际研究过程中，部分文献因为关键信息的缺失，导致研究人员在分析过程中难以对其进行有效编码和分析，最终影响研究结果。

（六）个案研究

1．个案研究的概念　个案调查（case investigation）又称案例调查，也称个案研究，是为了解决某一具体问题而对特定的某个社会单位（一个患者、一个团体、一个组织、一个家庭、一个事件）进行全面、深入的调查研究方法。

个案研究最大的特点是研究样本少，研究者能够全面、详尽、深入地了解研究对象的特征或行为。但这也决定了它固有的局限性，由单个案例研究所得的结果缺乏代表性，一般不能用来推论出总体性的结论。

2．个案研究的步骤

（1）确定个案：个案即案主的确定一般有两种形式，一是应前来请求调查的案主的要求立案，二是根据研究者或实际工作者的需要而主动立案。立案时调查者应为每个案主建立单独的档案，对资料进行登记、编号、制作摘录卡片和归档各项工作。

（2）搜集资料：先通过访问了解案主本身的材料及相关背景材料，为今后的调查打下良好的基础；然后，围绕个案的相关问题和按调查者确定的主题搜集资料和证据，方式可以多样，有观察、访谈、座谈、测验、问卷、文献等。

（3）分析诊断：分析包括资料或证据的核实、修正、补充、整理、分类和分析；诊断是针对存在的问题，通过对资料进行分析研究后，从表面现象发现问题的真正原因，发掘出问题的根源，是个案研究的中心环节。诊断是艰难的工作，一个问题发生的原因常常是相当复杂的，有主要原因，也有次要原因，有时一种现象初看是真正原因，但经过仔细研究发现可能只是一种表象，另有其更深层次的真正原因，因此要透过现象发现真正的原因。

（4）处理评价：处理是根据诊断结果，提出解决问题的建议、方案，或通过对较多个案本身的充分了解和认识，推论总体情况。评价是评判前面的诊断是否正确，拟定的处理方法是否有效，如果证实结果确有成效，个案研究结束。如果成效不满意，应继续研究，重新诊断原因，找出补救方法。

3．个案调查与典型调查的异同点 两种调查方法在调查目的、调查对象、调查方法、资料收集与分析等方面有许多相同之处，主要有：①由于调查目的、对象和内容所限，个案调查与典型调查一般只进行定性分析；②个案调查与典型调查都不按随机原则选择调查单位，有不同程度的主观随意性；③个案调查与典型调查都是个别调查对象，耗费的人力、财力也相对较少；④个案调查与典型调查都强调全面、深入、细致，研究方法多种多样。

在西方国家的社会调查方法中无典型调查，都归入了个案调查之中。在我国有人也把两种调查方法视作相同，但二者又有明显区别：①典型调查是在调查者对总体情况有初步了解的基础上选择典型单位的，典型单位对总体来说有一定的代表性。如果典型选择得当，则代表性很强。个案调查中调查者事先对总体并不一定有所了解，个案调查的对象是特定的，不可替代的，不存在选择问题，不强调典型性和代表性，只是涉及特殊性。因此，个案调查所得出的结论一般不能用来推论有关总体。只有通过众多的个案研究，综合比较分析，才能从中推导出总体性结论。②典型调查的目的是以个别来估计总体，用调查结论来对总体进行定性分析，有时也可以由个别推断总体的数量。而个案调查不以个体推论总体为目的，而是为了详细了解和认识个案本身的问题。通过深入、细致地描述一个具体单位的全貌和具体的社会过程，达到就事论事，解决具体问题的目的。

4．个案调查的应用 个案调查是一种行之有效的社会调查方法，运用这种方法可以较详尽、彻底地了解个案的特殊情况，以及它与其他社会现象错综复杂的影响和关系，从而提出社会问题的解决依据。个案调查的应用范围十分广泛，包括：①应用于社会、经济的调查，如学校个案、企业个案等；②应用于同社会福利工作有关的专门机关和部门，如社会福利机关进行的老年个案、伤残人员个案等；③应用于对社会生活中各种社会问题的专门性调查研究，以把握有关问题的性质、作用、现状和发展趋向，消除社会变革进程中的障碍，促进社会协调发展，如对离婚、犯罪、自杀、吸毒等社会问题的调查等。

个案调查尤其是适用于社会、经济活动的调查，应用于对各种社会经济现象的探索性研究中。通过对在社会经济活动中起着各种不同作用的社会团体的个案调查，可以掌握其内在的规律和发展趋势，例如健康城市建设项目的个案研究、智慧健康养老示范街道的个案研究等。由此可以认识各类人员的生活、心理特征和社会需要等问题，有利于有关部门有的放矢地开展工作。此外，个案调查还广泛应用于对社会生活中的各种城乡社会问题进行专门性的调查研究，以把握有关问题的性质、作用、现状和发展趋势，消除社会变革和城市化发展进程中的各种障碍，促进社会协调发展。例如可以采取个案调查的方式对少数民族地区老年人健康素养、社会支持对农村慢性病患者的影响、禁毒等问题进行深入细致的调查，以利于有关部门采取措施，妥善加以解决。

（王红漫　卞　鹰）

第三章 ························
························
························

医学社会学视角下的医疗与健康

第一节 医学与社会角色

> 人生须知负责任的苦处，才能知道尽责任的乐趣。
>
> ——梁启超

人在其所处的社会文化中，拥有一定的角色，承担着相应的义务和权利。例如，"学生"角色与相关属性，涵盖了接受教育、对社会有所贡献、获得相应的资源（例如假期、学生贷款）等。再如，"父母"角色及其相应的社会属性与社会期待等。社会角色的构建是复杂的。生命历程、社会历史背景、个体的生活都与社会角色密切相关，同时又具有不同的分类、具体行为以及相应的社会价值。

伴随着疾病的发生，个体会发生改变，相关的人会有所行动，社会也会对患者、医者及相关人群形成某种期待；同时亦会与人们的价值观、社会机制发生交互作用。疾病和健康问题日益受到人们的关注。在中国的传统观念里，面对生病尤其是"大病""重病"，应对死亡等，往往不是一个人的事，而是一个家庭（家族）的事。在这样的过程中，如何解析患者、患者家属、医务人员，以及其他照护者的角色和作用？

社会学及相关学科领域的视野能够帮助我们重新审视医学，或者说为医学看待自身提供了批判和反思的视角。医学实践关乎患者体验、医生行为，以及医方、患方、社会层面不同维度的互动。鉴于上述，本节主要内容包括：以案例引导读者进入具体的医疗情境，展现其中的社会角色特征及互动；阐释医学与社会角色研究领域的主要概念、经典理论；对相关领域研究进行梳理与概括。

【案例】

医疗实践中除了生物医学因素，往往涵盖社会因素、文化情境、心理因素等，并呈现出医生、患者与患者家属等的角色特征。下面以一则缓和医疗（palliative care）会诊案例来帮助读者理解医疗实践中的不同角色属性与特征。

请求会诊患者基本情况：女性，46岁，子宫内膜癌术后，经历多程放化疗，此次病情进展，出现急性肾衰竭，因感染性休克、呼吸衰竭收入院。预后极差。

（如下为会诊病历原文）

应邀会诊。

46岁女性，子宫内膜癌末期。

因心包填塞休克入住ICU，两日前转回普通病房。

一个儿子，四年级，知道妈妈病重，但不知即将离世。

丈夫、父母知道患者即将离世的事实并接受。

家人希望能减少患者痛苦，同时尊重患者意愿选择未来需要支持的手段。

决定不再去ICU,以便更多的床旁陪伴。

床边看患者,神清、平卧,可以顺畅交流。

母亲全程在病房,看起来状态还好。

医生问患者:"您今天怎么样?"

"我想快点结束。"

"因为什么? 您疼吗?"

"不疼。"

"您现在想说什么?"

"我都安排好了。"

"希望孩子来吗?"

"他太小了。"

"怕他受不了。对吗?"

点头。

"我有这么严重吗?"

……

"这太残忍了……"

……

"如果孩子想来看您,您允许他来吗?"

"嗯。"

"您想跟孩子说些什么?"

"我给他写了很多东西。"

"您做得太棒了! 这对他太重要了!"

"人生很多事情自己不能够左右,努力就好。"

"这是您想要跟孩子说的话?"

点头。

"我会把这句话转告您的孩子。"

"您的妈妈在这里,您想对她说什么吗?"

"妈妈一辈子不容易,帮我把孩子带大。"

"您感谢您妈妈,是吗?"

"是的。"

妈妈说,"你放心,我一定把他带大。"

"对不起,妈妈,我又甩给您一个儿子。"

妈妈说,"想说什么你就说出来,(你走的)没那么快,我们还要多陪你几天呢。"

医生:"刚才说的这些都是您在为别人考虑。您自己还有什么要求吗?"

"我自己没有要求了。"

"我们会帮您,您不要害怕。"

"我不害怕。"

患者的丈夫来到床边。

"您先生来了。您要对他说什么吗？"

"他对我特别特别好。可是，这辈子的缘分尽了。"

……

（患者）口干，用纱布沾水让患者吸吮。

"我想吃冰块。"

丈夫说，"好的，我马上去办。你喜欢喝果汁吗？"

"果汁、冰块都行，我想要凉的。"

……

"您先休息一下。"

"谢谢您，医生。"

医生离开患者床边到办公室与患者的丈夫继续交谈。

建议丈夫给孩子机会自己决定是否来看妈妈，并指导看望前、看望中的注意事项。

例如，让孩子准备一份礼物给妈妈（爸爸已经让孩子给妈妈写了一封信……）

妈妈离世后，允许哭泣，爸爸也可以哭泣，并指导孩子哀伤可以表达。

1. 建议原团队继续支持家人，指导"四道人生"（道谢、道歉、道爱、道别），指导陪伴的细节。

2. 口腔干燥，建议使用喷壶、冰块。

3. 我组愿随诊。

这是一篇融合了生物医学与心理、社会等因素的"叙事"病历，主题是终末期患者的死亡准备其中的"非生物医学"信息外化了患者和家属的需求与意愿，还原了复杂、独特和艰难的情境，以更好地适应临床实践需要。其意义还在于：第一，对未来病案的改革方向形成重要借鉴；第二，在疾病谱改变、慢性疾病负担、人口老龄化以及有效的医学人文实践需求背景下，这份病历成为有温度医学的载体；第三，病历中的"对话体"原文，展现了尊重和平等的价值内涵；第四，需要强调的是，病历中的对话生动展现了各自的社会角色特征及互动过程。

知识窗   叙事医学的中国发展与叙事医学中国再定义

一、医学与社会角色的内涵

1. 社会角色的概念   "角色"原意为戏剧、表演中用于指代特定的人物形象。后来，由社会学、人类学引入并成为学术概念，其构成了社会认可的对处于某些位置或状态的人的行为期望模式。例如，父亲角色。社会角色是指与人们的社会地位、身份相适应的权利、义务规范与行为模式。社会角色构成了人们对某种特定身份的人的行为期望，并构成社会群体或组织的基础。

2. **疾病和健康的概念**　在进行医学社会角色的分析之前，需要厘清疾病和健康的概念。

对疾病的生物医学理解主导着西方文化中对健康和疾病过程的思考。为了适应医学发展的需求，在总结生物医学模式不足的基础之上，将精神的幸福、物质的充分性和社会正义等涵盖到健康的定义中，影响和引用最为广泛的是（1946 年召开的国际卫生会议通过的）于 1948 年正式生效的《世界卫生组织组织法》对健康（health）的定义"健康不仅为疾病或赢弱之消除，而系体格，精神与社会之完全健康状态（well-being）"。（注：1978 年《阿拉木图宣言》重申世卫组织健康定义时，英文原文一致，中文翻译为"健康不仅是疾病与体虚的匿迹，而是身心健康和社会幸福的总体状态。)《阿拉木图宣言》重申世卫组织健康定义时，进一步强调健康是基本人权，达到尽可能高的健康水平是世界范围的一项最重要的社会性目标，而其实现，则要求卫生部门及其他多种社会及经济部门的行动"。（The Conference strongly reaffirms that health, which is a state of complete physical, mental and social well-being, and not merely the absence of disease or infirmity, is a fundamental human right and that the attainment of the highest possible level of health is a most important world-wide social goal whose realization requires the action of many other social and economic sectors in addition to the health sector.）

当然，健康的定义自提出以来，关于继续修订健康定义的呼声以及质疑也不断出现，主要原因是健康的内涵在不断丰富，人们对健康与疾病的认识也在不断深化。在医学社会学中，疾病一词被描述为一种不利的身体状态，包括个人体内的生理功能障碍；当疾病是一种主观状态时，指个人对患有疾病的心理意识，通常导致行为的改变；当疾病作为一种社会状态时，意味着有疾病的人的社会角色受损。健康因生命的不同历程、因性别等因素呈现出变化的不同维度，然而这种变化在既有的医学模式中并未能充分反映。

患者是医疗活动的主要对象，是需要、寻求医疗专业帮助的角色。针对患者概念，古今中外发展出了较多界定和内涵丰富的阐述。

疾病的种类是增加了还是减少了？应该说，这个问题能够从生物医学角度进行回答，因为医学或者说医生群体在管理方面发挥作用；同时，国际疾病分类不断扩大其诊断类别的数量，每个后续版本都包括许多新的诊断。即疾病的界定具有社会性因素。

3. **生物医学发展模式与转换**　生物医学视角对疾病和健康理解的主导地位，其理念源头可以追溯到 18 世纪：受笛卡尔（Descartes）身心二元论影响，疾病成为生理学、病理学等学科视角下的"客体"；受 1910 年美国弗莱克斯纳（Abraham Flexner）医学教育报告的发表及其之后带来的影响，医学发展进入了生物医学的"快车道"。当医学强调"真正现代的医学院至少必须依赖于化学、生物学（包括植物学）和物理学方面的知识"，以此为根基成为现代医学的训练框架：医学专业——解剖学、生理学、病理学、药理学。然而，遗憾的是没有将整体的人纳入临床实践视野。1977 年，美国医学家恩格尔（G. L. Engel）提出，鉴于医学面临的危机源于生物医学模式没有为疾病的社会、心理和行为留下空间；在不牺牲既有模式巨大优势的前提下，补充对待疾病的方法,倡导发展出新的生物-心理-社会模式。医学的新模式为研究提供了蓝图,为教学提供了框架,并为现实世界的卫生保健提供了行动设计。

"来自西方医学的反思对于中国医学实践的发展方向构成新的思考与重要启示。我们要虚心学习发达国家先进经验,我们也有许多先进的地方值得发达国家来学习。"中国医学家、教育家韩启德在《医学的温度》一书中将历史的深邃,哲学的思辨,科学的严谨,医学的经验,社科的思考,人文的情怀,初心的不泯,未来的祈盼,熔于一炉,返本开新指出医学实践的模式需要改变,也正在改变的过程当中。

4. 医学社会角色研究的范畴 在医学社会学或者健康社会学的视域下,医学社会角色主要包含了患者角色及相关的角色,医生角色及医方相关的角色。其中,患者角色既要从医学科学(生理学、病理学等)角度思考,又要结合社会学角度(自我认知、社会认知等)展开剖析。

二、患者角色相关理论与研究

1. 帕森斯的患者角色理论概要 在 1951 年出版的《社会系统》中,帕森斯引入了患者角色的概念。帕森斯从社会学视角对患者进行观察与分析,认为患者是一种制度化的社会角色;并以患者角色模型解释疾病的行为。帕森斯关注的重点是社会互动或行动如何产生社会秩序。由于个人是对社会角色作出贡献的主要单位,当个体患病时对于社会而言其功能是失调的,即阻止了人们履行社会角色。

帕森斯认为,健康可以解释为已社会化的个人完成角色和任务的能力处于最适当的状态。个人的状况在为健康下定义时也是极为重要的。这个状况指性别、年龄、受教育程度等。帕森斯并未阐明疾病的真正定义,他更喜欢将疾病解释为健康的欠缺状态。他认为,疾病最一般的特点是指,对个人希望完成任务和角色的能力的干扰,并非是指特别要求他去承诺完成任何特殊的任务、角色,表现出集体性、规范或价值。这样,疾病便成为减弱个体希望完成任务和角色的能力的一种表现了。

帕森斯从四个方面对患者角色进行界定并成为制度化角色的基本特征:患者可从其常态的社会角色中脱离出来;患者对其疾病状态不承担责任;患者应努力使自己痊愈;患者应寻求在技术方面的可靠帮助,应找医生诊治且应与医生合作。该理论基于社会行为进行主要概念的界定,强调了社会性,认为疾病是偏离行为的一个亚类。

患者的角色特征一般有四种类型:①客观型:对患者角色充分理解,客观估计病情,能与医务人员建立良好沟通,配合诊治;②主观型:对患者角色缺乏理解,用主观要求替代患者角色,对医务人员不信任、不尊重,对诊治工作挑剔、不配合,甚至指责,与医务人员沟通障碍;③依赖型:不愿意离开患者角色,总是希望得到医务人员更多、更好、更持久的护理,对医务人员百般依赖;④厌恶型:厌恶医院和医务人员,极力否认或逃避患者角色。

帕森斯第一次提出患者角色的概念,增强了医学社会学在社会学主流中的地位,开创了现代医学社会学发展的新纪元。尽管存在诸多批评,患者角色仍然与对疾病轨迹的解释有关。它常被认为是医学社会学发展的重要一步。

2. 延展性理论与研究　美国社会学家登顿（J. A. Denton）曾归纳出能对患者的角色产生影响并使之发生变化的原因。弗雷德森（Eliot Freidson）从社会反应理论角度对患者角色理论进行分析，补充了对疾病进行社会解释的背景，并在社会反应理论的基础上发展出研究体系。其他研究包括，强调生命历程的视角，即个人和家庭都对年龄有关的事件（如婚姻、分娩、成年后离家）抱有期望，这些事件可以与特定的有价值的社会角色联系起来。

社会角色的构建是复杂的。实施社会角色的构建包括对角色进行分类、体现角色的具体行为、认识角色的价值或地位。

3. 患者或家属角色的相关研究　近年来的医疗实践越发重视患者的体验，强调建立和谐的医患沟通关系以及患者对医疗决策的参与。家庭环境往往是疾病发生的重要地点之一，维持家庭关系的需要，重视家庭成员提供的建议，有助于在决策过程中建立伙伴关系。患者对自我价值的潜在信念在发展社会角色的能力中发挥着作用，对他人的信念在人际关系中发挥着重要作用。提高自我管理能力是解决长期疾病医疗服务负担的一种有效途径。这需要卫生保健专业人员和患者之间有效地分享知识，进一步规范社会角色，提升知识的价值；认识到卫生保健的社会背景特征及其在其中的作用，从而开展更有效的合作。

如果医生成为患者，会有怎样的体验？这在医学社会学领域被视为双重角色经历，即卫生健康工作者同时成为患者。这在某种意义上真正实现了换位思考，这一过程使得卫生健康工作者更加能够对患者的苦难形成深刻的体会。有研究指出在患者和医务工作者两个角色之间转换的实践，卫生健康工作者所彰显出的同情心并非仅仅是一种与生俱来的美德，而是从理论上探讨同情心产生的机制，从而对医学教育形成启示。

患者角色理论对今天的医疗实践具有现实意义。《"健康中国2030"规划纲要》强调生命健康和人文关怀，成为医学教育在国家战略层面推进的重要依据。重视患者视角的体验，深入挖掘患者角色的内涵，是培育党和人民信赖的好医生、加强"医者仁心"教育不可或缺的环节。医学教育是医护角色社会化的主要途径。"中国临床医学工作者肩负的重任""我们中国医生""医学教师的第一课""心外纪事""医者厚道"等既照见过去也照亮前路，体现"医学是人学、医道重温度"的文本和光影实录似春风在中国综合性大学和医科大学有如时雨化之者，提供了大医精诚的实践范本。

4. 帕森斯患者角色理论的评价与批判　帕森斯讨论医疗实践和患者角色的另一个主要目标是对理性行动和现代价值观的反思。将疾病描述为一种异常行为形式的基础在于社会学对异常行为的定义，即在特定社会系统中违反社会规范的任何行为。根据功能主义理论，疾病导致功能失调，因为它同样有可能干扰社会系统的稳定。患者无法完成日常工作，从而成为社会有效运作的障碍。医疗专业领域通过治疗、控制或预防疾病，来抵消疾病的功能失调。这种分析方法是帕森斯患者角色理论的基础。

对帕森斯患者角色理论的批评主要有以下几方面。第一，患者角色理论只适用于急性疾病的情形。自20世纪以来疾病谱的改变，尤其是慢性非传染性疾病的增加所导致的负担，即不能治愈而与个体共存的疾病状态，与帕森斯认为的患者总能康复的状态不相适应。第二，某些疾病与生活方式等个体行为密切相关，而患者不能免除责任，例如，一个违反交通规则而导致自己受伤的患者就不能不对自己导致伤残的行为负责。第三，帕森斯所讨论的医患关系基础与当下的情形相异，即从传统的一对一的治疗关系，到当今的团队式治疗，以及医生突破诊疗空间实现面向公众的沟通、以患者为中心理念的倡导与践行、基于新技术的媒介等产生的新的医患交互活动，均给医患关系带来改变。这些情形以患者角色理念进行解释或许有失偏颇。第四，患者角色理论建议患者在康复的过程中与医生合作，忽视了患者的自主性；另外，既使一个患者想治病和康复，仅靠自己的力量未必能办得到，而是受到社会经济条件、医疗卫生服务等多种社会因素的制约。

针对相关的批评，帕森斯进行过回应：慢性病不适用于患者角色；患病不应再是一种社会学意义上的偏离，而应是一种适应问题。尽管存在这些批评，患者角色理论仍被认为是医学社会学发展的重要一步。

三、医生角色相关理论与研究

1. 帕森斯理论对医生角色的界定和阐释 帕森斯的角色理论认为，个人获得免除义务的权利是合法的，但它必须由一个有能力的人来批准。这一有能力的人通常是指医生。医生在帮助患者方面发挥的作用，首先是减轻他们的角色负担，其次是寻求更好的帮助。当异常的个人没有能力完成所承担的正常任务，同时对所承担的角色职责不能负责时，医生起着社会控制力量的作用。医生的职责是使有病的个人恢复到健康和能够充分发挥作用的状态。

2. 其他关于医生角色的阐释和讨论 有观点认为，医生角色的关键特征在于：确定什么构成合法疾病；定义一个人何时死亡。医学试图使过早死亡成为一种越来越少的现象，但随着社会越来越依赖科学的手段来延迟死亡，医学不可避免地与死亡联系在一起。死亡可能代表着医学加强治疗干预的失败，但围绕死亡的活动仍然是医学职责的一部分。定义医生做什么，理解医学与其他卫生健康工作和社会的关系等问题值得深入思考。

另有观点认为，根据工作内容来定义医生，是没有抓住重点的做法。医学作为一种职业的优势依赖于自身的专业性和共同合作精神，同时需要国家、社会层面的支持。尽管社会各界对医学规范存在担忧，医学仍然是公众健康利益的核心。因此，公众对医疗问题显示出了巨大的兴趣。

3. 叙事医学对医生角色的认识 在医学发展过程中，涌现出一些新兴学科领域。以叙事医学（narrative medicine）为例，这一领域丰富了人们对医生角色的认识。叙事医学认为，医疗实践在一系列复杂的叙事情境中展开，包括医生与患者、医生与自己、医生与同事、医生与社会之间的情境关系。发起人美国内科医生丽塔·卡伦（Rita Charon）在 *Narrative Medicine* 中对这四种关系进行深入剖析并作出了贡献，她同时强调了共情和反思能力，确认医者的利他主义、热情、尊重、勇气和信任。在独特的情境中，叙事医学助力弥合医患之间的分歧。叙事医学在中国逐渐呈现出中国特色叙事医学教育理论研究与实践活动自觉互动的趋势:《医学的温度》完善了叙事医学的定义，指出叙事医学是由具有叙事素养的医护人员遵循叙事规律践行的医学，而叙事素养是指认识、吸收、解释疾病故事的能力以及易受疾病故事而感动的同理心，强调医者关注到一个个鲜活的、个性的人，而不是一行行化验结果、一个个扁平的病例，从而回归自己和患者的关系，一种完全的伙伴关系。

4．相关研究回顾　依据分科与实践的不同特征，医生工作的重心有所区别，同时医生角色的需求存在差异。例如，全科医生或者家庭医生更多侧重于初级卫生保健及对应的实践领域；在安宁疗护领域，医生对于患者和家属的心理、社会层面的帮助较为凸显。

一位好医生往往也是促使医学发展的关键角色。通过包括基础医学和临床试验的医学研究表明，除了医患之间传统的关怀角色之外，还要将对医生作为医学研究者的挑战性角色进行考量。有研究表明，医生参与社区项目，将为缩小健康差距作出贡献。当注重社会取向时，医生在减少健康差距方面持有更积极的态度。在社交媒体普遍应用的时代背景下，作为医疗专业人士参与此类活动，需要考虑这些信息是否有可能影响到公众信任、医患关系。针对医生角色的认识，首先去界定患者的痛苦与特征，然后才是思考医生的责任与义务。同时，要探究医生责任的局限性，以及医生如何面对自己的痛苦。

我们国家为成为一名好医生提供了政策和法律保障。"十四五"卫生健康人才发展规划提出：卫生健康人才发展的理念不断创新、环境不断优化。国家设立中国医师节，《中华人民共和国基本医疗卫生与健康促进法》设医疗卫生人员专章，保障医疗卫生人员权益，弘扬尊医重卫的社会氛围。坚持面向世界科技前沿、面向人民生命健康，加快建设国家战略人才力量。

5．医方相关角色　作为医疗照护群体的组成部分，在医疗实践中，除了医生以外，护士、药师等角色亦发挥了重要作用。

在解决社会和卫生健康领域不平等问题，旨在促进人人享有高质量医疗保健方面，护士发挥着至关重要的作用。护士在医疗实践中发挥积极作用，他们可以通过与患者的直接关系参与收集症状信息，将提高临床实践质量和患者的健康素养，有助于促进健康公平，给患者带来积极影响。以患者为中心的护理原则和实践的深化，凸显了患者参与的价值。询问和倾听行为是护患沟通关系的开始。除了承担医疗情境中的护理工作外，护患关系还应将护士定位为患者及其家属的健康和疾病过程的见证人。为回应我国当前的护理需求，"十四五"卫生健康人才发展规划提出，加大培养老年护理、社区护理、传染病护理、婴幼儿护理、安宁疗护和基层医疗卫生机构护理人才。

药师是多学科团队的重要成员。通过其承担的角色和活动，药师承担着参与疾病诊疗、药物研发的重要使命，为人类健康带来巨大福祉。以 2019 年以来新型冠状病毒引发的全球疫情为例，在这一危急时刻，药师帮助减轻其他卫生服务领域的压力，以具有创新性和适应性的实践方法，为应对这场公共卫生危机及未来决策提供信息贡献力量。

值得一提的是，有一个独特的群体——护工，对其角色认识提升的空间较大。护工往往承担着亲力亲为的照护任务，包括患者或老年人的日常生活照料与部分医疗辅助服务工作。这一群体对于当下中国的老龄化应对、疾病谱变化的适应和满足医疗服务需求等逐渐起到了不可替代的作用。

（何　仲　李　飞　王红漫）

第二节　医疗与社会组织

> 力不若牛，走不若马，而牛马为用，何也？曰：人能群，彼不能群也。
>
> ——《荀子·王制》

当偶然患病时，人们往往求助于医院；

当寻医问诊时，人们往往在医师介绍上看到中国医师协会会员的称谓；

当为家贫患病之人捐助时，人们往往汇款给基金会；

当参观某些特殊教育学校时，人们往往能看到慈善团体的身影……

医院、医师协会、慈善团体和基金会这些形象经常出现在公众的视野之中，虽然称谓不同，职能各异，但都存在某些共性——都是基于某些特定目标成立的社会组织。

一、社会组织

在社会学意义上，社会组织是一种个人和群体之间的关系模式。关于社会组织的定义，不同的社会学家给出了不同的答案。奥格本（Ogburn）和尼姆科夫（Nimkoff）将组织定义为执行各种功能的不同部分的连接，是一种用于完成某事的团体设置。邓肯·米切尔（Duncan Mitchell）认为社会组织意味着各部分的相互依赖，这是所有持久的集体实体、群体、社区和社会的基本特征。布鲁姆（Broom）和塞尔兹尼克（Selznick）强调"组织意味着零件的技术安排"，社会组织是指群体之间的社会关系，相互关联的个人和群体共同创造了社会组织。社会组织是人与人之间社会交往的结果，是个人和群体参与的社会关系网络，所有的社会机构都是社会组织。

尽管概念有不同侧重，但无一例外地强调了不同部分之间的互动，以及部分与整体的关系。对组织的理解可以类比制作桌子，桌子的各个部分由木匠单独准备，然后按照技术顺序将其组装在一起。个人如同桌子的各个部分，每人处于不同的位置，通过互动建立规范而形成一个社会组织。社会组织有广义和狭义之分。从广义上来讲，社会组织是人们为实现特定目标而建立起的共同活动的群体，包括氏族、部落、政府、军队、公司企业、社会团体等。正如布鲁姆和塞尔兹尼克所言，所有社会机构都是社会组织。而从狭义上来讲，社会组织的概念所指范围有所限定和缩小。这意味着社会组织需要具有更强的规范性。从这个意义来讲，社会组织指的是为完成特定社会目标而有意识、有目的地成立具有特定社会职能、明确规章制度的正式社会群体。它只是人类各种组织形式中的某一种组织类型，主要是特定人群基于共同目的而建立起来的稳定合作形式，具有相应的组织规范、原则、价值、目标、措施等。

学术意义上的概念界定呈现多元化态势，而在政策意义上，社会组织这一概念则有特定所指且界定明确。之所以如此，在于这涉及政策上制定相应的制度来规范和指导具体社会组织的行为。2015年9月28日，中共中央办公厅印发并实施《关于加强社会组织党的建设工作的意见

（试行）》，明确指出"社会组织主要包括社会团体、民办非企业单位、基金会、社会中介组织以及城乡社区社会组织等"。2018 年，民政部出台《社会组织登记管理条例（草案征求意见稿）》（下称《条例》），对"社会组织"做了进一步细化。《条例》指出社会组织只有三类，即社会团体、基金会、社会服务机构。

知识窗　我国社会组织分类

　　按此概念界定，中国医师协会属于社会团体；基金会组织则往往以基金会后缀出现，如中国人口福利基金会、中国红十字基金会等；社会服务机构主要指社工机构、民办医院、民办福利院等。如此，社会组织往往与非政府组织（non-governmental organization，NGO）、非营利组织（non-profit organization，NPO）联系在一起，很难进行区分，甚至可以视作国内和国外对这种组织的不同称谓。社会组织被视作政府和市场之外的第三部门，用于弥补政府和市场在提供公共服务或者处理社会事务方面的不足。根据民政部《2021 年民政事业发展统计公报》显示，截至 2021 年底，全国共有社会组织 90.2 万个。社会组织的发展，一方面创造了大量就业机会，截至 2021 年吸纳社会各类人员就业 1 100 万人，另一方面在政府和市场之外推进了社会事业的发展。

　　自中国共产党在十七大报告中提出"加快推进以改善民生为重点的社会建设"后，"社会建设"成为历次党代会报告中五大建设（经济建设、政治建设、文化建设、社会建设、生态文明建设）之一，成为"五位一体"总体布局的一个重要方面。社会建设涉及教育、就业、居民收入、社会保障、健康以及社会管理等领域，而提升人民健康水平是社会建设的重要一环。加强和创新社会管理，提升人民健康水平需要社会组织的参与，而社会组织的角色和功能决定其能够在社会建设中发挥重要作用。

二、医疗社会组织与社会学理论

　　组织研究是一门跨学科的领域。常见的科层制、集体行动、科学管理理论、有限理性、社会网络等皆是组织研究的经典理论，这些中层理论种类繁多，分属不同的学科体系。为了概括社会组织与社会学理论的联系，需要区别于中层理论，将视角偏向宏大理论。现代社会学存在三种最为重要的理论视角，即功能主义、冲突理论和符号互动论。下面借鉴这三种理论视角对医疗社会组织进行阐释。

（一）功能主义

　　社会是一个复杂系统，它的各个组成部分协同工作，从而实现社会稳定和民众团结。在功能主义的视角下，社会是一个有机体，秩序和平衡是社会的常态，而疾病意味着对社会秩序的伤害,意味着社会平衡的损失。克服疾病,恢复健康才是社会的常态。医疗社会组织正是协助恢复民众健康,恢复社会常态的工具,其存在的价值就体现在它对社会有机体的功能。

1832 年,霍乱疫情席卷法国巴黎。短短几个月,巴黎 65 万人口中有 2 万人死于霍乱。市中心的死亡人数最多,因为许多贫穷工人在工业革命的感召下来到巴黎,生活在又脏又乱的市中心。疾病的蔓延加剧了社会各阶层之间的紧张关系,富人指责穷人传播疾病,穷人则认为自己受到毒害。人们很快将仇恨和愤怒指向不得人心的国王。捍卫民众利益的拉马尔克(Lamarque)将军在那场流行病中丧生,他的葬礼引发了反政府示威者在被封锁街道上举行大规模游行。

上述场景是维克多·雨果(Victor Hugo)小说《悲惨世界》中的经典背景,也隐含了霍乱疫情与社会秩序之间的关系。类似霍乱这种疾病,在功能主义看来,侵蚀了社会根基,激化了社会矛盾,损伤了社会有机体。面对大规模疾病危机,教会、寺院、济贫组织、收容院等组织纷纷行动起来,扩大救济规模,或协助疾病隔离,或送医问诊,或收容安置,力图克服社会普遍性危机,复原常态秩序。

功能主义不仅关注医疗社会组织对社会有机体的功能,也将关注点置于医疗社会组织内部。功能主义强调集体意识对组织的统一和整合的重要性。在涂尔干看来,集体意识意味着集体的情感和价值观。当组织内部大多数成员共享某一价值观时,集体意识才能形成。医疗社会组织一般都具有博爱、仁善、奉献之类的核心价值观。例如,中国红十字基金会的宗旨是"发扬人道、博爱、奉献精神,保护人的生命和健康,促进人类和平进步事业"。医疗社会组织确定组织宗旨或核心价值观的过程都是一种建构集体意识的过程。

直到 20 世纪 60 年代,功能主义几乎是社会学领域最重要的理论传统。这得益于第二次世界大战后社会学家帕森斯的结构功能主义契合了美国社会的现状。作为结构功能主义继任者的默顿(Merton)细化功能主义,区分显功能和潜功能、功能和反功能等概念。显功能指的是特定社会活动参与者参与并知晓的功能,潜功能指的是参与者未曾意识到的结果。医疗社会组织参与疫情援助活动,显功能在于控制疾病传播,维护患者健康,而潜功能则是组织内部的整合与社会秩序的维护。功能和反功能的区分在于探索社会行为的反功能特征。医疗社会组织并不仅仅具备维护社会秩序的功能,也存在挑战秩序的特性。比如福柯笔下的精神病院和麻风病院,不仅具有医学隔离和救助的功能,而且还具有权力压制和激化社会矛盾的功能。这无疑与冲突理论建立了某些联系。

(二)冲突理论

秉持冲突理论的社会学家与功能主义学家一样,都强调社会内部结构的重要性。但冲突理论反对功能主义对秩序、平衡的强调,转而突出社会分化和冲突的重要性。在冲突理论学家看来,社会不同群体拥有不同的利益诉求,权力、不平等和抗争才是社会的关键词。冲突理论学家的任务则是考察社会中强势群体和弱势群体之间的张力,并力图理解控制关系是如何确立并维持的。

韦伯和齐美尔(Simmel)也提供了不同的冲突视角。韦伯并不认为不平等的阶级之间必然会发生革命性冲突,其中有很多理性选择的因素。当然,冲突发生必有原因,也就是当正当性处于被否定状态时,冲突才有可能发生。齐美尔则认为冲突无所不在,不可避免。冲突既是利益冲突的反映，也是社会行动者本能的反应。关于冲突的研究，齐美尔更关注冲突的积极结果。他认为冲突是一种社会整合形式，通过冲突，人与人开始建立联系，边界变得清晰，权威变得集中，越轨行为和歧见得到控制，进而达成冲突派别内部的团结和凝聚。冲突理论关注的是社会整体的冲突特征，作为社会组成部分的医疗社会组织在冲突理论的框架之下往往被视作工具，或者可以尝试对医疗社会组织内部冲突的宽泛解释。

（三）符号互动论

美国哲学家米德以一种被称作符号互动论的视角推动了社会学思想的发展。米德认为人类社会生活在一个充满符号的世界，个体之间几乎所有的互动都涉及某种符号的交换。受此影响的社会学家通常关注日常生活情景中的互动，强调互动在创造社会及制度方面所起的作用。

符号互动论关注日常社会互动的细节，并利用这种细节体会他者的言行，在此基础上探索社会生活互动在塑造社会制度方面的作用。这为我们探索日常社会生活的本质提供了诸多洞见。1961年，社会学家戈夫曼基于其在精神病院的日常生活实践，撰写《精神病院》一书，揭示了精神病院内部患者与职员如何通过互动塑造"全控机构"的过程。精神病院简化了生活环境，使之不再存在不同关系网络，只剩下两类人群：一类是具有权威的，可以剥夺患者自由的职员；另一类是被认为在本质上存在缺陷和没有能力的患者。患者所有的时间都是在围墙之内，并受到牢固控制。面对职员持续的审查，患者没有任何私密性可言，其古怪行为被制造成许多被设定需要治疗的症状。在这种互动过程中，精神病院塑造了患者与世隔绝的状态以及对患者的去人格化控制。

中国经验中也存在符号互动论的生动案例，这便是后文将要提及的病友组织。病友组织基于同病相怜的前提，通过互动形成民间组织，一方面进行药品、信息、情感的互助，另一方面以组织的力量在生物医学框架下延展主体的能动性。后文将以糖友组织、抑郁症患者互助组织等为例进行解释，此处不再赘述。

虽然符号互动论为我们洞见日常生活打开了一扇窗户，但是也因忽视社会权力和结构问题招致批评。这也就是说，医疗社会组织内部以及与外界的互动或许能够调整某些社会制度，但对社会制度起决定作用的依旧是权力和社会结构。

三、医院的演变和发展过程

在我国，医院按照性质可以分为公立医院和私立医院，公立医院属于事业单位，而私立非营利医院属于民办非企业单位，或者称为社会服务机构。按照《条例》限定，公立医院不属于社会组织，而私立非营利医院属于社会组织。医院编制是自1956年国务院编制工资委员会和中华人民共和国卫生部联合发布《医院、门诊部组织编制原则（草案）》之后延续至今的。

从社会组织角度描述医院的早期历史和私立非营利医院的发展形态如下。

1. **西方医院** 从词源上来讲，hospital 一词拉丁语原指"对客人的招待责任"，而古法语原指"需要帮助者的庇护所"。在 15 世纪早期，hospital 在英语意义上指的是"收容穷人的慈善机构"，15 世纪 40 年代之后才增加了"伤病院"的含义。当今所讲的医院，往往指的是 20 世纪之后的现代医院，是基于医学科学所建立起的组织。现代医院之所以是目前的形态，也经历了长时间的演进。在西方，现代医学是从早期的宗教神秘倾向发展到目前的科学倾向。医生和护士也经历了从宗教到科学的职业转变，同样，医生和护士工作的医院经历了从宗教场所到济贫院和临终院，再到以生物医学为根基的现代医院的过程。

西方意义上的首批医院诞生于罗马帝国时期，到15世纪末，西欧形成了一个颇为完善的医院网络。但是这些医院并不是现代意义上的医院，而是宗教活动中心。修士和修女在医院工作，其职责在于照料伤患和朝圣者，并从事慈善事业。直到文艺复兴时期，世俗权威才开始控制医院的运作。而此时，医院开始走下坡路，尽管此时的医院有了更多自主权，但也失去了财政保障，很多医院被迫关门。直到16世纪下半叶，这种情况才有所改观。随着失业、失地和高物价问题，欧洲诸国穷人日渐困顿，穷人数量不断增加，导致了严重的流浪问题。为了缓解日渐严重的社会矛盾，慈善家和慈善团体给予医院捐助，使其重新开放，收容穷人，并将残疾人、孤儿、老人和精神病患者安置于内，将之打造成济贫院。作为济贫院的医院与现代意义上的医院依旧相差甚远，但是情况发生了一些变化。医生们发现，医院汇集了大量的患者，他们无权无势，医生们可以将之当成试验品以了解人体构造和观察人体对药物及手术的反应。当时治疗水平低下、卫生条件不佳。经过治疗，很少患者能活下来，医院因而获得了"穷人死亡之地"的称谓。到17世纪，医生们获得了对医学知识体系的垄断，逐渐控制了医院，到20世纪早期，医院渐渐具备了现代医院的特征，成为卫生服务机构和医学研究机构。

医院的形象转变得益于三大主要因素，一是医务人员的素质提升，二是抗生素的发明，三是医学技术的进步。实验室技术人员的专业技能能够胜任诊断者和医疗者的角色，南丁格尔制的实行使护士的护理技术不断改进，医院成为应对健康和疾病问题的主要机构。抗生素的发明，减少了传染性和感染性疾病的发生概率，极大降低了外科手术的死亡率，扭转了民众对"医院是死亡之地"的认知。随着生理知识的增长和微生物科学的发展，现代医学知识与科学绑定在一起。现代医学发展需要昂贵的医疗设备，如治疗癌症患者需要外科手术、实验室和放射科的医疗器材，这些设备不是个人诊所所能承担的，将这些设备集中于医院成为成本最低的方式。医生集聚于医院，使用昂贵的医疗设备为患者看病。在这个过程中，医生推荐上层社会和中产阶层的患者来到医院看病，扭转了医院作为济贫院的形象。

2. 中国医院的演进　中国医院的历史源远流长。《逸周书·王会解》中记载，"为诸侯之有疾病者，阼阶之南，祝淮氏、荣氏次之，珪瓒次之，皆西面，弥宗旁之。为诸侯有疾病者之医药所居。""为诸侯有疾病者之医药所居"被视作临时医院的雏形。《管子·入国》中曾云，"所谓养疾者，凡国、都皆有掌养疾，聋、盲、喑、哑、跛躄、偏枯、握递，不耐自生者，上收而养之疾官，而衣食之，殊身而后止。此之谓养疾。"管仲所设置的"疾官"被视作记录最早的固定医院，此时的医院有济贫院的性质。秦汉之后，各个王朝都有为皇室贵族服务的医疗组织，如太医院，也有隔离和救济性质的医院，如秦人隔离麻风患者的疠迁所、西汉的隔离院、东汉军医院庵庐、隋唐的疠人坊和养济院、宋代的安济坊、元代的广惠司和回回药物院、明清的惠民药局等。

中国近代医院的起步与"西学东渐"和教会存在密切联系。医学界有"北协和、南湘雅、东齐鲁、西华西"，其前身皆与教会有关。此外，名称中带有"济""博""仁""福音"等字的医院，如广州博济医院、上海仁济医院等,也源于西方传教士的筹建。随着民国政府、民间慈善团体的加入,近代医院渐成规模,但依旧难以应对民众的健康需求。

根据《中国健康事业的发展与人权进步》白皮书,1949年新中国成立时,经济社会发展水平相对落后,医疗卫生体系十分薄弱,传染病、寄生虫病肆虐,民众普遍营养不良,全国仅有医疗卫生机构3 670个,卫生人员54.1万人,卫生机构床位数8.5万张,人均预期寿命仅有35岁。经过七十余年的发展,根据《2021年我国卫生健康事业发展统计公报》显示,截至2021年底,中国拥有医院36 570家,其中公立医院11 804家,民营医院24 766家。新中国成立之初,所有医疗机构都是国家所有。改革开放后,为了适应市场经济需求,国家允许社会资本投资医疗卫生事业,而今民营医院在数量上已超过公立医院。民营医院分为民营营利医院和民营非营利医院,后者根据《2020中国卫生健康统计年鉴》测算,截至2019年有8 673家。

知识窗　医院分级管理标准

四、其他与医疗健康相关的社会组织

医院不是医疗健康领域的唯一主体。除医院之外,诸如医师团体、患者组织、健康相关的基金会等都是我国卫生健康事业的有生力量。

1. **医师协会、医院协会、医学会及其他社会团体**　以医务工作者和医疗机构为成员的社会团体基于学术交流、培训、合作的需要纷纷成立,此举对细化医学分工、沟通医学行业、优化医疗资源布局起到了推动作用。这些社会团体种类繁多,有以医师为成员的中国医师协会、中国医师培训协会;有以医院为单位的中国医院协会、中华医院管理协会;有以医学学术交流为目标的中华医学会、中国医学界联合会;有以药物学术交流和政策探讨为内容的中华中医药学会、中国医药卫生学会、中国医药卫生行业协会等。在这些社会团体中,整体影响力较强的是以中国科学技术协会作为主管单位的中华医学会,以国家卫生健康委员会为主管单位的中国医师协会和中国医院协会。这些协会、学会、联合会作为社会团体,具有学术性、公益性和非营利特征,它们突破了以往单一的卫生行政管理模式,标志着中国卫生医疗行业向自律协同管理的方向转变。

2. **病友组织**　提及患者,西方社会学经典的讨论命题是患者角色。患者角色是帕森斯基于结构功能主义分析,将社会角色理论用于患者角色的尝试。患者角色理论围绕患者的两项权利(患者对自己疾病不负责任,拥有获得治疗和痊愈的权利;患者根据疾病严重程度可以免除常规社会责任)和两项责任(患者要努力克服或控制疾病;患者要服从医嘱,承担依从性责任)展开,但本质上却是在讨论患者在社会结构中的位置。这种分析思路主要针对抽象的患者个体,却没有触及患者群体;同时也只关注到患者的结构性特征,忽视了患者的主体能动性。

在患者群体中还存在一种特殊的社会组织,即以患者为主体,以互助为目的而组建的病友组织。这类组织一般发生在患有如糖尿病、癌症、抑郁症等慢性病的人群中间,并赋之以"抗癌乐园""糖友组织""益友会"的名字。病友互助作为一种群体内部的互惠行为,其建立基础并非传统经济资本或社会资本的互利与交换,而是相似的患病经历与共同的疾病体验。患者组织并非中国独有,美国的 PatientsLikeMe(像我一样的患者)也是一个基于患者分享数据搭建的平台。患者在平台上分享个人故事和有关他们健康、症状和治疗的信息,目标是通过从共享的现实世界经验和结果中获得知识来改善自己的生活。患者自己产生的数据被系统地收集和量化,同时也为同伴提供支持和学习环境。PatientsLikeMe 而今走向一种商业运营模式,这与我国病友组织注重民间非营利互助不同。《欧洲患者群体名录》(*European Patient Group Directory*)中记载了 140 个大型患者组织(patient group),这些组织从事患者权益保护或卫生政策倡导。可见,欧美的患者组织有"病"的概念,甚至有互动的可能,但是没有"友"的含义,称不上"病友组织"。下面以中国糖尿病患者互助组织、抑郁症患者互助组织为例,展示病友组织的存在方式和运作逻辑。

不同于其他常见慢性病,糖尿病防治的独特之处在于高度依赖患者日常生活中的自我照顾和自我管理。患者的每一口食物、每天的运动、每时的情绪等都与血糖相关,这要求患者掌握一整套精确的知识和技术,为自己量身定制控糖方案并用于生活当中。然而,对中国人而言,人是依赖社会关系、社会交往而存在的,尤其在家庭生活中,仅依靠患者实现自我管理实非易事。有相关实证研究发现,在糖友互助实践中存在超越自我管理的路径,即糖尿病患者将个人乃至家庭链接到病友群体和病友关系中实现慢性病管理。之所以产生良性结果,一方面患者携带家人和亲朋参与糖友交往与互助,更易于在家庭生活和社会交往中内化适于糖尿病管理的认知和生活方式;另一方面,糖友群体在持续互动中发展出"拟亲属"关系和情感,能够应对糖尿病对人生进程和生活世界的侵袭。通过糖友互助,糖友们不仅分享疾病体验、情感和知识,促进糖尿病的日常管理,还进一步弥补了因病产生的社会关系、情感、意义感的断裂、疏离与缺失。糖友组织中的拟亲属情感还可能反馈到糖友家庭中,增加家庭成员之间的亲密感。

作为一种精神类疾病,抑郁症不同于糖尿病和癌症。这类疾病能直接干预患者的内心世界,使者内在需求的满足面临着挑战。一般来讲,抑郁症患者存在参与身体自治、保护隐私、认同身份、实现自我四大类需求,而且能够满足患者需求的资源只有家庭支持、医院支持、友邻支持和病友支持四类。家庭支持主要满足患者的物质需求与日常照顾需求,家人能够满足患者保护隐私的需求;医院支持主要满足患者的治疗需求,很少涉及身体自治需求;友邻支持对抑郁症患者来说呈现两极分化的趋势,对那些友邻支持极好的患者来说,其情感需求能够得到满足,友邻也会为其保护隐私。但对于那些社交圈已经萎缩至几乎为零的患者来说,友邻群体提供的情感支持十分有限。可见,家庭、医院、友邻作为外在社会支持,对于抑郁症患者这一特殊群体的四种需求,仅能做到保护隐私,即便能做到让患者参与身体自治,身份认同需求与自我实现需求也很难满足,而这些正是病友支持不可替代的功能。

病友互助组织的出现冲击了医学界占据医疗主体的局面,彰显了患者对自身疾病的反思和参与疾病治疗的主动性。病友互助组织并没有意愿动摇医学权威，而是通过自身的实践，为患者获取更好的治疗增添了机会。而这也构成了中国社会组织在社会学意义上对疾病治疗的贡献。

3. 健康相关的基金会　现代意义上的基金会发展成熟于 19 世纪末 20 世纪初的美国，在百年时间里，发展成为美国社会的一支重要力量。在健康领域，如 1913 年成立的洛克菲勒基金会，如 2000 年成立的比尔及梅琳达·盖茨基金会皆是美国基金会的重要代表。关于美国基金会的性质和历史历来有两种不同的观点。一种观点认为基金会建立的目的是逃避税收，它们用公众所给的钱去牟取更多利润的同时，也改善了外部形象。基金会在美国社会内部起到了阻碍和延缓社会急剧变革的作用，成为维护资产阶级统治的工具；在国际关系中，基金会的活动是"文化帝国主义"行为，使用政治和经济力量，诋毁侵蚀他国本土文化，传播美国文化。另一种观点认为基金会的主要目的是乐善好施，逃避税收只不过是建立基金会的一个次要目的。基金会有利于缓和矛盾，稳定社会，促进教育、科学研究、文化事业等发展。在国外，基金会对发展中国家的资助，有利于发展中国家的现代化事业。两种观点尽管因核心价值的差异推导出两种不同的观点，但无一例外展示出基金会对社会的影响能力。

改革开放前，中国政府通过城市的单位制和农村的人民公社制承担了整个社会事务。改革开放后，政府有意识地从社会事务中逐步退出，像基金会这种民间力量开始进入社会服务领域，填补这一空缺。1981 年，我国首家全国性慈善基金会——中国儿童少年基金会成立，隶属于全国妇联，成为新中国第一家国家级公募基金会，这意味着基金会在中国的起步。之后基金会的发展并非一帆风顺，而是处于自身发展问题和政策的博弈之中。1988 年，《基金会管理办法》出台，加强对基金会的监管，避免基金会无序发展。1996 年，鉴于非法民间组织的发生和行为，中共中央办公厅和国务院办公厅发布《关于加强社会团体和民办非企业单位管理工作的通知》，落实双重负责（业务主管单位和登记管理机关），进一步加强了对民间组织的管理。直到 2004 年《基金会管理条例》出台，该条例明确规定了基金会内部治理、财务会计制度和善款使用等内容。在细化管理之下，基金会发展迅速，走上了快车道。

根据基金会中心网观测数据统计，截至 2020 年 12 月 31 日，全国基金会总数达 8 565 家，医疗健康方面较为知名的有中国红十字基金会、中国社会福利基金会等。基金会关注的领域多元，各有侧重，其中 8 549 家基金会披露了关注领域，据统计医疗救助占比为 14.6%，仅次于教育（54.1%）和扶贫助困（32.1%），排名第三。基金会介入医疗救助，业务涉及公共卫生基础设施建设、人员培训、资金援助、物资援助、体检筛查、辅具（假肢、义乳等）援助、宣传教育等，成为中国医疗健康领域的积极参与者。在覆盖病种方面，基金会目前覆盖 98 种疾病，白内障、儿童先天性心脏病、儿童白血病、乳腺癌、终末期肾病、宫颈癌、唇腭裂、地中海贫血、肺癌、儿童淋巴瘤，成为基金会参与救助的前 10 种疾病。

（何　仲　王红漫）

第三节　健康与社会行为

> 健康胜过力量与外貌。
>
> ——亚里士多德

一、与健康相关的社会行为

人类对于社会行为与健康之间关系的历史并非一帆风顺。杜波斯（Dubos）曾指出，原始人和动物更为接近，因为他们同样以自身本能来保持健康。但原始人已经意识到，在他们所做的某些特定事情与疾病症状的缓解或者伤情的改善之间，有着某种因果关系。由于原始人并不理解有关身体功能的细节，因而在有关健康问题的原因和治疗的信仰中，巫术成为其有机组成部分。事实上，对巫术的接受和对超自然的信仰主导了原始人生活的方方面面。早期人类认为疾病是由"恶鬼"引起的。因此，原始人利用植物或者动物制作而成的原始药物与一些仪式配合使用，其功效旨在驱逐患者体内害人的"鬼魂"，而非现代意义的"治病"。在 4 000～5 000 年前的新石器时代，生活在今天东地中海和北非地区的原始人，甚至进行一种叫作"环切术"或者"环钻术"的"外科手术"，在患者颅骨上钻一个孔，希望通过手术释放那些被认为寄居在人身上的"恶鬼"。

知识窗　行为与社会行为

1. 健康行为　健康行为是人们为了保持健康、促进健康、预防健康问题，或者打造良好的身体形象所进行的活动。医学社会学的关注焦点并非个体的健康行为，而是把这些行为转化为集体形式，即作为特定群体或者阶层特征的健康生活方式。

（1）健康生活方式：一般来说，健康生活方式包括合理膳食、适量运动、文娱休闲、个人卫生、事故风险应对、压力管理以及定期体检等。世界卫生组织在 1986 年的研究中提出，19 世纪健康状况的显著改善源自安全的供水和排水系统，以及实行农业机械化从而为城市生产廉价的食物，直至今天世界上欠发达国家人民的健康水平依然有赖于此。同时，发达社会正在进入一个"后医学时代"，此时生理健康在很大程度上被社会和环境因素所侵蚀。这些因素包括特定类型的个体行为（如吸烟、酗酒、过度饮食）、社会组织的失效（孤独）、经济因素（贫穷），以及物理环境（污染）——这些都无法通过直接的医学进步来干预、处理。在"医学时代"，卫生政策关注的是如何提供医疗服务和怎样为其付费；而在"后医学时代"，卫生政策聚焦于怎样获得健康和安适。缺乏锻炼、高脂肪和高胆固醇饮食、压力、吸烟、肥胖、酒精和药物滥用，以及暴露于化学污染物之下，都会导致严重的健康问题和过早死亡。另外，无保护的、混乱的性关系和静脉注射毒品会增加感染艾滋病的风险，吸烟与肺癌、饮酒与肝硬化、高脂肪饮食与动脉硬化和心脏病等生活习惯与疾病的关联不断被发现和证实。与之相反，遵循健康的生活方式如加强锻炼、少吃零食、保持充足睡眠等可以改善一个人的健康状况并延长其预期寿命。

（2）日常保健：自我保健是人类应对疾病症状最为常见的举措。自我保健包括采取预防措施，如补充维生素等营养补剂；针对个人自身症状的自我治疗，比如使用或者服用非处方药；控制慢性病，如糖尿病患者使用胰岛素、减少易升糖食品的摄入。自我保健包含了普通人对自身疾病的预防、检查和治疗。自我保健一般都是由患者自己主动进行的，也是由其自身进行自我管理的。

一般来说，在现代社会随着知识讯息的来源多元化，自我保健也变得越来越常见。另外，个体的疾病模式由急性转为慢性、认识到现代医学的有限性、意识到替代医疗方法的存在、对生活方式影响健康的意识逐渐加强、个体对控制自身健康的愿望等，都会促使个体在熟悉自己症状、对保健种类和可能结果有所了解的情况下，转向自我保健和日常保健。当然，自我保健也非完全独立于医学专业。个体开展自我保健的做法大多与医学规范、价值观和医疗讯息是一致的。医学建议对个体的行动起着指导作用。

《医学的温度》一书中"医学是什么"篇讲到：我国有日常自我保健的历史渊源。儒家重视礼乐制度和人本思想，精英当中"不为良相，即为良医"蔚然成风。当时只要是读书人都要读医书，一般也略通医道。道家崇尚养生，构成了传统预防医学的重要内容。中医讲究"治未病"，也着意于平时的康养保健，而非在病痛之时才寻医问药。

（3）预防行为：预防行为是自信健康者在无疾病症状下所采取的任何旨在维护健康、预防疾病的行为。如平衡膳食、合理运动、常规体检、定期牙科检查、癌症和心脏病筛查、疫苗接种等，这些行为的目的是预防疾病或者减少疾病发生的概率，或者降低致病的危害。当然，韩启德认为，出于惰性癌的存在，其实不宜在健康人群中盲目推行癌症筛检，但同时必须高度重视对高危人群和出现早期癌症征兆人群的识别，以防公众对癌症盲目恐惧，改变大众过度就医的习惯。

（4）自我康养行为：除了以上一些健康相关的社会行为，在不同文化语境中，还有一些个体和群体有特定文化特色和自我康养行为，如在中国的坐月子。坐月子在中国已经有两千多年的历史，这一康养行为类似于现代医学中的产褥期护理，但有着鲜明的中国文化内涵。坐月子实践是建立在传统医学气血津液理论的基础之上，因为生产过后的女性被认为身体因失血过多而虚弱，容易风冷得病，因而产妇需在产后1个月左右的时间内遵循一系列有关饮食、身体行为以及居住环境相关的规范和禁忌。比如饮食上多吃热性、高蛋白的食物，避免食用凉性食物，如蔬菜、水果、冷水和海鲜；在作息上产妇需卧床静养，避免出门，不用眼，穿长袖衣裤以保暖，防止风寒的侵入，房门需要紧闭保持避光，保持安静。商业化坐月子与家长权威的相关研究表明，由于现代卫生理念与生活条件的提升，很多年轻女性很难接受传统坐月子的理念和育儿方式，进而选择到商业化会所来坐月子，而这些商业机构也会迎合女性现代意识和生活方式，因此这一康养行为也推动了家庭权威的转移和变动。

2. 求医行为 求医行为指个体因病或感到不适而寻求医疗帮助的活动。一般认为，求医行为分为两类，一类属于医学性求助行为，它可以使患者得到医务人员的帮助；另一类是非医学性求助行为，主要指患者寻求亲属、朋友、同事等非医学专业人员的某种帮助或劝导。有病却被迫求医者以及诈病者的"求医行为"有着更复杂的个人和社会原因，需要通过医学社会学的研究来加以甄别与区分。

功能主义者认为，所谓疾病状态是指多数患者具有将决策留给医生来做的心理需求，从而使自己免除了管理自身疾病的责任。患者通常无法理性地权衡各种选择，而是视医生为称职的行业从业者，从而信任他们的能力和判断。因此，对于患者而言，能够信任医生的知识和能力在情感上是有益的，而挑战医生则是有难度的。

临床决策中不确定性的存在也增加了患者疼痛或不适的苦恼。很多患者要依赖他们对医生的信仰和信任来应对疾病，也更乐意将管理疾病的责任交到医生的手中。但值得指出的是，这样的功能主义的理解有着西方特定时期的社会背景。20世纪50年代和60年代，当时医疗从业者被认为是精英行业的成员，而医疗行业由于其成员的专业知识和权威，理应获得应有的权力和威望。

当我们试图理解医患互动的复杂性时，不论是将医疗境遇中的权力关系视为对患者权力和能动性全然的滥用与压制，还是将其视为普世的慈善和完全的相互合作，可能都是过于简单化的。医疗场景中的权力可能既是有效的，也是有压迫性的。患者和医生都对医疗场景有自己的期望，而这在很多时候需要保有医生的权威性。可供患者反抗的范围是有限的，要想挑战这种权威性就需要质疑整个医疗境遇的实质和基本原理。因此，评论者们需要更加聚焦于寻找传统医患关系的其他替代品。

就现实而言，社会中经济条件较好的人群，能够有机会区别使用医生的服务。和以前相比，他们可能会愿意采取消费者策略，通过更高的价格来购买合适的医疗服务，针对他们的症状及其病症的生活意义作出自己的医疗方案选择，以及在更加平等的基础上面对医生。与此相反，和其他任何社会阶层相比，经济条件较差的人群似乎可能更加频繁地去看医生。这既是因为他们罹患更多的疾病和残疾，也是因为他们在心理上将管理自身健康问题的责任全权交给医生和医疗服务体系有关。在这一过程中，他们更难去质疑医生的权威和判断，同时默认医生会缓解他们的症状，治愈他们。

3. 影响求医的因素 影响求医行为的因素很多，大致可以分为两方面：影响构成求医动机的因素和影响动机向行为转变的因素。前者包括自我感觉不良，对疾病进行检查、诊断、治疗；自我保健需要，全面了解身体状况；为了逃避工作和现实，达到请假目的等。这些是与动机的产生和构成相关的因素。这些始动因素的强弱在很大程度上决定了是否会有求医行为。后者虽然不能构成求医动机和求医行为，但对动机向行为的转变起着重要作用，有以下几种常见因素。

（1）经济因素：个人及家庭的经济状况决定着人们对医疗费用的支付能力。目前，世界各国的医疗保障制度不尽相同。有不少国家都是由患者自己来支付就医的各项费用，因而经济收入就可能影响患者的就诊率。库斯（Earl Koos）在20世纪60年代的研究也表明，与低收入人群相比，高收入人士看医生的频率要高很多。在美国，随着医疗救助计划和医疗保健计划的实施，经济因素影响求医行为的效果越来越明显。1970年的证据显示，和其他任何收入群体相比，穷人的医师服务使用率是最高的，当然这并不意味着他们对医疗资源的利用率与高收入人群相同。原因在于与低收入人群相比，高收入人士更可能接受私人医生的服务、会诊服务或者电话服务，低收入人士则更可能进入医院的门诊和急诊室。一般来说，患者更可能在低质量的机构中接受服务，在候诊室中等待更长的时间，不可能拥有私人医生，而且在治疗结束后回到一个不利于健康的生活环境中。

（2）认知因素：对健康与疾病认知水平较高者，患病时求医的可能性也较大。原因在于掌握一定的卫生保健知识有助于人们较早地觉察到疾病的某些症状，并对疾病的发展变化有一定的预见性，对疾病的严重性和危害性一般也比较重视，这增加了就诊的可能性。反之，对卫生健康知识不足或缺少卫生常识的人对疾病的敏感性相对差，有时即使感到不适或发现某些体征也不一定及时就医。

（3）文化价值观及心理因素：人们对患病与否的判断常常受到社会文化的影响。比如，人类学家调查发现，在某些部落，一些患有精神疾病的人被当做"通神"而成为社区里的祭祀。美国西南部的奇卡诺人（Chicano）把腹泻、发汗、咳嗽看成是正常的，这就使得一部分患者在特定的文化环境中过着"正常人"的生活而不去求医。患者对疾病、医院、医务人员或某种诊疗手段有恐惧心理，或对某些疾病有耻辱感，都会使求医行为相应减少。部分儿童不愿就诊的原因就是上述的恐惧心理。又如某些性病患者就诊率很低，主要原因也是患者强烈的耻辱感。

（4）地理环境因素：就医地点的远近、交通是否便利会影响患者的求医行为。有研究表明，家庭到医院的距离对居民1个月内就诊次数有显著影响，距离越近，就诊次数越多，而社区内医院数量越多，公共交通越便利，居民就诊次数也就越多。

（5）医疗服务条件：一般来说，医疗服务条件越好，质量越高，患者就诊率也就越高。当然，患者关心的绝非仅仅是医疗仪器设备和设施，更关心医疗人员的医德、医技、医风以及就诊是否方便等与医疗服务质量相关的问题。除此之外，就医体验也会渐渐成为患者求医选择的影响因素。在都顿（Diana Dutton）基于国外的研究看来，穷人对于其使用医疗服务需求不足的最有力解释是制度障碍，而这些障碍是穷人使用"公共"卫生服务体系所固有的，如医院门诊和急诊室。因为对于社会经济状况一般甚至较差的人群来说，患病求医一般只能去公立医院，这种类型的障碍不仅与特定服务资源所处的地点有关，与到达该地的困难有关，还包括这种治疗环境的总体气氛，这种气氛本身就是没有人情味的、冷漠的，穷人在这样的非人性化对待（impersonalization）面前特别脆弱。从医院和诊所工作人员的角度，是为了"完成任务"而组织起来的。仅仅在很少数的情况下，他们才采取措施消弭患者的疑惑。求医者在候诊室等了几十分钟甚至一两个小时之后，有可能才意识到除了在医院大厅挂号之外，还需再去相应楼层或科室导诊台继续登记才能被轮到叫号，而意识到这点时可能已经错过了早上抽血化验可以取报告的时间，需要到下午再次回到医院继续排队才可能得到诊断或者后续处理，更不用说医院里挂号、找对应科室、验血检查、交费、取药等地点往往不在一个地方，需要在人群中穿梭找寻，这对一个原本健康的人来说已经是挑战，更别提对处于病患之中的人群，尤其是老年人。我国学者所著的《光明医养结合模式考究——兼论"家庭病床"模式亮点痛点与对策》一书研究发现，深圳市光明新区开展的"家庭病床"医疗模式有效避免了上述提及的求医者在医院遇到的困境,该模式对于改善医疗服务条件具有成本 - 效果集约性、优质性。

(6)所患疾病性质:这里涉及疾病发展的情况和对疾病性质的认识。当疾病在短时间内加重,往往能引起患者及其家属的关注,但这还取决于患者及其家属所掌握的健康卫生常识是否足以认识到这一点。对疾病性质的认识包括理性和感性两层面,理性层面指对某一疾病发展变化的了解以及对疾病结局的预测;感性层面指患者能否直接感受到疾病带来的痛苦与不适。

(7)社会网络:家庭是决定求助行为的关键社会单位,因为家庭是一个人最重要的社会群体,也常常是个体价值观的主要来源。医学社会学中的许多研究都强调,社会网络是影响求助行为的主要因素。社会网络指个体日常社会互动中相对稳定的社会关系的体系,这些社会关系是观点、信息和情感交流的路径。一般来说,这一社会网络由家庭、亲戚和朋友构成,这也构成了个体的社会世界。佩斯科索利多(Pescosolido)的研究表明了社会网络在获得医疗服务方面的重要性,一般来说求医对象是现代医学从业者,但在美国缺乏医疗保险的人可能会选择替代医疗的从业者,如信仰治疗师、推拿师,甚至是非专业人士,如社工、牧师和教师。同时,社会网络不仅影响个体的求医行为,也承担着照顾者和咨询者的角色。

总之,是否求医,寻找何种方式就诊受各种因素的综合影响,患者也可能在一段时间内同时使用或者交替使用不同的就诊方式。如越来越多的案例和研究证明,经济发展却导致反向的健康后果,带来如糖尿病、高血压等"甜蜜的苦痛"。同时,人们在日常求医当中也有着西医治疗、中草药治疗、仪式治疗三种医疗体系或叠加或交错使用,共同应对疾病侵扰的求医模式。

二、影响健康的社会因素

我国的《黄帝内经》以及古希腊的《论空气、水和地域》都提出,医学知识应该来自对自然科学的理解和因果关系的逻辑,并指出影响人类健康的是环境因素的综合:生活习惯、生活方式、气候、地形、空气质量、水和食物。对和疾病相关的生活习惯、生活方式、空气质量、水和地域的关注,至今仍伴随着人类社会。与中世纪和文艺复兴时期的观点相比,希波克拉底与当代思想更为相似。中世纪教会承担了应对如贫困等社会问题所带来的精神痛苦的责任,医生则更为关注人类生理疾病的治疗。人体被认为是类似机器的实体,依据物理和化学的原理运行。在社会发展中也有特立独行的例子,如 16 世纪的瑞士籍医生帕拉塞尔苏斯(Paracelsus)就曾表示,矿工身上的疾病与他们的工作条件有关。但除此之外,在 18 世纪后叶至 19 世纪前叶之间的调研中从未关注过对人类健康有害的社会状况。医学人类学和医学社会学的蓬勃发展促使越来越多的学者关注到健康绝非仅仅是一个生理性的安适状态,而是与各种社会因素密切相关。

1. 社会经济地位 一般来说,社会经济地位是健康的决定性因素。社会经济地位(social economic status,SES)这一概念可以综合全面地反映个体在社会当中所处的阶层,而阶层是影响健康的一个重要因素。衡量社会经济地位的指标很多,如教育、职业和收入都曾被单独用作衡量社会经济地位的指标。在不同的文化中,这几个指标所代表的内容也不一样,所反映的阶层信息千差万别。单用其中的一个可能偏颇,所以一般将教育、文化和职业三个概念综合在一起,共同形成一个指标,称为社会经济地位,以全面反映阶层这一概念。

马蒙特(Michael Marmot)和他的合作者在 1984 年和 1991 年进行的"白厅研究"以强有力的证据表明:在英国公务员中,标志社会地位的职业阶层之高低与死亡率之高低有着非常重要的相关性。即较高的死亡率发生在职务较低的公务员中,而较低的死亡率则发生在职业较高的公务员中。

从宏观的群体数据来比较,著名学者维尔金森(Richard Wilkinson)发现,发达国家中健康水平最高的国家并不是最富有的国家,而是最平等的国家。例如,美国的收入水平和瑞典差不多,但婴儿死亡率比瑞典高很多,平均期望寿命比瑞典低得多。中国的收入水平比埃及低,但婴儿死亡率比埃及低得多,平均期望寿命比埃及要高。这也从侧面说明,就一个国家和社会而言,并非是经济发展水平越高,健康水平就越高,在经济发展水平和收入水平相当的情况下,越平等的国家,越可能拥有更为健康的国民。

2. 社会心理及社会压力　虽然收入水平和职业地位很重要,然而良好的健康状况最重要的决定因素是受教育程度。受教育程度高的人总体上更了解健康生活方式的优点和预防保健的重要性。当出现健康问题时,他们能够更好地获得医疗服务。

不仅年龄、性别、种族、社会阶层、贫困状况、生活方式、习惯和习俗等因素对疾病发生和发展有影响,而且人类精神和躯体之间的相互作用也是影响健康的关键因素。多伦温德(Dohrenwend)曾指出:"生活紧张因素能引起严重疾病甚至导致死亡。"其中的一个典型例子就是过劳死。过劳死被定义为"被迫持续进行单调的心理上不愉快的工作,打乱了工作者正常的生活和工作节律",以至于"体内蓄积的疲劳加重了心血管疾病而导致死亡"。

压力是指个体所感受到的困难,或者说作为他所面对的认知挑战的结果。伊万斯(Evans)认为压力是死亡率产生社会阶梯的主要原因,也是社会经济地位较低人群享有较低健康水平的罪魁祸首。因为一个人所承受的压力水平、应对压力可调用的资源,以及他对所在社会情境的控制水平,都因他所在的阶级地位不同而有所差异。在伊万斯看来,家庭和工作中的关系所组成的"微环境"的质量促成了从"压力性生活事件"到"紧张"的转变;是转化或者缓冲压力后果的能力而非富有本身,最终决定了身体承受的压力。当然,目前对究竟是压力还是其他因素,如健康生活方式的阶级差异和社会支持的阶级差异,最终导致了预期寿命社会阶梯的产生,或是有着其他因素,或是各种因素共同发挥作用,尚未达成共识。另外,个体生活中重要生活事件的发生往往会造成压力的累积甚至飙升,进而影响到健康。此种重要生活事件包括配偶死亡、离婚、受伤、解雇等。

3. 生活方式　德国社会学家韦伯最早在其经典著作《经济与社会》一书对地位群体的讨论中就提到了"生活方式"的观念。马克思则认为,一个人的社会阶级地位完全取决于其对生产资料的占有程度,即个体在阶级结构中的地位来源于他对产品和服务的控制。韦伯则认为,地位(声望)和权力(政治影响力)同样重要。也就是说,虽然阶级是社会生活的客观维度,由个体拥有的金钱和财产为表征,但地位却是主观的,它由个体从他人那里获得的尊敬构成。个体的职业、收入和教育水平是尊敬的基础。同一地位人群往往有着相似的经济状况、声望、受教育程度、政治影响力,甚至是生活方式。韦伯还提出,生活方式取决于人们消费什么,而不是生产什么。大量来自欧美国家的证据都表明，健康生活方式的传播超越了阶级结构，然而欧美社会底层阶级的参与质量比位居其上的阶级差很多。同时，虽然健康的生活方式有助于实现良好的健康状况，但健康生活方式的现实实践却是对健康的消费，因为健康的生活方式被视为防治疾病、延年益寿，使自我感觉良好、有能力工作，或者拥有一个令人满意的身体形象。罗伯特·克劳福德（Robert Crawford）也认为，健康实际上已经成为消费的隐喻，因为它为个体提供了一种为了满足个人需求而消费的自由，正如各种健康相关商业产品如跑鞋、健康餐、运动器械，都在帮助人们"制造"健康。

韦伯使用"生活方式""生活行动"和"生活机会"来表达他对生活研究的观点，生活行动和生活机会是生活方式的两个组成因素。生活机会是指获得特定生活方式的可能性，这意味着个体必须拥有自身的财力、地位和社会关系来支持其选定的生活方式，而这在上层和中层社会经济群体那里最为充足。另外，生活方式经常从它所发源的那个群体中流出并扩散，穿越社会阶层的边界进行传播，比如原先源自中上层阶级的崇尚运动、健康饮食，以及吸烟等不健康生活方式穿越社会阶级传播。但出身于社会弱势地位的个人拥有的健康信息和资源更少，因而对自己睡眠时间和食物缺乏选择，更容易养成有害健康的生活习惯，形成有风险的生活方式。

知识窗　布迪厄对不同阶级文化品位和风格的研究

三、对社会行为相关的健康促进的探索

在功能主义的视角看来，医学被视作为削减差异的途径，是一种使患者恢复正常的善行，因而在社会中具有维持社会秩序的功能。从后结构主义和后现代主义的建构主义视角来看，疾病和疼痛都是特定历史时期和政治环境的产物，医疗实践也是如此。其中一部分采用这种进路的学者认为，要想满足医生和患者的期望与需求，保有这种权力的不平衡是必需的，因此，这倾向于功能主义的观点；还有一部分学者发现身体权力的争夺中存在抵抗和改变的能力。

在有关身体和健康如何被医学话语与实践建构的讨论中，社会理论领域的争论主要集中在，结构和能动性在个人生活中的作用如何。健康与疾病社会学的宏观理论学家，尤其是那些支持政治经济学进路的学者，在分析医学在人们生活中的作用时，一直都强调结构的作用要凌驾于能动性之上。而其他社会理论学家即微观理论学家则持相反的意见，强调个人能动性在医学环境中的作用，以及在人们改变自己的命运并赋予自己的生活以意义中的作用。后结构主义认为语言和话语对塑造实在论具有必不可少的贡献，将社会行动体的能动性置于语言的权力之下来讨论。

决定人类健康的因素是多样的、多方面的，从整个国家的宏观和结构角度来看，如果能把更高比例的经费花在实际效果好、成本合理、民众可以普遍受惠的医疗上，效益就能提高，受益人群也能大大增加；从政治经济学的角度来看，倡导健康的生活方式，提供更多促成个体和群体健康行为方式的举措并完善相应公共设施，也能激发和促进民众健康行为，提高总体国民健康水平，体现在具体措施上，就是要完善医疗保障制度，保证基本医疗和基本药物使用，加强基层医疗卫生力量。同时，后结构主义对医学和健康的理解促使我们保持健康宣传和健康话语建构性的合理判断。因而从个体而言，我们也应该意识到，健康的影响因素因情境而各有不同。

（何　仲　王红漫）

第四节　医患关系与沟通

> 医生之责，非一己可完成，无患者及他人合作，则一事无成。
>
> ——希波克拉底

医患关系是人际关系的一种，是人际关系在医疗情境中一种具体化的形式。医患关系包含着医务人员和患者之间的各种关系，其中医生与患者之间的关系是医患关系的核心，和谐的医患关系是顺利开展医疗活动的必要基础。良好的医患关系有利于构建和谐社会。

医患沟通是改善医患关系的必要手段，医务人员的沟通意愿和态度往往是决定医患关系的关键。通过鼓励医务人员认识其自身社会角色和医院的社会角色，主动增强沟通技巧，能够有效统一医患对诊疗效果的认知，减少或避免包括社会矛盾交汇在医疗活动过程中产生的医患矛盾。

一、医患关系与医患沟通的概念

1. **医患关系的概念**　我国唐朝医学家孙思邈在《备急千金要方》的大医精诚讲述了规范的医患关系中医者的定位，指出"若有疾厄来求救者，不得问其贵贱贫富，长幼妍媸，怨亲善友，华夷愚智，普同一等，皆如至亲之想。亦不得瞻前顾后，自虑吉凶，护惜身命。见彼苦恼，若己有之，深心凄怆，勿避险巇、昼夜、寒暑、饥渴、疲劳，一心赴救，无作功夫形迹之心。如此可为苍生大医，反此则是含灵巨贼。"古希腊医学家希波克拉底在其《格言集》中提到，比了解疾病更为重要的是了解患者。美国医学史专家亨利·欧内斯特·西格里斯特（Henry Ernest Sigerist）认为，每一个医学行动始终涉及两类当事人：医生和患者，或者更为广义地说，医学团体和社会，医学无非是这两群人之间多方面的关系。作为最重要的人际关系之一，医患关系有狭义和广义两种解释：狭义的医患关系指医生和患者两个个体之间的相互关系；广义的医患关系指以医务人员（包括医生、护士、医技人员、医疗行政和后勤人员等）与患者一方（包括患者、亲属、监护人及单位组织等）之间的关系。利益有直接关系的一方所构成的群体与其他群体之间的多方面的关系。

在临床活动中,医患之间是相互依存、密不可分的关系。医生因患者而成长,医学因疾病而发展,失去患者也就失去了医生生存的条件;而患者生病也要医生救治才能摆脱病魔、恢复健康,没有医生的帮助,患者的健康和生命安全也就失去了有效的保障。医患关系具有较为明显的两面性特点。一方面,医患双方具有相对一致的目标,即患者去医院找医生看病是为了治好疾病;医务人员提供诊疗服务,也是为了帮助患者解除疾病带来的痛苦。但另一方面,医患双方也非常容易产生冲突。由于患者一方因病患所遭受的肉体、精神上的痛苦都是切身的,因此,他们对治愈疾病的期望是很高的。而医务人员虽然对患者抱有同情之心,但由于受科学技术发展、诊疗水平以及疾病本身的不确定性等方面的限制,并不能保证治愈每个患者,这也是医患双方发生冲突的重要原因。

2. 医患沟通的概念　医患沟通,是指在医疗卫生和保健工作中,医患双方围绕诊疗、服务、健康及心理和社会等相关因素,以患者为中心,以医方为主导,将医学与人文相结合,通过医患双方各有特征从全方位信息角度开展多途径交流,使医患双方形成共识并建立信任合作关系,指引医护人员为患者提供优质的医疗服务,达到促进医学发展、维护健康的目的。狭义的医患沟通,是指医疗机构医务人员在医疗服务过程中,与患者及亲属就诊疗、服务、健康及心理和社会相关因素进行的沟通交流,它构成了单纯医学科技与医疗综合服务实践相结合的基础环节。它的重要价值在于科学地指引诊疗患者伤病,并提高医疗卫生服务整体水平,使患者和社会满意。广义的医患沟通,是指医学行业、医疗卫生行业人员,主要围绕医疗卫生和健康服务的法律法规、政策制度、伦理道德、医疗技术与服务规范、医学人才标准和方案等方面,以非诊疗服务的各种方式与社会各界进行的沟通交流,如制定新的医疗卫生政策、修订医疗技术与服务规范和标准、公开处理个案、健康教育等。它是在狭义医患沟通的基础上衍生出来的医患沟通,由许多未处理好且社会影响较大的医患沟通(关系)个案所引发。广义医患沟通产生的社会效益和现实意义是巨大的、长久的,它不仅有利于医患双方个体的信任合作及关系融洽,更重要的是,它能推动医学发展和社会进步。

二、医患关系类型

伴随经济社会发展,医疗模式的根本改变使得医生和患者从以往的熟人关系变成患者和不熟悉的医院、不认识的医生间的关系。医患关系大体经历了三种基本类型。首先,主动与被动型,即医师完全主动,患者完全被动;医师的权威性不受任何怀疑,患者不会提出任何异议。其次,引导与合作型,即医师和患者都具有主动性。医师的意见受到尊重,但患者可有疑问和寻求解释。第三,共同参与型,医师与患者的主动性等同,共同参与医疗的决定与实施。医师此时的意见常常涉及患者的生活习惯、方式及人际关系调整,患者的配合和自行完成治疗显得尤为重要。

医方作为医患关系行为主体之一,"专业、仁爱"等是社会民众对医方的角色期待,是否秉持着"专业性"为患方服务是评价医方行为的决定性因素;作为另一个重要的行为主体,患方以自我情感为基准的行为缺失是引发医患关系改变的导火索,"理性"是医方对患方的角色期待。因而,以医方的专业性与患方的理性两个维度,将医患关系重新划分为三类:医患关系和谐、医患关系失范、医患关系对立。

1. 医患关系和谐 关系良好,当医方在诊疗过程中秉持"精诚"精神即"专业性"与人文关怀,且患方处于理性状态时,医患双方的关系是一种和谐发展的状态。和谐的医患关系能够有效地缓解社会冲突、推动社会发展,有利于建立一个良性运行和协调发展的医疗卫生体系。

2. 医患关系失范 医患关系需要进行规范。医患关系的规范包含两方面:第一类是医方行为失范而患方行为处于理性。其中,医方行为失范的原因包括服务态度不佳、医疗水平有待提高、营利性动机过强等,部分医务人员行为甚至有悖于医疗救治的初衷,导致患方对医方不信任、不满意。当矛盾积压到一定程度时,产生医疗纠纷。第二类是医方行为秉持"专业性"而患方行为失范。在传统的医生主导、患者从属的医患关系中,多数患方对医疗诊治期望较高。如果在诊治过程中出现有悖于自我期望的结果,患方往往将这种不满转嫁给医务人员,产生医疗纠纷。在这种情况下,医患或患方的失范行为需要及时进行规范,才能避免医患矛盾、医患纠纷的发生。

3. 医患关系对立 指医患双方在已经形成的既定关系中,由于存在某种角色或行为偏差,导致医患双方之间产生矛盾,使医患关系处于争议/争执紧张的状态。需要注意的是,医患矛盾原本是医患双方的事件,如果大众传播对医患矛盾过分渲染,进行不实夸大或炒作,把个体行为简单推广到整体,就会导致医患关系"污名化",从而引发社会问题。

知识窗 和谐医患关系案例

三、医患沟通模式

国外的临床沟通模式主要包括 E4(Engage-Empathize-Educate-Enlist)沟通模式、卡尔加里-剑桥观察指南(包括 5 个维度,即开始谈话、收集信息、提供咨询框架、构建关系鼓励患者参与、解释病情制订方案与结束谈话)、四习惯模式(接诊中快速建立医患关系,通过询问患者想法、引出患者的问题来获取患者信息,沟通过程中共情患者来表达自己的同理心,最后通过解释教育、共同决策结束诊疗活动)、SEGUE(Set the stage-Elicit information-Give information-Understand the patients perspective-End the encounter)沟通模式、SBAR(Situation-Background-Assessment-Recommendation)沟通模式等。这些模式在教学和临床应用中各有侧重。国内相关研究领域学者也针对国情提出了不同的沟通模式,主要包括 GLTC(Goodwill-Listening-Talking-Cooperation)医患沟通模式、6 阶段延伸医患沟通模式、六环节医患沟通模式、五习惯医患沟通模式等。国内外 9 种医患沟通模式主要涵盖 12 要素,各模式包含的要素如表 3-1 所示。

表 3-1   国内外 9 种医患沟通模式主要涵盖要素

元素	国内				国外				
	GLTC模式	6阶段延伸模式	六环节模式	五习惯模式	E4模式	卡尔加里–剑桥观察指南	四习惯模式	SEGUE模式	SBAR模式
口头语言友善	✓	✓	✓	✓		✓			
肢体语言安抚	✓				✓	✓			
沟通伴处置	✓								
建立关系	✓	✓	✓	✓		✓	✓	✓	
倾听	✓		✓		✓	✓		✓	
信息收集	✓	✓	✓	✓	✓	✓	✓		✓
通俗解释	✓	✓		✓	✓			✓	✓
共同决策	✓	✓		✓		✓			
风险告知	✓	✓							
共情与鼓励	✓			✓	✓		✓	✓	
告知坏消息	✓					✓			
处理矛盾	✓								

四、中国医患关系与医患沟通进展

1. 政策法规   我国党和政府及全社会为建立和谐医患关系作出了积极努力。2002 年 12 月，卫生部组织召开"全国医患沟通经验交流现场会"，由此拉开了我国加强医患沟通工作的帷幕。各省卫生行政部门、各医疗机构纷纷探索促进医患沟通制度和相关工作；法律界先后出台了《医疗事故处理条例》和《中华人民共和国侵权责任法》等法律法规，规定了在医疗卫生工作中处理医患矛盾的医患沟通相关条款。2004 年起，党和政府还从全民医疗保障、药品和医院管理等方面进行一系列重大改革，为构建和谐医患关系创造良好环境和基础。2009 年 3 月，中共中央、国务院发布《关于深化医药卫生体制改革的意见》，明确要求构建健康和谐的医患关系，增进医患沟通。2012 年 7 月，卫生部颁布了《医疗机构从业人员行为规范》，强调以人为本、医患和谐、尊重患者知情同意权及加强与患者沟通的行为规范。

最高人民法院于 2017 年 12 月 13 日发布了《最高人民法院关于审理医疗损害责任纠纷案件适用法律若干问题的解释》，这是贯彻落实党的十九大精神和习近平总书记关于健康中国重要论述，依法保护患者合法权益，保障医药卫生事业发展，推动构建和谐医患关系，促进平安医院建设，助推健康中国战略实施的有力举措。2021 年 6 月，国务院办公厅发布《关于推动公立医院高质量发展的意见》，明确提出强化患者需求导向，为人民群众提供安全、适宜、优质、高效的医疗卫生服务，做好医患沟通交流，增进理解与信任，为构建和谐医患关系营造良好社会氛围。2022 年 8 月，国家卫生健康委员会、国家中医药管理局联合发布《公立医院高质量发展评价指标

（试行）》，指标中围绕党建引领、能力提升、结构优化、创新增效、文化聚力等五方面内容建立指标体系，其中文化聚力评价指标中明确将患者满意度、医务人员满意度纳入考核标准，而医患沟通效果则是患者满意度的主要表现之一。

知识窗　告知义务与知情同意书

2. 学海撷珍　从改革开放至今，我国学者对医患关系的研究主要经历了 3 个阶段。

第一阶段为改革开放到 20 世纪 90 年代初，这一阶段主要从医院方面探讨医患关系，研究重点是加大医院建设，加强医风医德教育等。

第二阶段是从 20 世纪 90 年代初到 21 世纪初，该阶段主要从医院和患者两方面探讨医患问题，研究重点是加强医院建设以及患者对自身权利的维护。

第三阶段为 21 世纪初到现在，这一阶段主要从医方、患方、医疗体制、社会等多个层次来解读医患关系。

"一个医者的合格与成熟，需要知识与实践的支撑，也需要与周围的人不断地沟通互动，建立起共同面对疾病的医道"（《医学的温度》）。充分有效的医患沟通是医患关系的重要保障，而其中最常见的技巧是共情和倾听，这些均彰显了医学中的人文精神。医学与人文的融合尤为重要，改善生理指标不是解决医学问题的唯一导向，还要在这个过程中体现"人民至上，生命至上"的理念，融入人文的医患沟通能够帮助医生展示个人品格及人文修养。橘井泉香、杏林春暖，21 世纪以来，我国医学教育家将医学与人文相融合，教育教学一体化，推出系列有助于医患之间相互了解、加强信任，促进医患关系向善发展的优质行医纪录片。系列纪录片以"医者厚道"为主题，润物细无声地将丰富的思想内涵传递给白衣天使和莘莘学子与观众，让有温度的医学影响更多的人，是社会文化层面对医者的"守护"，是奉献给医师们的大爱，彰显医学特色，尽显人文之美。

（何　仲　王红漫）

第四章 ··

健康与疾病的社会文化解释

第一节   疾病的社会文化模式

> 医学具有科学属性、人文属性和社会属性。
>
> ——韩启德《医学的温度》
>
> 欲济世而习医则是，欲谋利而习医则非。
>
> ——明·王肯堂《肯堂医论卷中杂记》
>
> 一个医生必须有音乐家的耳朵，戏剧家的嘴巴。在患者痛楚时，能用精确的听觉去辨别病情，用明快的语言消除疑虑，安抚患者，减轻患者的痛苦。
>
> ——雅各布·罗森菲尔德（Jakob Rosenfeld）

医学具有科学属性、人文属性和社会属性。疾病既是一种生物与医学现象，也是一种社会与文化现象。医学模式正在由单纯的生物医学模式逐渐向生理、心理、社会和环境模式转变，这使得医务工作者不仅要关注生理学范畴的疾病，还应关注生态环境变化、社会文化发展以及人们生活方式的改变而产生的"发展源性"和"文化性"疾病。疾病从发生发展、诊断治疗到社会影响都具有广泛的社会文化属性，考察特定社会文化情境中的疾病问题，有助于深化人们对疾病发生、发展规律的认识，有助于更好地把握疾病与社会制度、经济状况、风俗习惯等因素的多重关系。

一、疾病的社会文化涵义

从社会学的角度来看，健康和疾病现象需要基于特定的社会文化背景进行理解。疾病受到个体生活经历的影响，包括文化、精神、心理、生理和经济等各方面，涵盖医学涵义和社会文化涵义两方面，而这两方面都是社会建构的。疾病的医学涵义源于对疾病的医学研究，描述了疾病的起源、特征、诊断和治疗等。疾病的医学涵义在一定程度上决定了其社会文化涵义。例如，乙型肝炎和艾滋病虽然都是传染性疾病，但因其不同的医学特性（症状、治疗和预后等）而具有不同的文化内涵。疾病的社会文化涵义是个体在特定的社会文化环境中，通过与他人及环境之间的互动所形成，人们需要在社会文化背景下去理解健康和疾病现象。例如"心理疾病污名化"问题，就是在特定的社会文化背景下产生的，在很多人的观念里，相比较于心理出现问题，身体出现问题寻求帮助才是被普遍接受的。再例如，部分乙型肝炎病毒感染者患病后最担心的不是他们自身的健康与预后问题，而是乙型肝炎对其工作、婚育以及人际关系等所造成的负面影响。

二、疾病的社会文化归因

疾病往往具有深刻的历史和社会根源。以我国农村疾病谱的变迁为例，20世纪初的相当长时间内，我国农村居民饱受传染病和营养不良类疾病的威胁，这既与经济发展水平低下相关，也与农村不健全的公共卫生体系和个人卫生习惯密切相关。1949 年之后我国落实了一系列预防和干预措施，使得农村传染病的发病率在 20 世纪 70 年代末期持续降低，至今一直保持在低流行水平。然而，自 20 世纪 80 年代，尤其是 90 年代以后，以高血压、糖尿病、脑血管病为代表的慢性病的患病率在农村快速增长，成为困扰农村居民的主要健康问题。与之并存的消化系统疾病（肠胃疾病等）、运动系统疾病（关节炎等）和呼吸系统疾病（慢性支气管炎等），一直影响着中老年人的生活质量。慢性病可分为过度损耗类慢性病和过量摄取类慢性病，前者主要是个体的社会经历铭刻在身体上的具体表现，以关节炎、椎间盘疾病等为代表的慢性病是早年"苦日子"在人们身体上留下的印记；后者则是由于经济社会不断发展、物质资源的丰富和身体消耗的减少而产生。"好日子"快速到来，而长久遭受饥饿和劳累的身体难以快速适应，高血压、糖尿病等是由此产生新问题的典型代表。从根本上说，过量摄取类慢性病看似源自当前"生活的甜蜜"，实则是早年生活经历在身体上的具体反映。

疾病在不同时代、不同地域的非均衡分布提醒我们，虽然遗传和基因是某些疾病的发病机制，但它的分布与一个国家或地区的社会文化情境相关。厘清社会制度、生计模式、文化心态、生活方式和健康疾病之间的复杂关系，有助于健康相关政策的合理制定和精准实施。

三、疾病的社会文化治疗

不同社会文化背景下的居民在遇到生理或心理问题时，都会根据自身所处的社会文化对疾病的理解，尝试用各种治疗方式加以应对，这是人类有关医疗的普遍文化逻辑。不同的社会文化影响下，疾病的治疗形式具有多样性。因此，在制订相关干预措施时，我们不仅要针对健康和疾病本身，还要着眼于改变构建健康和疾病的社会因素。

（一）精神类疾病的治疗

歧视是精神类疾病患者的主要心理负担之一。从早期的神秘主义认为精神疾病是鬼神附体所致，再到遗传说，精神类疾病患者家庭由此产生了巨大的心理阴影；而将精神类疾病的致病因素归于生理因素特别是大脑因素，使其像其他生理疾病一样，可以让个体和家庭的病耻感降到最低。只有将精神疾病与生理疾病相类同，精神疾病的治疗才可以像其他生理疾病一样具有清晰、可量化的康复指标，并得到正确、客观的认识。然而，对心理和社会致病因素的忽视是精神疾病预防工作的突出问题，小到家庭、大到社会，对个体的心理健康都具有重要影响，只有深刻认识到社会心理因素在精神疾病致病上的影响，才能真正将精神疾病的预防落到实处。

我国的精神卫生事业从无到有，在不断发展中已初具成效。当前精神疾病的治疗呈现出多种手段并举的局面，精神障碍患者有很多心理问题与社会问题的原因，都不是自然科学所能解决的。因此，在"生物 - 心理 - 社会"医学模式下，对精神疾病的研究不能只依赖于神经科学、脑科学，还要充分利用来自心理学、哲学、社会学等多个学科的研究成果，只有从多角度、多维度探讨精神疾病的致病原因与治疗路径，才能为精神疾病的治疗提供合力，精神疾病患者的生存状态才能真正获得改善。通过精神卫生知识的普及以及相关政策的完善，改变长期存在的对于精神疾病患者的社会认知偏见，为精神疾病患者重返社会提供知识与社会认同的支撑。

（二）近代中国乳腺癌治疗变革

随着西医的发展，手术成为乳腺癌治疗的新选择。然而，该手术在中国的早期推广并不顺利。中国传统文化中，女性身体是父权家庭的私有物，乳房历来被认为是私密而不可被轻易窥探的。在西医诊断治疗乳腺癌的过程中，女性必须对医生（当时大概率是男性医生）"袒胸露乳"并被查看、触摸，这显然挑战了传统女性的身体观。西医要获得患者的信任，需要突破各种传统的认识，并通过宣传教育等多种方式，逐步让民众建立起乳腺癌"早发现，早治疗"的正确认知。随着政府不断开展家庭保健等工作，发放普及乳腺癌知识的科普手册，推动了民众特别是女性对于乳房健康的关注，并逐渐接受手术作为乳腺癌治疗的主要方式。

（李瑞锋　王红漫）

第二节　"正常与病态"初探

> 作为一名医生，我的最高理想并不是挽救生命，而是引导患者及其家属去理解死亡或疾病！
>
> ——保罗·卡拉尼什（Paul Kalanithi）

正常与病态、健康与疾病的概念受社会环境、思想文化观念、科学技术等多种因素影响，始终进行着不断的发展与变化。概括来说，影响健康的因素包含社会经济因素、社会文化因素、社会环境因素和行为心理因素。从疾病预防的角度来看，在疾病的病前、病中、病后各个阶段均应采取连续的、梯次性的三级预防干预措施。在具体实践中，以健康行为理论为指导的健康行为研究思维和干预策略越来越受到重视。

一、正常与病态的关系

（一）西方国家对正常与病态的初步认识

法国著名的哲学家、社会学和实证主义的创始人孔德等人认为正常与病态是同一的，异常状态是正常状态的增加或是减少，由此引申出"生理学与病理学是同一的"理论。孔德提出"正常"与"异常"的同一，核心论点在于"病态的现象在生物现象中总有其类似物，而且它绝不是一种全新的东西"。法国生理学家克洛德·贝尔纳（Claude Bernard）则试图让这种同一在量化和数字的解释中更加精准。法国医学家布鲁塞（Broussais）同样提出："所有变化均以正常状态的变化为标志。"贝尔纳关于"正常"的定义是建立在统计学基础之上的，他利用实验数据结果，提出："糖原的生成、血糖、糖尿、食物的燃烧、血管舒张都不再是表示质变的概念，而是对从测量中获得的结果的总结。"例如，他认为，"越过临界点的葡萄糖与正常状态下临界点的葡萄糖在性质上是一样的,唯一的区别在于数量。"

贝尔纳等人关于"正常"的定义包含三个层次内涵。

1. **"正常"与"病态"是同一的**　"病态"是"正常"的附庸,孔德等人从两方面阐述"正常"与"病态"的同一性:首先,"正常"与"病态"遵循同一的物理化学规律。贝尔纳认为,"事实上,物理化学的表现在本质上不会改变,不论它们在机体内部还是外部发生,是在健康状态还是疾病状态发生。"其次,疾病的成因在于正常状态下的不足或者过量。布鲁塞对此解释说:"所有的疾病的形成,本质上都在于各种组织中,处于既定的正常标准之下或者之上的刺激的过量或者不足。"由此,疾病不过是对保持健康不可或缺的那些刺激物的行为的强度,发生简单变化后的结果。

2. **由统计学得出的规律出发,发展出关注局部的治疗观**　由于"正常"的变化只与相应现象的强度有关,疾病可以被拆分成一个可以被观测的现象,而患者则只有生病的局部得到观察和治疗。例如贝尔纳把糖尿病和血糖联系起来,把血糖和肝脏的糖原生成联系起来。近代统计学之父凯特勒(Lambert Adolphe Jacques Quetelet)在对于人类身高的研究中选用了统计学意义上的平均,即"一种平均,决定了对它偏离得越多,就越稀少"。他认为可以通过大量的测量数据,得到一个典型的身高,越接近典型身高,则数量越多,反之则越少,他认为人体的每一部分都可以通过这样的研究获得数据,并在"遵从意外成因规律的情况下,围绕平均值来分组"。

3. **实验室中得出的规律可以直接用于真实的情境中**　孔德提出:"任何一项实验,都是为了揭示某种现象的每一种决定性或者修正性影响发生作用时所遵循的规律。"贝尔纳认为实验室中的物理化学规律与实验室之外没有不同,所以提出"把实验性的内容赋予正常这一概念,总是可能的"。

(二)正常和病态传统定义的缺陷

法国著名的哲学家康吉莱姆(Georges Canguilhem)对孔德等人的定义进行了批判,他认为原始的"正常"与"异常"的定义是模糊不清的。康吉莱姆认为在孔德的论述当中,对于"正常""异常""疾病""健康"等概念界定不清,例如没有提供明确标准的"正常"概念,从模糊的、日常的观察得到的"健康"概念,造成定义含糊不清。而"布鲁塞在关于病态的定义中,明显地把原因和结果搞混淆了。原因可以持续地有数量上的变化,然而也能够引发性质上不同的结果"。贝尔纳则将定性和定量的概念混在一起。例如,在贝尔纳的论述中,"病态现象是……'正常现象的放大或减弱'",或是"病态现象是由正常现象的放大、比例失调或者不协调造成的",康吉莱姆认为,前者是一种定量的表述,而后者则明显隐含着定性的意味。

与此同时,康吉莱姆关注到了被统计学规律忽视的领域。

1. **个体和个案的重要性**　在康吉莱姆看来,个体和个案的重要性与得出统计学规律的多数是同等重要的。首先,疾病的定义来源于患者的个案。患者是疾病研究的根基和原因,由患者感知到自身的异常,从而产生了疾病。其次,通过对病态个案的考察可以推动病理学和医学的发展。患者与疾病之间关系的重要性更甚于医生与患者之间的关系,因为医生与患者的关系随着时间和时代的变迁而不同,但是患者与疾病之间的关系始终是稳固的,甚至可以说是恒久的。因此在对于疾病和异常的研究当中,患者的存在引导了整个病理学和医学的发展。

2．将患者视作一个整体而非拆分成各个器官的解剖学观点　对疾病而言，并不是单一的器官或是功能发生了数量上的增减变化，而是整个人体都为之变化，这种变化不是由众多的症状单纯叠加而成，而是人体在疾病状态之下作出的整体反应，因此，"只有在把疾病当成一种坏东西的有意识的个体的整体性层面上，才可能把病态当微病态"。也只有当"异常"必须从"正常"的附庸中抽离出来，被当作一种与"常态"完全不同的改变，才能够被清楚地定义。对患者来说，只有当目光投向有机体层面上的时候，患者的存在被凸显出来，成为一个值得重视的个体意义上的人。

3．应当考虑真实情境中多样性和复杂性对生物带来的影响　在康吉莱姆看来，自然环境是复杂而多变的。从开放环境中残翅果蝇数量增长，到工业区中灰蝴蝶的消失以及同类黑蝴蝶的出现，都可以看出自然环境复杂多变，且与实验室中的设想有出入。

（三）康吉莱姆对正常和病态的重新定义

1．"正常"与"异常"有相对性　首先，康吉莱姆认为，数学意义上的平均值是一个在确定环境下被定义的理想类型，或者可以被称为是柏拉图的"理型"，因为在现实当中根本无法达到一个完美的平均值。对于同一个体而言，不同时间和不同状态下采集的样本有着巨大的差异，例如"禁食状态和消化状态下的尿液是不一样的"，收集这些数据而得到的平均值是一个错误。康吉莱姆说："正常不是一个静态的或者平静的概念，而是一个动态的、有争议的概念。"其次，康吉莱姆认为"异常"是具有相对性的。一方面，"异常"的标准通常是社会性的，它是建立于存在一个平均值的基础之上，例如平均寿命、平均身高和平均体重等，但是，平均值并不是一个永远固定的，而是会随着时间和社会的变化而发生变化，平均值与生物的环境有着莫大的联系。平均值具有相对性，建立于其基础之上的"异常"也具有相对性。另一方面，"异常"与否的标准是个体性的，因为"患者的疾病并不是医生的解剖学疾病"。没有引起症状的，或是伪装的、无声的疾病对于患者而言都不是疾病，但是对于医生而言，这就是解剖学的疾病。相对的是，一些损伤等并不构成临床意义上的疾病，但是这对患者而言却实实在在是一种困扰他的疾病。康吉莱姆认为，"病态意味着痛苦，一种苦难和无能的直接而具体的感情。一种生命出了问题的感觉"，但是"病态"属于"异常"的范畴，"异常"的范畴包括但不局限于"病态"，"异常"可能逐渐变成疾病，但是其本身并不构成疾病。对康吉莱姆而言，"是固定论者还是进化论者，决定了一个人以不同的眼光，来看待一种带有新特征的生命"，因此，"异常"和"病态"标准具有相对性。

2．"正常"与"异常"有情境性　对康吉莱姆而言，正常不是生物的特性，而是一种生物与其环境之间关系的描述。在自然环境中，个体往往具有可变性，进而产生差异，甚至发生突变。康吉莱姆认为，"某些突变，在物种平常适当的环境中似乎是劣势，然而，如果环境改变，也可能变成优势"。例如在封闭环境当中，残翅的果蝇被拥有正常翅膀的果蝇清除，然而在开放环境中，残翅果蝇因为飞不动而能够长期停留在食物上，在三代之后，残翅果蝇的数量已经超过拥有正常翅膀的果蝇数量。因此，一种生物正常与否的判断标准不再是符合某种特定的典型，而是生物体能够符合环境和适应环境。就社会环境而言，"正常"与"异常"更多体现为一种价值判断，而不是对现实的判断。对于患者而言，"正常"是根据个人需求和社会价值而作出的判断，因此正常的定义因人而异，因社会而异。例如，一个人折断了手臂，受伤后得到治疗的手臂仍然不能恢复到最原始的状态,从营养和功能的角度来看,这是一只不正常的手臂。但是伤者认为其是正常的,因为他通过治疗已经能够恢复手臂的大部分功能,并且能够重新从事以前的工作,得到社会的认可。

3."正常"与"异常"的新定义　由于"正常"与"异常"的相对性和情境性,康吉莱姆据此提出了关于"正常"与"异常"的新定义。他认为,"正常"与"异常"都可以被归结为:生命根据自己所处的外部环境和自身的内部环境综合而提出的一种标准。在他看来,"正常"意味着生物体能够有效适应环境,适应外部环境和内部环境的种种变化,并对这些变化作出相应的反馈。与之相对的,"异常"意味着生物体不能够对外部环境和内部环境的变化作出有效的应对,但是康吉莱姆认为这种应对只是"对环境的意外事件的容忍度的降低",而不是完全失效,"病态或者非正常状态并不在于标准的缺失"。因此,在康吉莱姆的定义中:"正常"是一种高级的生命标准。"异常"仍然是一种生命的标准,然而,它是一种低级的标准,"因为它不能够容忍让它合法的这些条件有任何变化,不能够让自己成为另一种标准"。

知识窗　柏拉图的"理型论"与福柯的《疯癫与文明:理性时代的疯狂史》

二、健康与疾病

(一)健康和疾病的含义

健康是人的基本权利,更是幸福生活的源泉。人类对健康的认识和理解经历了一个不断变化和深入的过程。由于人们所处的社会环境不同,关于健康的定义也一直存在争议。影响和引用最为广泛的是世界卫生组织(WHO)对健康的定义(见第三章)。

疾病被认为是一种异己的力量,是独立于人体而存在,这也就形成了最早的本体论的疾病概念。因此,在人类社会早期,人们通过求神问卜、祈求神灵保佑来免除疾病带来的困扰。随着自然哲学的发展,人们将疾病与自然和社会环境联系起来。例如,我国古代医学的阴阳五行病理学说和病因学说。随着自然和生物科学的发展,人们逐渐在器官、组织、细胞或分子水平上找到特定的生理病因。进入现代社会,由于人类的疾病谱发生转变,人们开始从心理学、社会学角度对疾病进行探索和思考。受社会环境、思想文化观念、科学技术等多种因素影响,健康与疾病的概念也随之进行着不断的发展与变化。因此,人们对健康与疾病的概念认知和判定也自然会有所差异。

(二)影响健康的因素

1.社会经济因素　社会经济发展与健康是一种相互关联、促进的双向关系。一方面社会经济条件是人类生存和获得健康的物质基础和保证,社会经济的发展可以提高人群的健康水平,甚至在某种程度上决定着人群健康水平。社会经济发展提高了居民生活条件，有利于改善人群健康状况和生活质量；社会经济发展促进了社会财富增长，有利于增加健康投资，从而推动卫生事业的发展和医学进步；社会经济发展使人群受教育水平不断提高，人群健康观念显著提升，有利于间接影响人群健康水平，远离不良行为，保持健康状态。但同时，社会经济发展往往伴随着环境污染和生态破坏，不良社会事件、心理健康问题也会增多，成为威胁人类健康的新问题。另一方面，人群健康水平的提高可以推动社会经济发展，因为对健康的投资就是对生产力的投资，人群健康水平的提高是人力资源数量和质量的保证，有利于增加劳动力供给，提高劳动生产率，对社会经济发展作出贡献。

2.社会文化因素 教育、风俗习惯等因素都影响着人群的健康水平，甚至起着持久而深远的影响。教育影响着人群的生活方式、健康素养、经济支付能力、卫生服务的需求与利用等。不同民族的人群有着不同的民族风俗并且与当地人群的日常生活联系极为密切，这种影响贯穿于衣、食、住、行等多个环节，造就了各民族居民不同的身体体质和生活习惯，进一步影响人群的健康水平。

3.社会环境因素 随着医学模式从传统的生物医学模式向"生物 - 心理 - 社会"医学模式的转变，社会环境因素对人群健康的影响显得日趋重要。人口素质、年龄、性别、人口规模及区域分布影响着健康问题的产生和解决。生活工作环境、社交网络、食品安全问题等都是保证健康的基础。

4.行为心理因素 人是生物、心理和社会的统一体，健康与行为心理因素息息相关，心理健康也是衡量健康的标准之一。行为和心理问题的发生并不是孤立的，而是相互作用形成的，两者之间密切相关。人格、认知、心理压力等是影响健康的重要心理因素。健康相关行为是指个体或群体与健康和疾病相关的行为，按照行为者对自身和他人健康状况的影响，可以分为促进健康的行为和危害健康的行为。世界银行报告认为，50% 以上的慢性病负担可通过改变生活方式和控制行为风险来预防。因此，行为心理因素可以通过政策、环境工程设施改善、大众传媒、社区等多方面进行干预，从而达到整个人群健康水平的提高。

（三）疾病的预防

疾病的预防不仅是指阻止疾病的发生，还包括疾病发生后阻止或延缓其发展，以及防止疾病治愈后的复发，最大限度地减少疾病造成的危害，促进康复。三级预防是连续的、梯次性的预防措施。三级预防理论为疾病的防治提供了简便、可行的方法。三级预防原则是预防医学的核心和基本原则。在"生物 - 心理 - 社会"医学模式的指导下进行三级预防，可以有效地降低发病率、死亡率，减轻疾病负担，提高人群健康水平和生命质量。

在疾病的病前、病中、病后各个阶段采取相应预防措施称为三级预防。第一级预防又称病因预防，即在发病前期针对生物、心理、社会等致病因素所采取的根本性预防措施，是预防医学的最终奋斗目标。预防措施包括培养与建立良好的生活方式和卫生习惯，注重精神心理卫生，保障食品安全，改善居住环境，预防接种，开展健康宣教，建立和健全社会、经济、文化等多方面的政策保障等。第二级预防又称临床前期预防或"三早预防"，即在疾病的临床前期做好早发现、早诊断、早治疗的三早预防措施，目标是控制或延缓疾病发展、防止病变逆转、缩短病程，防止转为慢性疾病及病原携带状态，降低患病率。预防措施包括开展普查、定期检查、高危人群的重点监测、多项筛检等。第三级预防又称临床预防，是针对已明确诊断的患者采取适时、有效的处置措施，以防止病情恶化，促使功能恢复，预防并发症和伤残；对已丧失劳动能力者则通过康复医疗措施，尽量恢复或保留功能，使之能参加社会活动并延长寿命。预防措施包括积极治疗、挽救生命、恢复丧失功能、防止再次残疾、专科治疗、心理咨询与指导、社区康复等。

（四）健康行为理论

健康行为（health behavior）是指维持、恢复和增进健康有关的个人品质（如信念、期望、动机、价值、认知等认知因素），个体特征（包括情感、情绪）和外在行为表现、活动以及习惯。鉴于健康行为的复杂性，它受到遗传、心理、自然与社会环境等众多因素的影响，实践证明我们应该在理论指导下进行健康行为研究。国外研究证实，基于理论的健康行为干预比没有理论基础的干预更有效，且健康行为理论对健康行为的预测和干预起到了重要作用，有效的行为预测干预必须建立在相应的理论基础之上。因此，以理论为指导的健康行为研究思维和干预策略越来越受到重视。

常用的健康行为理论主要包括知信行模式、行为转变理论模型、健康信念模式、保护动机理论、自我效能理论、信息 - 动机 - 行为技巧模型、健康行为改变整合理论、健康行动过程取向理论、计划行为理论、理性行为理论、社会学习理论等，其中使用频次较高的为知信行模式、行为转变理论模型、健康信念模式。

1. **知信行模式（knowledge，attitude，practice，KAP）**　知信行模式是改变人类健康相关行为的模式之一，是一种行为干预理论。它将人类行为的改变分为获取知识（K）、转变信念（A）及形成行为（P）3 个连续的过程，知识是基础，信念是动力，行为的产生和改变是目标。人们通过学习，获得相关的健康知识和技能，逐步形成健康的信念和态度，从而促成健康行为的产生。

2. **行为转变理论模型（transtheoretical model and stages of change，TTM）**　行为转变理论模型又称为行为阶段转变理论模型，由美国心理学教授普罗查斯卡（Prochaska）在 1983 年提出。TTM 认为，人类行为的改变不是一次性的事件，而是由 5 个不同阶段组成的循序渐进的连续过程：①无打算阶段（pre-contemplation），此阶段人们不打算在可预见的未来采取行动，通常以未来 6 个月为衡量标准；②打算阶段（contemplation），此阶段人们打算在接下来的 6 个月里改变；③准备阶段（preparation），此阶段人们打算在短期内采取行动，通常以 1 个月为衡量标准；④行动阶段（action），此阶段是人们在过去 6 个月里对自己的生活方式作出明显改变的阶段；⑤维持阶段（maintenance），这是人们努力防止反复的阶段，但不像人们在行动阶段那样经常改变过程。

3. **健康信念模式（health belief model，HBM）**　健康信念模式建立在需要和动机理论、认知理论和价值期望理论基础上，关注人对健康的态度和信念，重视影响信念的内外因素。HBM 是第一个解释和预测健康行为的理论，由三位社会心理学家霍克巴姆（Hochbaum）、罗森斯托克（Rosenstock）和凯格尔（Kegel）在 1952 年提出。HBM 认为个体感知、积极采取适宜行动、相信自己能采取推荐的行动是行为转变的重要因素。它被用于探索各种长期和短期健康行为问题，包括性危险行为与 HIV/AIDS 的传播。

知识窗 健康的十条标准（世界卫生组织）

（李瑞锋 王红漫）

第三节 生死文化与临终关怀

> 我们必须关心生命的质量，一如我们关心生命的长度。
>
> ——西西里·桑德斯（Cicely Saunders）

中西方不同的经济、社会、文化背景，深刻影响着各自生死观认知和安宁疗护事业的发展。安宁疗护在中国的发展受到传统生死观、孝道观及医道观三方面影响。中国安宁疗护事业虽然已经取得了长足的进步，但总体发展较为缓慢，各地正在积极探索发展独具特色的安宁疗护服务模式。

一、西方生死观下的临终关怀

（一）西方生死文化

生死是人类终极关怀的重大问题，为古今中外哲学的重要探讨内容，西方社会人们对于生与死的根本态度与看法即构成了其独特的生死观。

古希腊时期的生死观主要包括两层含义：第一，强调自我反省的意义。人的生存是理性的、自主的生存，人在面对死亡时，必须要经过"反省"方可死得其所、死得其法。第二，追求生活的价值与意义。苏格拉底对此有较为准确的阐述，即"追求好的生活，远过于生活"，认为人应当依据公平正义而活，没有是非、善恶标准的生活不如死亡。

文艺复兴之后，伴随近现代科学技术的进步，现代西方哲学对人的生死问题有了更为深刻的哲学性思辨。叔本华的悲剧人生论与尼采的激情人生论构成这一时期西方生死文化的主要内容。究其人类本质，叔本华指出人对生命有着强烈欲求，对抗死亡是人的本能。其认为人生是无聊与痛苦的，死亡是不可避免的，倡导人们彻底抛弃欲望，"在死亡中生活"。尼采对此予以扬弃，第一次公开宣告要彻底打倒上帝，实现人类价值。尼采认为人类应当求诸自身，勇敢地面对死亡，以自身的创造性活动赋予生命全新意义，创造出永恒不灭的东西。

（二）临终关怀的起源与发展

"Hospice"起源于拉丁语"Hospitium"，译为"驿站""收容所""救济院"等，是中世纪的欧洲修道院附近专为基督教朝圣者与旅者提供中途休息与物资供给的场所,属于一种慈善服务机构,这也是现代的临终关怀医院的雏形。

英国被视为现代临终关怀的发源地。1967年,英国桑德斯博士在伦敦创建的圣克里斯托弗临终关怀院(St.Christopher Hospice)标志着现代临终关怀事业的开始。桑德斯博士开创性地提出了整体疼痛概念,并建立起了多方位的临终关怀疗护方法,旨在使临终患者能够有尊严地、安宁地走向死亡。此后,临终关怀院在英国各地相继建立,英国卫生部亦制定了临终关怀院指南,并于2015年正式将临终关怀纳入国民医疗保险体系。

1974年,美国在圣克里斯托弗临终关怀院的支持下,建立起了康涅狄格州临终关怀院(Connecticut Hospice),并得到了美国官方的认可。1980年,美国则宣布将临终关怀正式纳入国家医疗保险法案,并在2006年将临终关怀正式列为公认的医学专业,大力支持临终关怀医学教育的发展。当前美国也已经建立起社会性的死亡教育课程体系。美国国家临终关怀和姑息护理认证委员会(The National Board for Certification of Hospice and Palliative Care Nurses,NBCHPN)作为一个独立机构,对从事安宁疗护的护理人员进行资格认证。

澳大利亚也在学习英国模式的基础上,逐步探索出了自身本土化的临终关怀模式。1994年后,澳大利亚相继出版《澳大利亚临终关怀标准》等相关指南,扶持临终关怀事业的发展。当前澳大利亚已建立起了专为老年人提供服务的社会公共照料系统,由政府出资组建社区团队,为老年人提供临终关怀服务。进入21世纪,西方一些国家相继以立法形式支持临终关怀事业。如德国政府于2005年正式出台《临终关怀法》,对临终患者的支配权、住院费用的支付等内容作了清晰的界定;法国国民议会则于2009年正式通过有关临终患者陪护补助金的议案,以便为临终患者提供家庭支持与关怀。

二、我国传统生死文化与临终关怀的进步

中国传统生死文化的形成可称之为诸子百家集成与扬弃的结果,儒家、佛教、道家等均对此展开了激烈的讨论,共同塑造形成了中国传统生死观念。时过境迁,中国传统生死文化却基本得以保留传承,并深刻影响着当代中国临终关怀的发展。总体而言,临终关怀在中国的发展主要受到传统生死观、孝道观及医道观三方面影响。

(一)传统生死观

中国古代各思想流派关于生死的直接探讨共同构成了中国传统生死观。儒家提出"未知生,焉知死"的命题;佛教倡导"生死即涅槃,瞬间即永恒";道家则认为"生死两忘,与道为一"。百家生死思想的交汇、碰撞与传承,共同塑造了中华民族传统的生死观。总体而言,中国传统生死观主要从生的角度来认识与理解死亡,这与西方生死观从死亡终极的角度看待生命截然不同。中国传统伦理上将死亡看作为最大的"恶",认为死亡是个人生命的终结与社会关系的结束,是对人的彻底的毁灭,形成了"重生忌死"的主流生死观。临终关怀中"临终"二字敏感地指向死亡,人们往往对此避而不谈,缺少对死的必然性的正确认识。一方面,老年患者自身易于对"临终""死亡"等字眼产生愤怒、焦虑、恐惧等情绪,从而导致对临终关怀的抵触;另一方面,其家庭成员也

往往会在传统"重生忌死"生死观的影响下,一味追求延续老年患者的生命,而忽视对老年患者情感的关怀与生活质量的提升。

(二)传统孝道观

家庭养老为我国传统的主流养老模式,由此延伸出"养儿防老"的教育观与"养老送终"的孝道观。当父母生命垂危时,传统孝道观一方面倡导子女竭尽所能延续老年人寿命,另一方面强调子女对父母时时刻刻的陪伴。"百善孝为先",孝道观不仅是个人伦理的重要观念和家庭生活的核心规则,同时也成为社会交往的重要评价指标,影响着个人社会资本的积累。由此,子女的行为不仅出自个人的主观理解,更为社会文化规范所建构。在传统孝道观的影响下,子女往往会倾尽所有为临终老人提供治疗条件,在延长其生命的过程中却容易忽视患者临终的个人尊严与真实需求。

(三)传统医道观

传统医道观下对临终患者放弃治疗是与医者的职业道德相悖的,是医者不负责任的表现。在此理念支配下,临终关怀理念在医者群体、医疗机构的推广与应用过程中存在着诸多挑战。一方面,传统的医道观根植在医者心中,直接指导着医者的行为,医者具备崇高的使命感并严格恪守其职业道德,多数医者在面对濒死的患者时难以做到"袖手旁观",总是竭尽所能帮助患者延缓死亡的到来,传统医道观支配下的这种医者行为往往是无意识的,忽视了患者心理的关照需求。另一方面,传统医道观也集中体现着社会对医者群体的期待与要求,间接制约着医者的行为。一旦医生作出对患者终止治疗的决定,患者家属往往对医者进行质疑乃至谴责。

中国传统的生死观、孝道观、医道观影响着临终关怀医学服务相关的医疗保健政策制定、专业机构与医院科室配置、临床医学服务方式转变、医学教育理念更新等诸多关键环节。

知识窗　感悟死亡

三、健康中国背景下的临终关怀

(一)安宁疗护:临终关怀的中国实践

"hospice care"最初引入我国时被译为"临终关怀",也被称为"安宁疗护""缓和医疗"等,并在我国台湾、香港等地得到较早实践。1982年,香港九龙圣母医院首先推出善终服务。次年,台湾地区也开始了临终关怀工作。1986年,香港成立第一个善终服务会。1990年,台湾地区在马偕纪念医院淡水分院设立第一批安宁病房,成立了第一家临终关怀住院机构。1992年,香港第一家独立的临终关怀机构——白普理宁养院在香港沙田落成,为临终患者提供住院服务与居家临终关怀服务。台湾地区在1996年正式将临终关怀居家护理纳入了健康保险体系。

我国内地的临终关怀事业起步较晚。1988年，天津医学院临终关怀研究院的成立具有里程碑式意义，标志着内地临终关怀事业的开始。1993年，中国心理卫生协会临终关怀专业委员会成立。次年，卫生部在《医疗机构诊疗科目名录》中列入了"临终关怀科"，并制定出台《医疗机构基本标准（试行）》，以规范医疗机构供给临终关怀服务。1998年，汕头大学医学院第一附属医院设立了内地首家临终宁养院。1999年，卫生部相继将临终关怀内容列入全科医生培训大纲与社会护士岗位培训大纲，鼓励对医护人员开展临终关怀教育。进入21世纪，伴随我国疾病谱系改变与人口老龄化程度的加剧，政府愈加重视保障与改善民生，国家相继出台系列政策文件支持临终关怀事业的发展。2006年，国务院办公厅发布《关于加快发展养老服务业的意见》，指出要支持兴办老年护理、临终关怀性质的医疗机构，并规定给予其政策扶持。同年，中国生命关怀协会成立。2018年，第三次修正的《中华人民共和国老年人权益保障法》第五十条明确指出"鼓励为老年人提供保健、护理、临终关怀等服务"。

历经四十年的发展，中国临终关怀事业（1982年香港算起，至2022年）已经取得了长足的进步。然而，在较长的一段时间，临终关怀服务一直未被明确纳入我国卫生服务体系。除此之外，受制于传统生死文化的影响，政府单方向的支持政策并没有引起民众的积极响应。临终患者及其家庭对临终关怀的接受度仍较低，临终关怀的社会参与度仍十分有限，专业的临终关怀机构也面临覆盖面窄、从业人员水平不高、资金运行困难等问题，我国临终关怀事业总体进展缓慢。

2016年4月，全国政协召开双周协商座谈会，专门针对安宁疗护工作的社会认知度、服务供给、政策支持等问题开展了协商讨论。同年10月，中共中央、国务院正式印发《"健康中国2030"规划纲要》，强调要实现从胎儿到生命终点的全过程健康服务和健康保障，完善医疗卫生服务体系，进一步要求加强老年病、长期护理、安宁疗护等医疗机构建设。2017年，国家卫生计生委在政策层面正式采用"安宁疗护"概念，以统称"缓和医疗""临终关怀"等概念。"安宁疗护"既包含"缓和医疗"中减轻患者痛苦的医学治疗，也包含了"临终关怀"对患者在心理、生理、社会和灵性上的照护与关切，强调医学学科视角下的医疗照护服务体系，涵盖面更广。同年，国家卫生计生委修改《医疗机构管理条例实施细则》，将安宁疗护中心作为医疗机构的类别之一，并连续下发《安宁疗护中心基本标准（试行）》《安宁疗护中心管理规范（试行）》《安宁疗护实践指南（试行）》三个规范性文件，进一步明确安宁疗护中心的设立标准与实践规范。2019年，修改通过的《中华人民共和国基本医疗卫生与健康促进法》第三十六条正式以国家立法形式，明确了安宁疗护作为全方位、全周期的医疗卫生服务组成部分的法律地位，标志着安宁疗护服务正式被纳入国家医疗卫生服务体系。

（二）安宁疗护实践的典型案例

2017—2019年，我国先后启动了两批全国安宁疗护试点工作，着力在市、县（区）、乡（街道）搭建起多层次的安宁疗护服务体系，并初步形成了"住院 - 门诊 - 居家"的多元化服务模式与"医院 - 社区卫生服务中心 - 安宁疗护机构 - 医养结合机构"等多主体供给局面。其中，医院的专设科室可为临终患者提供住院、门诊安宁疗护服务；社区卫生服务中心可为社区内临终患者提供包含住院、门诊与居家在内的全模式安宁疗护服务；安宁疗护与医养结合机构也可借助远程医疗技术为临终患者家庭提供居家安宁疗护服务。当前，各地纷纷探索，逐渐发展了适于当地实际的安宁疗护服务模式。

1. 上海市社区卫生服务中心：居家与机构联动　上海市采用以社区卫生服务中心为重点服务主体，以居家和机构为联动服务主体的安宁疗护服务模式。2019 年 5 月，国家卫生健康委员会启动全国第二批安宁疗护试点，上海成为全国唯一整体开展试点的地区，通过开展基线调查、制订服务规范、实施能力培训、完善补偿机制等方面全方位着力。截至 2021 年，上海市 246 家社区卫生服务中心全部开展安宁疗护服务，实现安宁疗护服务社区全覆盖。其中，217 家依托家庭病床，开展居家安宁疗护服务；106 家开展病房安宁疗护服务；98 家同时开展居家与病房安宁疗护服务。居家与病房相结合的安宁疗护服务体系得到基本建立。上海市整体推广的社区居家联动安宁疗护模式增加了安宁疗护床位与服务供给，但却面临着社区与家庭缺乏专业医疗设备的问题，其药物的使用也受到严格的管控，社区内医护人员也难以对患者的复杂症状进行处理，对医院的依赖性较强。当前，上海社区与居家安宁疗护正逐步向二、三级医疗机构延伸。各区依托区内综合性医院、护理院等建设辖区内安宁疗护中心，强化安宁疗护服务技术支撑和转介平台建设，畅通安宁疗护双向转诊渠道。与此同时，上海地区的安宁疗护从业队伍不断壮大，普遍组建了医生、护士、社会工作者、心理咨询师、康复医师、药师、志愿者等不同角色紧密协作的多学科团队，其安宁疗护服务体系建设初具成效。

2. 北京市社区卫生服务中心：互联网＋安宁疗护　2022 年 1 月，北京市卫生健康委员会、发展和改革委员会等七部门联合发布《北京市加快推进安宁疗护服务发展实施方案》，要求积极探索"互联网＋安宁疗护"服务新业态，通过开展网上预约、在线随诊、健康咨询及智慧医疗设备等提高安宁疗护服务的便捷性，适应老年人个性化安宁疗护服务需求，逐渐形成医疗机构、社区和居家、医养结合、互联网＋安宁疗护等多种安宁疗护模式。在此背景下，西城区德胜社区卫生服务中心率先探索出"社区 - 居家 - 门诊 - 病床"及三级医院远程医疗技术支持于一体的安宁疗护服务工作途径，创建并完善了一种为患者及其家庭提供身心照护的多层级安宁疗护服务模式。该中心不仅利用远程技术平台为本中心的患者会诊治疗，还利用此技术帮扶青海、内蒙古等边远贫困地区的医疗会诊工作，从更大范围为疾病终末期患者提供疼痛及其他症状控制、舒适护理、心理慰藉等服务，对患者及家属提供社会支持、心理支持、死亡教育和人文关怀等服务。然而，目前我国远程医疗在居家安宁疗护的普及上仍任重道远。

（三）构建多元化安宁疗护服务体系需要具备的条件

我国安宁疗护工作已经开展 40 余年。综合而言，当前我国安宁疗护服务体系建设正在覆盖面、整合性与标准化等方面协同发力，持续完善，要建设形成多元化的安宁疗护服务体系需要具备以下条件。

1. 具有适宜安宁疗护发展的良好社会氛围　中国传统生死观、孝道观、医道观等仍对社会公众有着较为深远的影响，医者对安宁疗护的道德困境以及民众对安宁疗护的认知不足等仍是安宁疗护推进过程中的消极因素。因而，营造适宜安宁疗护发展的社会氛围非常重要，需要在安宁疗护服务、发展机制、生命教育、人才队伍等领域进行不断完善，培植安宁疗护的科学理念，将安宁疗护融入当代社会文化体系。

2. **具有完善的安宁疗护发展政策体系**　在过去的三十余年里，国务院以及不同部门相继出台了系列政策文件，推动安宁疗护发展。但是政策往往会随着形势变化需要进行及时调整，而且不同政策和制度之间要形成体系才能促进事业健康有序发展。因此，需要根据老龄化的形势变化，适应老年人多样化、差异化的安宁疗护服务需求，不断完善安宁疗护相关政策和制度，并形成政策体系。

3. **形成健全规范的安宁疗护服务产业体系**　当前一些新兴的社区社会工作机构、社区卫生服务中心等正替代传统的医院与养老机构，在老年人安宁守护方面扮演着愈发重要的作用。由于服务对象和服务环节的特殊性，需要在服务质量方面保证统一、规范和标准化。安宁疗护一方面具有社会福利性质，要求广泛的社会认同与支持；另一方面，其同样处于基础产业部门，需要社会力量的积极加入，并运用商业模式实现供给主体多元化。因此，需要形成健全规范的安宁疗护服务产业体系。

4. **形成有效融入安宁疗护的国民教育与专业培训体系**　安宁疗护思想传播开始于生命教育。然而，当前安宁疗护在我国教育体系中还有待提高，社会公众对"死亡""临终"等话题的抵触情绪仍普遍存在，需从教育与专业培训方面加强体系建设，形成有效融入安宁疗护的教育与专业技能培训体系，树立安宁疗护理念。

（李瑞锋　王红漫）

第四节　中医药的社会学解读

> 古之善为医者，上医医国，中医医人，下医医病。
>
> ——孙思邈《备急千金要方》

新中国成立以来，党和政府高度重视中医药发展。中医药与西医药优势互补，相互促进，共同维护和增进民众健康，已经成为中国特色卫生健康事业的重要特征和显著优势。党的十八大以来，习近平总书记对发展中医药作出一系列重要论述，为新时代传承发展中医药事业提供了根本遵循和行动指南。中医药作为我国独特的卫生资源、潜力巨大的经济资源、具有原创优势的科技资源、优秀的文化资源和重要的生态资源，在经济社会发展的全局中有着重要的意义。中医药不仅是医学，也具有社会性等多重属性，注重患者的个性化特点和整体感受，强调问诊过程中医患的互动，体现了叙事医学的特点。中医药文化传播日渐广泛，在许多国际重大赛事活动、国际交往中，中医药都发挥了重要作用。与此同时，中医药理念渗透于衣食住行各方面，深刻影响着每一个人的生活作息、健康饮食、运动养生、日常保健等生活方式与健康行为。

一、中医药的文化属性

（一）中医药文化

《中国的中医药》白皮书指出，中华文明是世界文明多样性、多元化的重要组成部分。中医药作为中华文明的杰出代表，是中国各族人民在几千年生产生活实践和与疾病作斗争中逐步形成并不断丰富发展的医学，不仅为中华民族繁衍昌盛作出了卓越贡献，也对世界文明进步产生了积极影响。中医药在悠久的历史发展进程中兼容并蓄、创新开放，形成了独特的生命观、健康观、疾病观、防治观，实现了自然科学与人文科学的融合和统一，蕴含了中华民族深邃的哲学思想。中医药作为中华民族原创的医学，从宏观、系统、整体角度揭示人的健康和疾病的发生发展规律，体现了中华民族的认知方式，深深地融入公众的生产生活实践中，形成了独具特色的健康文化。中医药文化是在中国传统文化的土壤上孕育、成长和发展起来并且极大丰富了中国传统文化的内涵，现在常用的中医药文化是指中医理论体系形成的社会背景以及蕴含的人文价值和文化特征，包括中医学精神层面、行为层面、物质层面的文化内涵。中医药学是中国古代科学的瑰宝，也是打开中华文明宝库的钥匙。一方面，中医药文化与中华文明相伴而生，隶属于中华文明；另一方面，中医药文化汲取中国传统文化的特色与精华，反映了中华民族的认知方式和价值取向。因此，中国传统文化是中医药学的灵魂，中医药文化则是组成中国传统文化、具有医学特色的重要成分。

中医药文化与中国传统文化紧密围绕"自然 - 人体 - 社会"的三位一体模式进行渗透交融。例如，以阴阳五行为代表的哲学思想，以儒家思想为指导的医学伦理学，以道家思想为基础的养生学，以及其他学术流派融会而成的理论知识等，这些深刻影响着中医学的文化架构和理论体系，中医药文化主要体现在"道法自然、天人合一""阴阳平衡、调和致中""以人为本、悬壶济世"等方面。

1. **道法自然、天人合一**　"人法地，地法天，天法道，道法自然"是老子对于人、地、天、道之间联系的论断，强调"道"是效法"自然"的行为，自然万物的生、长、壮、老均遵循各自的规律，保持"无为"的状态。"天人合一"是中国古代哲学的重要思想内容，它是儒家、道家、佛家等追寻的起点与终点。中医将其深入全面地嵌入自己的文化架构中，并作为指导理论体系构建的内核之一。中医认为"天之气"与"人之气"相互感应，即天 - 人 - 地相互参合感应，为一个循环整体。如《灵枢·邪客》中载："天有日月，人有两目。地有九州，人有九窍。天有风雨，人有喜怒。天有雷电，人有音声。天有四时，人有四肢。天有五音，人有五脏。天有六律，人有六腑。天有冬夏，人有寒热……"中医讲究整体观，将"自然 - 人体 - 社会"看作一个宏观的统一整体，在此整体的调控下，人体、自然、社会又分别是相对独立的整体而在各自规律下不断运动变化。中医诊病治病原则上是把个体的人看作一个整体生命体，人体各部分相互联系"相生相克"，进一步把人与自然界也视为一个整体，将人体健康病痛与气候、季节、地理环境联系起来，区分阴阳表里、寒热虚实并辨证施治。

中医强调顺应事物发展的自身规律，敬畏自然发展规律，道法自然，天人合一。人终有一死,应敬畏自然,而不是在生死问题上不惜一切代价地与大自然进行对抗。中医核心思想深受儒、释、道等诸家思想渗透,故对"阴阳离决"之人多注重关怀,虽有无力回天之憾,但是患者未遭受过多"无效"治疗而饱受痛苦。

2. 阴阳平衡、调和致中　　"中和"是中国古代哲学思想的重要观点,同样也是儒家修身治国的核心思想,因此几乎所有流派都有体现并且渗透在方方面面。如《礼记·中庸》中言"致中和,天地位焉,万物育焉",《道德经》曰"万物负阴而抱阳,冲气以为和",中国倡导"以和为贵"的理念、"求同存异"的外交工作方针就是典型体现。中医理论根植于传统文化并深入汲取思想内涵来完备丰富自身理论体系,从而指导疾病的治疗与调理。中医学理论体系的基本特点有两个,一个是整体观,另一个是辨证施治。整体观认为人体是一个有机的整体,构成人体的各个组成部分在结构上不可分割,功能上相互协调,病理上相互影响;在辨证论治的原则指导下,应当采取"同病异治"和"异病同治"的方法来处理,最终达到阴阳平衡、调和致中的状态。"和法"包括调和阴阳、调和脏腑等,是中医治疗"八法"的核心。中医治法原则强调"给邪以出路"而不是对抗消灭,这与现代医学治疗观点不尽相同,因为中医和现代医学分属两个完全不同的文化和哲学体系。邪气离开人体,正气布满人体,达到"正气存内,邪不可干"的和合之态。《黄帝内经》言:"阴平阳秘,精神乃治。"无过之、无不及的治疗目标使得人体最终达到阴阳"中和"目的。

万物在自然界都有自己的生存法则和生存空间,各自按照自己生存轨迹完成生命进程。然而在这过程中会有暂时偏离自己预定轨迹的时候,此时需要帮助其回到预定轨迹,而不一定要去对抗消灭,否则可能会引起整个系统失衡。

3. 以人为本、悬壶济世　　儒家思想的最高道德标准是"仁",而"仁"是中医立身之本,仁者爱人,医为仁术。唐代孙思邈将以人为本、悬壶济世的使命牢记于心,并形成一套完整的医学伦理体系,深受历代医家的推崇,至今对于医师执业具有重要指导意义。"大慈恻隐之心,誓愿普救含灵之苦"体现医者仁心仁术,医者要以"仁心"为怀,用"仁术"普救饱受疾病困扰的患者。"人命至重,有贵千金,一方济之,德逾于此"体现了尊重生命、生命高于一切的救治观。"医乃仁术"是中医的传统,"但愿世间人无病,何妨架上药生尘"是医者悬壶济世高尚情怀的真实写照。

中医特别重视心理因素,善于因势利导,这样便可以极大缓解患者的焦虑情绪,这与叙事医学的特点高度吻合,叙事医学在中医领域具有良好的应用。在西方叙事医学的基础上,韩启德院士给出了普适性的"始于医者仁心的叙事医学"中国再定义,他指出"叙事医学是由具有叙事素养的医护人员遵循叙事规律践行的医学,而叙事素养是指认识、吸收、解释疾病故事的能力以及易受疾病故事而感动的同理心""医学是一种回应他人痛苦的努力",叙事医学的诞生是为了使医者在任何语言环境和地点都能全面地认识患者并尊重他们的痛苦。生病的人都是痛苦的,不仅是肉体上,还包括精神上的恐惧、悲伤、空虚、孤独和无奈,他们需要倾诉、温暖和安慰,正如特鲁多墓志铭所引用的希波克拉底曾说的为医的境界,医生是"有时去治愈,常常去帮助,总是去安慰"。叙事医学提倡的"自由地倾诉、专业地倾听"与中医"以人为本"的医患模式高度吻合,医者不仅仅依靠医学技术来诊治患者,更要用爱心、同情心和责任心去帮助患者,让他们对未来的生活更有信心,充满希望。韩启德院士认为"医者仁心"是医学的核心,同样也是叙事医学的起点和落脚点。

（二）中医药文化传播典型案例

中医药文化的传播对发展传统文化、实现中医药学价值、促进中医药事业的发展、满足社会民众的健康需求、提升国家软实力具有重要的意义。当前，我国中医药发展已上升为国家战略，中医药文化传播更加广泛，在许多国际重大赛事活动、国际交往中，中医药都发挥了重要作用。

1. 冬奥会中医药文化体验馆 北京冬奥会于2022年2月4日隆重开幕，"10秒"中医药体验馆也正式亮相北京冬奥村。体验馆将中医药与"冬奥-科技-文化"主线紧密结合，以中医药文化元素为核心，以高科技手段和创新理念作为中医药深厚文化底蕴的载体，内容设计上紧扣"阴阳五行学说"核心理念，遵循春生、夏长、秋收、冬藏的生命轨迹，运用5G等高科技手段，打造沉浸式体验。中医药体验馆采用"中医药＋科技"的新方式，向各国奥运代表团传播中医药文化，使得2022年北京冬奥会成为世界认识中华优秀传统文化的一个窗口。

2. 中医药与"一带一路" 中医药在"一带一路"建设中发挥着重要作用，对于促进对外交往、推动经济发展、保障人类健康等都有十分重要的意义，是新时代中医药走向世界的战略方向。"十三五"期间，中医药参与共建"一带一路"取得积极进展，主要体现在以下六方面。

（1）政策沟通：中医药传播至196个国家和地区，以中医药为主体的传统医学章节首次纳入《国际疾病分类第十一次修订本（ICD-11）》，中医药在国际传统医学领域的话语权和影响力显著提升。

（2）贸易畅通：中药类产品进出口贸易总额累计达到281.9亿美元，中医药服务与产品应用范围进一步扩大。

（3）资源互通：为给"一带一路"国家提供优质的中医药服务，建设30个较高质量的中医药海外中心和56个中医药国际合作基地，促进中药产品的注册。

（4）科技成果：颁布64项中医药国际标准，并成立中医药领域首个国家级"一带一路"联合实验室，复方青蒿素帮助非洲实现了从高度疟疾流行区向低度疟疾流行区的转变。

（5）民间交流：藏医药浴法列入联合国教科文组织人类非物质文化遗产代表作名录，打造了一批中医药国际文化传播品牌，中医药的国际影响力日益提高。

（6）疫情防控：发布多语种版本新冠肺炎中医药诊疗方案，与150多个国家和地区分享中医药抗疫经验，向28个国家派出中医专家协助抗疫，"三药三方"等有效抗疫中药方剂被多个国家借鉴和使用，为全球抗击疫情发挥积极作用。

3. 中医药海外中心 中医药海外中心是中医药在海外传播的一个集服务、展示等多方面于一体的综合平台，对推动中医药海外发展与传播、促进中外文化交流具有重要作用，中医药海外中心是中医药"走出去"的重要举措和重要战略载体。2015年，国家中医药管理局设立首批17个中医药国际合作专项，其中海外中心9个，占首批立项总数的53%。2016年12月，国家中医药管理局、国家发展和改革委员会联合发布《中医药"一带一路"发展规划（2016—2020）》，明确提出至2020年，与沿线国家合作建设30个海外中医药中心。截至2021年底，我国在"一带一路"相关国家和地区建立了49个中医药海外中心，共立项海外中医药中心项目97个。中医药海外中心的建立，为相关国家民众提供了优质中医药服务，展现中医药文化精粹，促进相关国家和地区民众对中医药和中华文化的认同。

4．针灸铜人成为国礼 两千多年前，《黄帝内经》提出了"经络"的概念，从此，中国古代针灸医术基本形成。针灸发源于中国，是中医的重要组成部分，也是中国优秀传统文化的代表。2010 年，针灸被联合国教科文组织审议通过，将其列入"人类非物质文化遗产代表作名录"。2017 年 1 月 18 日，国家主席习近平在瑞士日内瓦访问世界卫生组织并赠送针灸铜人雕塑。针灸铜人是中国古代供针灸教学用的由青铜浇铸的人体腧穴模型，是世界上最早的医学教学模型。据资料记载，我国古代制作的最重要、最著名的针灸铜人是宋天圣铜人。

知识窗 青蒿素的发现——中国传统医学对世界的贡献

二、中医药理念对居民健康行为的影响

中医药在中华民族源远流长的历史进程中，不仅在防病治病上作出贡献，使中华民族战胜各种天灾、瘟疫和战乱而生生不息，更时刻影响着每一个人的生活方式与健康行为，其独特的生命观与健康观烙印于炎黄子孙的内心深处，渗透于衣食住行各方面。

中医药理念对居民健康行为的影响主要包括四方面：生活作息、健康饮食、运动养生、日常保健。

（一）中医药理念下的生活作息

保持规律的生活作息。健康的生活作息是身心健康的重要保障，也是提高工作、学习、生活效率的基本要素。《黄帝内经》云："法于阴阳，和于术数，食饮有节，起居有常，不妄作劳。"《素问•上古天真论》讲到"起居有常"而能"尽终其天年"，而"起居无节"多致"半百而衰"。中医的子午流注十二时辰养生法，是一套完成的养生体系。一天十二时辰，用子午分昼夜，子时是夜半23:00～翌日凌晨 1:00，午时是日中 11:00～13:00。就阴阳变化来看，子时为阴盛时，阴极生阳，是一阳初生的夜半，代表着阳气开始生长；午为阳盛之时，阳极生阴，是一阴初生的日中，代表着阴气开始生长。例如，子时胆经最旺，"胆为中正之官，五脏六腑取决于胆。气以壮胆，邪不能侵。胆气虚则怯，气短，谋虑而不能决断"，这个时候阴气最重，务必睡眠，以保护初生的阳气，如果在这个时候学习、工作或休闲，对健康的影响会比较大。丑时（凌晨 1:00～3:00），肝经最旺，要肝脏发挥解毒、造血功能，人体就需要在这个时候休息，让"血归于肝"，如果不休息，熬夜，时间长了必将对健康造成较大影响。"流注"是就人体气血运行而言，人体的气血循行就像水流一样，在经络中川流不息、循环输注。子午流注学说的核心内容是，在一天之内，气血在不同的时辰流经到不同经络，血气应时而至为盛，血气过时而去为衰，这就造成不同的经络在不同的时辰值班当令，如果养生治疗与人体气血周流的情况相配合，就会有好的效果。在这一理念下，我国居民普遍形成了全天作息的合理安排，以保证身心与自然的和谐。

根据四季变化调整生活作息。《素问·四气调神大论》讲到:"春三月,此谓发陈;夏三月,此谓蕃秀;秋三月,此谓容平;冬三月,此谓闭藏。夫四时阴阳者,万物之根本也。所以圣人春夏养阳,秋冬养阴,以从其根,故与万物沉浮于生长之门。"《素问·宝命全形论》讲到:"人以天地之气生,四时之法成。"意指要适应四时阴阳的变化规律,才能发育成长。明代著名医学家张景岳指出:"春应肝而养生,夏应心而养长,长夏应脾而养化,秋应肺而养收,冬应肾而养藏。"说明人体五脏的生理活动,必须适应四时阴阳的变化,才能与外界环境保持协调平衡。我国居民在这一理念的影响下形成了四时养生的习惯:春天是万物复苏、生机盎然的季节,人们早起早睡,常在户外走动,踏青赏春,中午午睡片刻,以解春困;夏季气候炎热,昼长夜短,人们晚睡早起,适当延长午睡时间;秋季天气日渐凉爽,阳气开始渐降,阴气逐渐旺盛,人们早睡早起;冬季气候寒冷,昼短夜长,人们遵循冬藏的规则,早睡晚起,尽可能多接受阳光。

(二)中医药理念下的健康饮食

"药食同源"的观念深入人心。我国居民的饮食习惯在很大程度上受到中医药文化的影响,其中最为典型的特征就是"药食同源"。许多食物既是食物也是药物,食物和药物一样能够防治疾病。在古代原始社会中,人们在寻找食物的过程中发现了各种食物和药物的性味及功效,认识到许多食物可以药用,许多药物也可以食用,两者之间很难严格区分。比如橘子、粳米、赤小豆、龙眼肉、山楂、乌梅、核桃、杏仁、饴糖、花椒、小茴香、桂皮、砂仁、南瓜子、蜂蜜等,它们既属于中药,有良好的治病疗效,又是大家经常食用的富有营养的可口食品。古代医学家将中药的"四性""五味"理论运用到食物之中,认为每种食物也具有"四性""五味"。日常食用的蔬果中,温性食物有韭菜、葱、大蒜、辣椒、姜、胡椒等辛辣调味料,以及南瓜、大头菜、荔枝、番石榴、木瓜等;凉性食物有芹菜、菠菜、白菜、空心菜、番茄、萝卜、丝瓜、苦瓜、黄瓜、海带、西瓜等。2012年卫生部公布了86种既是食品又是药品的目录,2014年新增15种中药材在限定使用范围和剂量内作为药食两用,2018年又新增9种。药食同源的中药搭配尤为重要,而对于中药配伍,中医总结出的"十八反"和"十九畏"至今仍有临床指导意义。例如,"十八反"中有甘草反甘遂、乌头反贝母等,"十九畏"中有硫黄畏朴硝、水银畏砒霜等,其列举的药物应避免合用,否则可能降低药效,甚至产生毒性反应。故"十八反"和"十九畏"不仅对于遣方组药具有指导意义,对药食同源的中药搭配也具有参考价值。

经过长期的生活实践,人们形成了食疗、食补的习惯,并创造了具有中医药特色的药膳。药膳是中国传统医学知识与烹调经验相结合的产物,是以药物和食物为原料,经过烹饪加工制成的一种具有食疗作用的膳食。它"寓医于食",既将药物作为食物,又将食物赋以药用;既具有营养价值,又可防病治病、强身健体、延年益寿。因此,药膳是一种兼有药物功效和食品美味的特殊膳食,它可以使食用者得到美食享受,又在享受中使其身体得到滋补,疾病得到治疗。我国各地有很多带有当地特色的药膳,在群众中具有广泛的认可度,已经成为日常饮食的习惯和生活方式。

(三)中医药理念下的运动养生

适量运动是保持健康的基础。在我国,运动养生既包括一般体育功法,也包括蕴含中医药智慧的中医养生功法。相比而言,体育运动功法注重对肌肉的锻炼,强调心率、运动量维持在某个强度、某个时间，具有可量化和单一目标性特点，关注的重点在于"力"。与体育功法不同，中医养生功法关注"气"。力和气的练法截然不同，练"力"是通过肌肉紧张、增加负重量来完成的，而练"气"反而强调全身放松，放松才能使"气"流动和蓄养。

中医讲"阴阳协调"，动为阳，静为阴，动静阴阳自然不可偏废。其次，中医讲"汗血同源"，即大量出汗伤精伤血，过量的体力劳动伤气。中医理念下提倡的运动追求"动"与"运"结合，"动"主要是锻炼四肢，只有"动"没有"运"则忽视了脏腑的调养。运是静养，要练静功来滋养内脏，其要领是需要练习者在运动的同时放松身心，以达到心境的安宁。从古至今，中医养生功法有易筋经、太极拳、五禽戏、八段锦、六字诀等众多类型。

在众多中医养生功法中，传播和普及最为广泛的就是太极拳。太极拳是基于阴阳循环、天人合一的中国传统哲学思想和养生观念，以中正圆活为运动特征的传统体育实践。注重意念修炼与呼吸调整，以五步、八法为核心动作，以套路、功法、推手为运动形式。太极拳习练者通过对动静、快慢、虚实的把控，达到修身养性、强身健体的目的。太极拳自 17 世纪中叶在河南温县陈家沟村形成以来，世代传承，在陈氏太极拳的基础上发展出以其他姓氏或姓名命名的多个流派。1957 年以来，国家先后创编多套新编太极拳套路，现有 80 多套拳术、器械套路和 20 多种推手方法。其中为初学者提供的简化套路传播最为广泛，成为居民日常健身的重要组成部分。2002 年 7 月，美国《时代》周刊将中国古老的太极拳运动形容为完美运动，是全球习练人数超过 1.5 亿的有氧健康运动。2006 年，太极拳被列入首批国家非物质文化遗产名录。此外，太极拳还被写入《全民健身计划（2016—2020）》。中共中央、国务院于 2016 年 10 月 25 日印发并实施的《"健康中国 2030"规划纲要》也提到要扶持推广太极拳、健身气功等民族民俗民间传统运动项目。

（四）中医药理念下的日常保健

我国居民的日常保健行为与中医药理论中的经络理论和穴位理论息息相关。中医认为穴位是脏腑经络线上气血输注出入的特殊部位，居民日常保健时通过针灸或者推拿、点按、艾灸等方式刺激相应的穴位来保健身体、预防疾病。具体而言，这些日常保健行为包括两种类型，一种是可自行完成的保健行为，另一种是须专业医疗机构和专业人员指导与实施的保健行为。可自行完成的保健行为有小儿捏脊、眼保健操、足浴等；须专业医疗机构和专业人员指导与实施的保健行为有三伏贴、艾灸和拔罐等。

目前，可自行完成的保健行为在传播和普及上最为成功的就是眼保健操。眼保健操是根据中医的推拿、经络理论，结合体育医疗综合而成的按摩法，主要通过按摩眼部穴位，调整眼及头部的血液循环，调节肌肉，改善眼疲劳，从而达到预防近视和其他眼部疾病的目的。眼保健操于 20 世纪 60 年代诞生于北京，在政府和社会各界的支持下，北京部分中小学建立试点并持续扩大这些试点，最终在北京市各中小学得以普及和推广。在北京市的带动下，眼保健操很快在全中国的中小学迅速推行起来。实践表明，眼保健操同用眼卫生相结合，可以控制近视眼的新发病例，起到保护视力、防治近视的作用。目前，眼保健操依然是全国中小学中每日的"必修课"。2018 年 8 月 30 日，教育部、国家卫生健康委员会等 8 部门联合印发《综合防控儿童青少年近视实施方案》，将眼保健操列入其中。

须专业医疗机构和专业人员指导与实施的保健行为，三伏贴得到了较好的推广和普及。三伏贴是一种膏药，也是一种传统中医的治疗方法，是将中药直接贴敷于穴位，经由中药对穴位产生微面积化学性、热性刺激，从而达到治病、防病的效果。三伏贴根据中医"冬病夏治"的理论，对一些在冬季容易产生、复发或加重的疾病，在夏季进行扶正培本的治疗，以鼓舞正气，增加机体抗病能力，从而达到防治疾病的目的。三伏贴具体方法源自《张氏医通》的白芥子涂法，配方多采用辛温药物，达到温阳散寒之功。不过，具体配方及比例要依据病症而定。由于三伏贴具有副作用少、费用低廉、操作简便、安全有效、老少咸宜等优点，目前已被越来越多的患者所接受。在我国很多地区，人们都有贴三伏贴的习惯，在"头伏""二伏"和"三伏"等特定时间到中医院贴三伏贴。为了方便群众，一些医院还在夏季入伏时节举办"三伏贴"活动，或设立专门的"三伏贴"临时门诊。

（李瑞锋　王红漫）

第五章

医疗制度与卫生服务体系

第一节 多层次医疗保障体系

> "全民健康覆盖：每一个人，每一个地方"与天不老，与国无疆！
>
> ——王红漫《大国卫生之道》

本节将重点围绕我国多层次医疗保障体系的内涵、社会意义、体系内容以及国内外发展现状进行介绍。

一、多层次医疗保障体系的内涵

医疗保障作为社会保障制度的重要组成部分，是保障社会成员健康、保障劳动力资源，从而促进经济发展的重要社会制度。综观各国实践，医疗保障制度均呈现出政府责任强弱与公平性强弱正相关规律，凡政府负责或主导的医保制度均以追求公平为目标，凡市场主导的医保制度则以追求效率为目标，而介于两者之间的制度安排可称为政策型保障。对医疗保障多层次体系中的层次结构的理解应立足于公平性强弱和政府在其中扮演的角色。我国已建立起医疗救助、基本医疗保险、补充医疗保险、大病保险等多层次的医疗保障体系。根据中共中央、国务院印发的《关于深化医疗保障制度改革的意见》（以下简称《意见》）精神，"多层次"医疗保障体系是医疗保障体系纵向的延伸，是以基本医疗保险为主体、医疗救助为托底，补充医疗保险、商业健康保险、慈善捐赠、医疗互助共同发展的保障体系，是以满足社会成员不同层次的疾病保障与健康服务需求为目标的制度安排构成的一个整体。

二、构建多层次医疗保障体系的意义

第一，促进居民健康与社会和谐稳定。健康中国战略提出了"共建共享，全民健康"战略目标，通过以政府主导，多方参与的方式推进"普及健康生活，优化健康服务，完善健康保障，建设健康环境，发展健康产业"等核心内容。健康保障是减轻群众就医负担、促进居民健康、增进民生福祉、维护社会和谐稳定的重大制度安排。

第二，满足人民多样化健康保障需求。医药的创新发展对保障人民生命健康至关重要。随着经济水平的提高，医疗技术的日益进步，新技术不断出现，而新技术、新药品的价格也往往比较昂贵，已超出基本医疗保险基金的承担范围，但同时老百姓的医疗需求也日益增长，单一支付方不能满足未来多样化的医疗需求，这时候就需要通过一些补充医疗保险来进行有益的补充。

第三，促进健康行业稳定可持续发展。通过政府、企业甚至保险公司各种力量的介入缓解日益增长的医疗费用的负担的压力，是市场经济的共同经验。而健康保障作为一种第三方付费机制,通过经济杠杆作用同时引导供需双方的医疗行为,促进公平、可及、高效的医疗保障体系发展,并作为连接健康服务、健康生活和健康产业的核心模块发挥作用。

第四,提高医保风险分摊与责任共担。在一些发达国家,随着社会经济的发展,贫富差距扩大,社会上出现了相当数量的弱势群体,该群体是指由于自然经济、社会和文化方面的低下状态,而难以像正常人那样去化解社会问题而造成的压力,导致其陷入困境和处于不利的社会地位。在城乡统筹发展中,我国提出共同富裕战略部署,提前10年实现联合国2030年可持续发展议程的减贫目标,完成全面建成小康社会的历史任务。为避免相对贫困人口和残疾人在内的弱势群体因负担医疗费用而放弃治疗,或因就医看病而返贫,国家建立多层次医疗保障,妥善解决好他们的医疗救助。

三、我国多层次医疗保障体系建设和发展

改革开放以来,我国在积极借鉴发达国家经验的基础上,逐步探索和完善医疗保障制度,形成了与市场经济体制相适应、具有中国特色的多层次现代医疗保障制度。具体而言,制度建设经历了改革探索、初步形成、不断完善、深化改革四个发展阶段。

1998年我国开始建立城镇职工基本医疗保险制度,2003年启动了新型农村合作医疗制度试点,2007年10月又启动了城镇居民基本医疗保险制度,建立了城乡医疗救助制度,我国的全民医疗保障体系的轮廓已经显现。党的十九大以来,出台了一系列政策举措,全面推进医疗保障制度改革,优化制度设计与治理结构,推动医疗保障的高质量发展。党的二十大报告指出,我国已建成世界上规模最大的社会保障体系、医疗卫生体系。与此同时,我国的医疗保障体系也在不断完善,主要体现在以下四个方面。

一是医疗保障管理体制改革取得重大进展。在2018年的机构改革中,成立了国家医疗保障局,整合了原来由人力资源和社会保障部、国家卫生和计划生育委员会、国家发展和改革委员会、民政部等部门的医疗保障管理职责,统筹推进“三医联动”改革。

二是充分发挥医疗保障的反贫困作用。在反贫困过程中,注重发挥医疗保障的作用,减轻贫困人口的医疗负担,防止“因病致贫、因病返贫”现象的发生。2018—2020年,国家医疗保障局等部门连续发布多项医疗保障反贫困的政策文件,提出一系列推进医疗保障反贫困的举措。

三是完善医疗保障待遇补偿机制。探索建立医疗保障待遇清单制度,确定了基本医疗保障的内涵,厘清了待遇支付的边界,明确了政策调整权限,规范了医疗保障决策制定流程。同时,深入推进支付方式改革,全面推行以按病种付费为主的多元复合式医保支付方式。建立健全职工基本医疗保险门诊共济保障机制,强调建立完善职工医保普通门诊费用统筹保障机制。

四是先后采取了跨省异地就医直接结算、药品耗材集中采购、医保目录调整等重大举措。我国医疗保障制度日益健全,人民的医疗服务需求大幅释放,群众就医负担持续大幅减轻,全民健康水平显著提升。

四、我国多层次医疗保障体系的内容

（一）第一层次是国家举办的基本医疗保障制度

它由三个板块构成，即基本医疗保险、大病保险和医疗救助。其中，第一板块基本医疗保险又分为两个制度，即城镇职工基本医疗保险、城乡居民基本医疗保险。这个板块是中国医疗保障制度的主体部分，国家医疗保障局《2021 年全国医疗保障事业发展统计公报》显示，截至 2021 年底，基本医疗保险参保人数达 136 297 万人，参保覆盖面稳定在 95% 以上，且参保人数持续增加。职工基本医疗保险制度是依法对职工的基本医疗权利给予保障的社会医疗保险制度，是通过法律、法规强制推行的，实行社会统筹医疗基金与个人医疗账户相结合的基本模式，与养老、工伤、失业和生育保险一样，都属社会保险的一个基本险项。建立城镇职工基本医疗保险制度的原则是：基本医疗保险的水平要与社会主义初级阶段生产力发展水平相适应；城镇所有用人单位及其职工都要参加基本医疗保险，实行属地管理；基本医疗保险费由用人单位和职工双方共同负担；基本医疗保险基金实行社会统筹和个人账户相结合。截至 2021 年底，职工医保参保人数 35 431 万人，比上年增加 976 万人，增长 2.8%，其中，在职职工 26 106 万人，比上年增长 2.7%；退休职工 9 324 万人，比上年增长 3.3%。在职退休比为 2.80，较上年下降 0.02（图 5-1）。

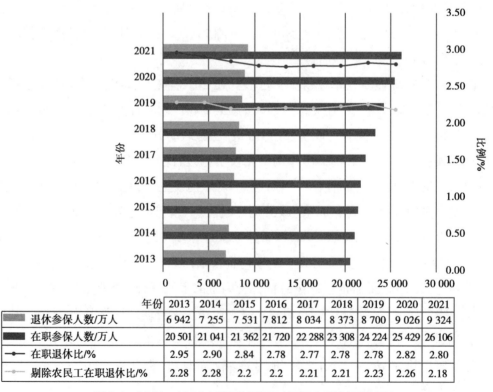

年份	2013	2014	2015	2016	2017	2018	2019	2020	2021
退休参保人数/万人	6 942	7 255	7 531	7 812	8 034	8 373	8 700	9 026	9 324
在职参保人数/万人	20 501	21 041	21 362	21 720	22 288	23 308	24 224	25 429	26 106
在职退休比/%	2.95	2.90	2.84	2.78	2.77	2.78	2.78	2.82	2.80
剔除农民工在职退休比/%	2.28	2.28	2.2	2.2	2.21	2.21	2.23	2.26	2.18

图 5-1　2013—2021 年我国城镇职工医保参保情况统计图
数据来源：国家医疗保障局. 2021 年全国医疗保障事业发展统计公报.

城乡居民基本医疗保险是整合城镇居民基本医疗保险（以下简称城镇居民医保）和新型农村合作医疗（以下简称新农合）两项制度，建立统一的城乡居民基本医疗保险（简称城乡居民医保）制度。截至 2021 年底，城乡居民基本医疗保险参保人数 100 866 万人，比上年减少 0.8%。2021 年，居民医保基金收入 9 724.48 亿元，支出 9 296.37 亿元，分别比上年增长 6.7%、13.9%。2021 年，居民医保基金当期结存 428.10 亿元，累计结存 6 716.58 亿元。2021 年，居民医保人均筹资 889 元，且住院报销水平持续提升，收支结余向着良性运行发展（图 5-2）。2022 年 7 月 8 日，国家医疗保障局发布《国家医保局　财政部　国家税务总局关于做好 2022 年城乡居民基本医疗保障工作的通知》（医保发〔2022〕20 号），要求 2022 年继续提高城乡居民基本医疗保险筹资标准，各级财政继续加大对居民医保参保缴费补助力度，人均财政补助标准新增 30 元，达到每人每年不低于 610 元，同步提高个人缴费标准 30 元，达到每人每年 350 元。这显示了政府对于该群体医疗保障的高度重视。

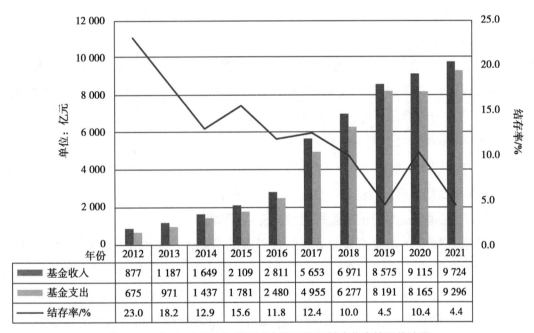

图 5-2　2012—2021 年我国城乡居民医保基金收支情况统计图
数据来源：国家医疗保障局. 2021 年全国医疗保障事业发展统计公报.

第二板块是大病保险，它也由三个制度构成：对城乡居民而言，这个制度称之为城乡居民大病保险，对城镇企业职工称之为职工大额医疗费用补助，对机关事业单位称之为公务员医疗补助。第二板块的功能是对年度医疗费用超过封顶线以上的部分进行二次报销，由于城乡居民大病保险没有单独的筹资方式，职工大额医疗费用补助和公务员医疗补助的筹资方式是与第一板块绑定的，所以第二板块也可称之为第一层次的延伸部分。大病保险是对城乡居民因患大病发生的高额医疗费用给予报销，避免因为疾病陷入经济困境。2012 年 8 月 24 日，国家发展和改革委员会、卫生部、财政部、人力资源和社会保障部、民政部、保险监督管理委员会等六部门《关于开展城乡居民大病保险工作的指导意见》发布，明确针对城镇居民医保、新农合参保（合）人大病负担重的情况，引入市场机制，建立大病保险制度，减轻城乡居民的大病负担，大病医保报销比例不低于 50%。随着全民医保体系的初步建立，人民群众看病就医有了基本保障。

城乡居民大病保险，是在基本医疗保障的基础上，对大病患者发生的高额医疗费用给予进一步保障的一项制度性安排，可进一步放大保障效用，是基本医疗保障制度的拓展和延伸，是对基本医疗保障的有益补充。开展这项工作，是减轻人民群众大病医疗费用负担，解决因病致贫、因病返贫问题的迫切需要；是建立健全多层次医疗保障体系，推进全民医保制度建设的内在要求；是推动医保、医疗、医药互联互动，并促进政府主导与市场机制作用相结合，提高基本医疗保障水平和质量的有效途径；是进一步体现互助共济，促进社会公平正义的重要举措。

第三板块是医疗救助，这是一个非缴费型的社会救助制度，资金完全来自财政转移支付，其功能是对就诊困难人员进行资助。我国医疗救助基金增长速度快，2012 年我国医疗救助总金额为 230.6 亿元，到 2020 年增长到 546.8 亿元。由国家举办的第一层次三个板块具有"三重保障功能"，这个三重保障功能分别体现了基础性、普惠性和兜底性的功能。医疗救助是指国家和社会针对那些因为贫困而没有经济能力进行治病的公民实施专门的帮助和支持。它通常是在政府有关部门的主导下，社会广泛参与，通过医疗机构针对相对贫困人口的患病者实施的恢复其健康、维持其基本生存能力的救治行为。由于救助对象是相对贫困或优抚者之中的疾病患者，即贫病交加者，所以很容易得到社会尤其是慈善者的捐助。

医疗救助在我国现阶段具有不可替代的作用，而且并非所有的城镇职工均参加了保险。所以，无论是在城市还是在农村，医疗救助都是社会救助中非常重要的一项内容。

（二）第二层次是雇主举办的制度即企业补充医疗保险

企业补充医疗保险是企业在参加基本医疗保险的基础上，国家给予政策鼓励，由企业自主举办或参加的一种补充性医疗保险形式。它由两个制度构成：一是在国家给予税收优惠政策支持下由雇主自愿举办或参加的补充性医疗保险制度，体现的是企业的福利性质；一是由企业为职工购买的商业健康保险，一般是以团险的形式，属于市场化的福利。按规定参加各项社会保险并按时足额缴纳社会保险费的企业，可自主决定是否建立补充医疗保险。补充医疗保险基金，用于企业按规定参加当地基本医疗保险，对城镇职工基本医疗保险制度支付的待遇以外，由职工个人负担的医药费用的适当补助，减轻参保职工的医疗费负担。企业补充医疗保险费在工资总额 4% 以内的部分，企业可直接从成本中列支，不再经同级财政部门审批。企业补充医疗保险办法应与当地基本医疗保险制度相衔接。企业补充医疗保险资金由企业或行业集中使用和管理，单独建账，单独管理，用于本企业个人负担较重的职工和退休人员的医疗费补助，不得划入基本医疗保险个人账户，也不得另行建立个人账户或变相用于职工其他方面的开支。财政部门和劳动保障部门要加强对企业补充医疗保险资金管理的监督和财务监管，防止挪用资金等违规行为。

（三）第三层次是商业健康保险

包括普通商业健康保险和目前已经实行了若干年的个人税收优惠商业健康保险。商业健康保险是以被保险人的身体为保险标的，保证被保险人在疾病或意外事故所致伤害时的直接费用或间接损失获得补偿的保险，包括医疗意外保险、疾病保险、医疗保险、收入保障保险和长期看护（照护）保险等。疾病保险指以疾病的发生为给付条件的保险；医疗保险指以约定医疗的发生为给付条件的保险；收入保障保险指以因意外伤害、疾病导致收入中断或减少为给付保险金条件的保险；长期看护（照护）保险指以因意外伤害、疾病失去自理能力导致需要看护为给付保险金条件的保险。我国商业健康保险事业发展速度较快，根据国家医疗保障局统计，2020年全国有超过15家商业保险机构承办大病保险等业务，覆盖超过12亿人，惠及近3 000万人。

商业健康保险的主要形式为保险公司根据合同约定，当被保险人死亡、伤残、疾病或达到约定的年龄、期限时承担给付保险金，由投保人自愿投保，个人向保险公司支付保险费。尽管社会医疗保险具有覆盖面广、对投保人群不设限制，保费相对低廉，赔付门槛较低等优点，但也存在一些不足之处。首先，社会医疗保险保障水平较低。社会医疗保险支付的标准是以保障被保险人基本生活为前提，这对于追求高品质生活的投保人来说远远不够。其次，社会医疗保险种类、功能单一，以"社会公平"为原则，无法满足社会各阶层的不同要求。而商业健康保险通过设计不同的费率、不同的产品，给客户提供了更多的选择。总而言之，社会医疗保险重在保障，商业健康保险重在赔偿，两者各行其道，相辅相成。

（四）第四层次为慈善和互助层次

慈善捐赠和医疗互助作为多层次医疗保障体系中的补充部分，是一个来自社会和市场化的医疗保障形式，称之为"第四层次"。慈善捐赠是出于人道主义动机，捐赠或资助慈善事业的社会活动。公共关系的慈善捐赠工作除了捐赠现款与实物外，还常常借助传播媒介如广播、电视、报刊等宣传慈善事业，引起社会公众对慈善事业的关心与支持，普及人道主义及社会公益思想，从而改善慈善机构的物质条件，创造良好的社会环境，弘扬正义与爱心。

医疗互助又称为大病医疗互助，是指城镇职工在参加基本医疗保险的基础上，为解决参保患者超过基本医疗保险统筹基金最高支付限额以上的医疗费问题而设立的一种社会医疗互助制度，以保障职工的大病医疗需求。我国医疗互助发展迅速，在2015年我国职工医疗互助收入为248 842.4万元，互助金支出为231 376.4万元，参保人次为3 794.0万，受益人次为426.1万。而到2020年，互助收入与支出分别达到了465 225.4万元、403 068.8万元，参保与受益人次分别达到4 625.3万、848.2万。在解决城镇职工大病救助和缓解因病致贫方面发挥了重要作用。需要明确的是，医疗互助和医保都属于社保范畴，两者可以相互补充，为参保人员提供大病、小病医疗保障；医保是强制性的，而医疗互助是自愿的，用于职工间的互助。它一般来说是个人缴费，如何参保、缴费标准以当地社保政策为准。

整体来看，四个层次的医疗保障被纳入一个框架里，共同形成我国多层次医疗保障体系，既有主次之分，又相互补充，详见表5-1和图5-3。家庭如果参与的层次较多，形成叠加式的医疗保障，未来在遭受重大疾病和突发意外的冲击时，可以从多方获得经济补偿，家庭负债和收入受到的负面影响会减弱，对缓解家庭金融脆弱性的效果会越强。

表 5-1 我国多层次医疗保障体系的基本构件

层次	功能	板块	制度	主办者	备注
第一层次： 基本医疗保障制度	基础性	主体部分： 基本医疗保险	（1）城镇职工基本医疗保险 （2）城乡居民基本医疗保险	政府	城乡居民基本医疗保险有部分财政补贴
	普惠性	延伸部分： 大病保险	（3）城乡居民大病保险 （4）职工大额医疗费用补助 （5）公务员医疗补助		
	兜底性	兜底部分： 医疗救助	（6）医疗救助		财政补贴
第二层次： 企业补充医疗保险	补充性		（7）企业补充医疗保险制度 和团体健康保险	雇主	税收政策支持
第三层次： 商业健康保险			（8）普通商业健康保险 （9）个人税收优惠健康保险	个人	个人家庭安排
第四层次： 慈善和互助			（10）慈善公益捐赠 （11）医疗互助	社会/企业	社会制度安排

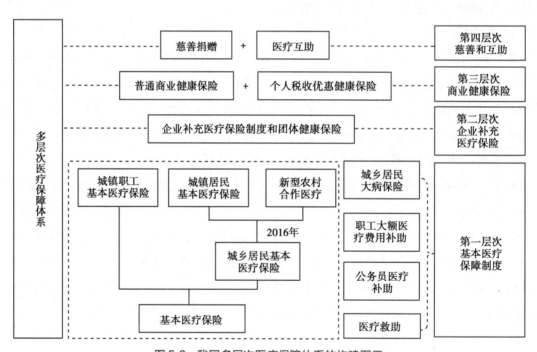

图 5-3 我国多层次医疗保障体系的构建图示

五、我国多层次医疗保障体系的特点

1. 适宜水平广覆盖 这是由生产力发展水平和经济条件决定的。新中国成立以来，特别是 1978 年以来，我国国民经济快速发展，有些经济指标已进入世界前列，但人均依然较低。2021 年国内生产总值（GDP）为 1 143 670 亿元，世界排名跃居第二位。但是我国平均 GDP 仅为 80 976 元，按照平均汇率计算，我国的人均 GDP 达到了 12 551 美元。针对东、中、西部不同省、自治区及其内部不同市、县之间的差距,我国已经建立全球最大的适宜水平广覆盖的多层次医疗保障体系。

2.**福利性**　基本医保体系中,除了以商业医保为主的附加保险外,其他形式的补充医保均属于医疗福利范畴,是以政府作为最大的买方为前提的。国家不仅要对相对贫困人群的医疗救助以及公共卫生服务提供财政资金,而且还要对公务员医疗补助、城乡居民医疗保险以及城镇职工医疗保险等提供资金补贴或担保。

知识窗　医疗保障的社会福利性

在多层次的医保体系中,政府对城乡居民医保的经济责任,主要体现在公共卫生服务、医疗救助、城镇职工和城乡居民医保制度上。其中,城乡公共卫生服务的提供、城市社区与农村卫生院提供的基本医疗服务,以及城乡医疗救助制度的资金来源,均由各级政府的财政直接拨付与补贴,是卫生福利性的明显体现;同时,政府城乡居民医保也给予直接资金补贴;对城镇职工等三大医保制度的管理运行费用也予以补助,这也是福利性的具体体现。另外,政府还通过各种方式向社会筹资或接受社会团体捐助,扩大政府履行责任所需的人力、物力和财力资源。

3.**形式的多样性**

(1)多层次的医疗保障体系本身就要求其形式多样化。

(2)基本医保难以满足不同收入水平居民的不同医疗需求,在基本医保之外还有特殊或享受型的医疗需求,应由其他形式的医保来填补。

(3)不仅医保体系中的每一项制度或项目不同,而且每一项制度在各地实施时其形式也是多样化的。

(4)灵活多样的就业形式客观要求有与之相适应的多层次、多形式、多项目的医保体系。当前我国公民的就业格局发生了很大变动,就业形式更加多样化、灵活化。

4.**家庭性**　它是最原始的医疗保障方式,是家庭成员的法定责任和道德义务,是医疗风险分散、化解的基础,具有保障面广、形式多样、符合中国文化传统等特点,是现代医保体系不容忽视的重要层次。

知识窗　医疗保障体系建设政策法规

六、国外典型医疗保障制度特点及启示

世界上大多数国家的医疗保障体系都呈现多层次,这是由社会保障制度的多层次性所决定的。多层次的医疗保障体系,一方面源于医疗保障筹资的多元化,另一方面也是为了满足不同收入人群的不同医疗保障现实需求。正如美国著名经济学家马丁•费尔德斯坦(Martin Feldstein)所言,"没有一个国家的医疗保障制度是完美的和可以直接作为榜样模仿的",但各国医疗保障制度演变过程中的趋同性,以及制度融合过程中的共有规律,对我们借鉴吸收其经验,又快又好地健全我国医疗保障体系具有重要的参考意义。按照资金筹集角度,学者常规地将医疗保障制度分成四种:国家卫生服务模式(英国模式)、商业医疗保险模式(美国模式)、社会医疗保险模式(德国模式)和储蓄积累医疗保险模式(新加坡模式)。

1. **国家卫生服务模式**　国家卫生服务模式是以英国为代表,澳大利亚、加拿大等英联邦国家大多数利用这种保障体系,它的理论基础为《贝弗里奇报告》中所列出的福利国家论。英国1948 年通过的《国民医疗服务法》,把国家卫生服务模式作为医疗保障制度的主要内容。在这种模式下的医疗费用支出占全国卫生保健总体支出的 90% 还多,基本形成免费医疗体系。在这种体系中,涵盖了三级医疗机构、教学医院、社区医院和社区诊所;卫生服务的重点是社区保健;采用国家中央集权控制卫生资源分配,医和药完全分开,在全国范围内实行医疗服务和资金统一管理,医院既是服务机构又可以提供资金保障。它的优点是医疗费用低廉、全面覆盖;缺点是效率低下,医生工作积极性不高,患者看病等候时间过长,大众满意程度低。

2. **商业保险模式**　商业保险模式是一个多元化的医疗保障模式,以美国为代表。美国的医疗保障体系一直处于不断变革中,至今没有形成全国统一的全民医疗保障模式。医疗保障体系分为私人计划和政府计划两部分。它的管理形式多样,依据不同管理机构的形成和发展过程分为三种方式,即按诊疗项目支付的传统医疗保险模式、集约化服务体系和健康维持组织模式。美国主要是市场经济,它的公共社会资源基本上只负担穷人、老年人和残障人员,政府计划只涵盖了 25% 的国民,大多数人是利用如商业保险来获取医疗保障;私人保障计划涵盖了 60% 的民众,主要由雇主利用商业保险的方法给职员提供医疗保障。这种体系的优点是由政府来承担有限的责任,公共资源得到节约;缺点是医疗费用昂贵,缺乏政府主导,仍有部分人群没有任何医疗保障。

3. **社会保险模式**　德国是实行社会保险模式的典型代表,早在 1883 年实行的《疾病社会保险法》就代表了其现代社会医疗保障制度实施的开始。随后,日本、法国、韩国等大部分国家都运用这一保障模式,建立了不同类型的医疗保障体系。它的主要优点包括:可以精准定位医疗救助群体,德国法定健康保险的保障水平与公民收入挂钩,能够精准保障低收入群体;其次,强调产品与服务创新,德国公民可在固定保费下自由选择疾病基金会,所以疾病基金会需要以客户为中心,不断创新产品和服务,并允许商业健康保险公司经营承办医疗服务机构和健康管理机构,为公民提供更优质和连续性的预防保健、基础医疗以及保险服务。缺点是私人医疗保险通常采取健康体检筛选参保人并实施与健康状况相关的风险保费,使法定医疗保险面临更多的

逆选择风险,并导致收支问题矛盾突出。

4. 储蓄积累型模式　新加坡实行的保健储蓄医疗保险制度是储蓄积累型模式的典型代表。1983 年,新加坡卫生部发布《国家健康计划蓝皮书》(*The National Health Plan—A Blue Paper*),提出要建立强制性医疗计划——保健储蓄计划,将原先由政府承担的医疗保障政策负担转移到个人和雇主。1984 年,由新加坡中央公积金局负责,保健储蓄计划正式实施。由于保健储蓄计划共济性较弱,1990 年,新加坡推出了具有社会统筹性质的健保双全计划(Medishield),又称为大病保险计划。考虑到低收入弱势群体的医疗需求,1993 年,新加坡政府设立保健基金(Medifund),在保健储蓄计划和健保双全计划均无法提供保障的情况下发挥兜底作用。2015 年,新加坡卫生部将健保双全计划升级为终身健保计划(Medishield Life)。至此,新加坡形成了以保健储蓄计划(Medisave)为基础,终身健保计划(Medishield Life)和保健基金计划(Medifund)为补充的"3M"医疗保健体系,同时辅以增值健保双全计划、乐龄健保计划/乐龄健保补充计划等其他配套保障计划,形成强大的医疗保障网。

5. 发达国家社会保障经验　发达国家医疗保障体系各具特色,多层次的保障制度并行,各层次之间互为补充甚至竞争,以适应不同群体的差异化保障需求。具体来说,表现出以下共同特征。

(1)坚持底线思维:公共医疗保障制度由具有普遍性与基本性特征的社会保障向保障底线公平的社会保护转变,并在维持较低保费的情况下广泛覆盖,强调社会参与和责任分担,将个性化保障留给补充保险。

(2)扩大保障范围:除医疗服务外,将预防、保健、护理等服务纳入保障范围。

(3)提升保障效率:引入私营医疗保险机构,促进公共医疗保障体系的市场化,提升服务与管理效率。

(4)创新保险产品和服务:强调商业健康保险的产品创新,并细分风险领域,为需方提供全方位、多层次的医疗保障服务。

知识窗　全民健康覆盖

【案例】

病魔无情　人间有爱——柳州市秀梅一家的医保扶贫故事

(案例来源:国家医疗保障局网站,医保扶贫暖心故事)

"她才十九岁啊!我们怎能放弃?"秀梅爸爸一说起女儿秀梅(化名)就禁不住老泪纵横。秀梅就读于柳州市卫生学校,正值生命中最美好的年纪,梦想着成为一名白衣天使。不幸的是,2019 年 8 月,秀梅突感身体不适,在柳州市人民医院确诊为"骶尾部骨巨细胞瘤",急需手术治疗。这一消息如晴天霹雳,几乎将这个普通农村家庭摧毁。

秀梅的奶奶、爸爸患有长期慢性病，不能干重活，一家三口的主要收入来源是家里的 5 亩甘蔗地。秀梅这场突发大病，给一家人再添新愁。秀梅爸爸四处借钱，带着她辗转在南宁、柳州多家大医院进行治疗，手术、化疗……高昂的医药费用，让这个家变得捉襟见肘。

2019 年 12 月，愁眉不展的一家人迎来了转机，秀梅家被纳入低保户，领到了低保生活补助；秀梅也被柳城县医保局列为医疗救助对象，得到了一系列就医协助和指导，享受到医保扶贫政策综合保障。2019—2020 年，秀梅治病期间共发生医疗费用 28.35 万元，其中绝大部分得到了报销，基本医保、大病保险和医疗救助三重保障合计支付 24.29 万元，个人支付 4.06 万元，个人负担大大减轻。2020 年 11 月，柳城县医保局主动与县、乡镇扶贫办说明情况，提供秀梅的医疗费用清单等材料，根据政策规定，秀梅一家被纳入了防止返贫重点监测边缘户，可享受相应的扶持政策，秀梅后续的康复治疗费用也有了保障。

经过多次手术和化疗，逐渐康复的秀梅开始在家调养。县医保局在回访时发现秀梅因长期卧床，双下肢出现了肌肉萎缩，还特意安排了单位的医学专业同志上门，手把手教她肌肉按摩放松手法，同时向其家人讲解正确的用药知识，帮助她更快恢复健康。

回想起四处求医治病的这段日子，秀梅满是感慨：人来世上走一遭，不是那么容易的事情，与病魔作战哪能轻易就放弃，感恩奶奶和爸爸的不放弃，感谢国家的好政策，还有所有关心我、帮助我、鼓励我的"亲人"们，有大家的不放弃，才有了我的今天！

病魔无情，人间有爱。柳城医保人践行保障人民健康的使命，以实际行动把医保政策落到实处，为一个又一个困境家庭及时送去国家、社会的温暖。在国家系列扶贫政策保障下，千千万万个"秀梅"重新燃起了对未来生活的期待与希望。

知识窗　2022 年 7 月，英国英格兰超 670 万人等待就医，达 15 年最高值

（李星明　王红漫）

第二节　公共卫生与临床医疗

> 先其未然谓之防，发而止之谓之救，行而责之谓之戒。防为上，救次之，戒为下。
> ——荀悦《申鉴·杂言》

当面临重大突发公共卫生事件时，公共卫生体系报送的疾控信息是否能及时转化为防控行动、医疗服务体系的公共卫生职能是否能得到有效履行、救治患者所需的临床医疗是否能衔接到位……这些问题暴露出各国医疗机构和公共卫生机构长期以来独立发展，造成了两个机构和学科之间有所脱节甚至割裂的现实，需要我们重新思考公共卫生和临床医疗之间的协同关系。因此，了解公共卫生和临床医疗的内涵与发展，对于促进公共卫生与临床医疗进一步协同，提高传染病防控能力以及慢性病管理效果有着重要的作用和意义。本节将重点围绕公共卫生与临床医疗的概念内涵、二者协同发展进行介绍。

一、公共卫生的内涵、作用及现状

（一）公共卫生的概念

公共卫生是关系到一个国家或一个地区人民大众健康的公共事业，是以社会为对象，以行政管理、法规监督、宣传教育为手段，通过宏观调控协调社会力量，改善社会卫生状况，提高全民健康水平的一种社会管理职能。公共卫生就是政府履行社会责任，以确保提供给人民维护健康的条件，这些条件包括生产、生活环境、生活行为方式和医疗卫生服务。因此，公共卫生维系着人群健康和生产力发展，深刻影响着经济和社会发展。公共卫生作为最具成本效益的公共产品，必须优先选择和发展。公共卫生建设关系人民的健康，事关群众的切身利益，对于构建和谐社会、平安中国和健康中国具有重要的战略意义。

1. 国外学者对公共卫生的概念界定　美国公共卫生领袖人物，耶鲁大学公共卫生教授温斯洛（Charles-Edward A. Winslow），在 1920 年描述了什么是公共卫生和公共卫生应该怎么做，这是现代公共卫生界引用最多的一个公共卫生定义。温斯洛将其定义为："公共卫生是通过有组织的社区努力来预防疾病、延长寿命、促进健康和提高效益的科学和艺术。这些努力包括：改善环境卫生，控制传染病，教育人们注意个人卫生，组织医护人员提供疾病早期诊断和预防性治疗的服务，以及建立社会机制来保证每个人都达到足以维护健康的生活标准。以这样的形式来组织这些效益的目的是使每个公民都能实现其与生俱有的健康和长寿权利。"

温斯洛的定义，包括了公共卫生的早期目标（控制传染病和环境卫生），以及当前越来越重要的健康促进、基本医疗服务等工作，明确指出社会环境与健康的密切关系。"科学和艺术""有组织的社区努力""建立社会机制"和"与生俱有的健康和长寿权利"四个关键词点出了公共卫生的本质，以及解决问题的途径和使命。

关键词之一："科学和艺术"，明确了公共卫生的本质既是"科学"又是"艺术"。根据《现代汉语词典》，科学被解释为"反映自然、社会、思维等的客观规律的分科的知识体系"，包括自然科学和社会科学两大体系。而艺术则是人的知识、情感、理想、意念综合心理活动的有机产物，是人们现实生活和精神世界的形象表现。科学借助人类的理性反映客观世界的规律性，是否科学是可以验证的。艺术借助人类的灵感来构思和展现世界的美好，是否得到欣赏取决于每个人自己的体验。《辞海》中，科学的定义为"运用范畴、定理、定律等思维形式反映现实世界各种现象的本质和规律的知识体系"，艺术为"富有创造性的方式、方法"。因为公共卫生的服务对象是人群，要在人群中预防疾病、延长寿命、促进健康和效益，离不开对客观世界中群体健康和疾病规律的发现（科学），也离不开主观世界的创造和表达（艺术），更离不开被服务对象的理解与感受。总之，从事公共卫生事业既需要广博的自然科学和社会科学知识，又需要有人文学科基础；既需要抽象思维的理性智慧，又需要形象思维的创造能力。

关键词之二："有组织的社区努力"，明确了公共卫生解决问题的途径。公共卫生要综合治理影响群体健康的问题，涉及面广，个体不可能也没有能力单枪匹马地去完成。因此公共卫生需要整个社区参与，有组织、有计划地去解决问题。只有人人参与，才能人人健康，才能使整个群体都能生存和发展。

关键词之三："建立社会机制"，要保证每个人都达到足以维护健康的生活标准，必须通过建立社会机制予以保证，否则只能是昙花一现的行为或良好的愿望而已，没有可持续性。

关键词之四："与生俱有的健康和长寿权利"明确了公共卫生的使命。人类社会的工业化、城市化和全球化进程就像双刃剑一样，一方面是地球人的福音，另一方面也在威胁和损害着群体"与生俱有的健康和长寿权利"。现代公共卫生就是为了保护所有人"与生俱有的健康和长寿权利"而诞生的。

2. 国内学者对公共卫生的概念界定　我国早在《易经》里就提出"君子以思患而豫防之"，最早的医学典籍《黄帝内经》更是指出"是故圣人不治已病治未病，不治已乱治未乱，此之谓也"。唐代名医孙思邈又发展为"上工治未病，中工治欲病，下工治已病"。"治未病"强调"重在预防"，是一种保健策略，在保障公共卫生层面具有重要作用。历代医家对"治未病"思想都极为重视，充分说明了医学的两个重要任务即治病与防病，而且后者更为重要。

韩启德在《医学的温度》中指出，轴心时代，医学开始兴起，中国的（预防）医学思想高于西方国家，1500 年以后，西方国家的（预防）医学发展迅速，但是并未与技术相结合，到 19 世纪后叶，技术为预防医学插上了翅膀，西方国家公共卫生措施的发展远远高于中国，直到新冠肺炎疫情的暴发，中国公共卫生措施的发展超过了西方国家，在国际社会中树立了典范。

知识窗　战"疫"（COVID-19）：精准研判

《大国卫生之道》中指出："卫生是人类为疾病医疗、健康关怀提供必要的保障，既可以个人自给，也可以群体和政府提供。在政策层面和法律意义上的个人卫生，便上升为公共卫生。公共卫生在国家社会保障体系中始终占据极其重要的地位。无论是个人还是公共卫生，其常道——就是国民要有贵生思想和康乐环境，更要有健康的习惯，为本。需要国家、社会、个人形成合力，达到人与己、人与人、人与自然、人与信仰的和谐圆融。非常之道——求医问药、卫生改革，为末。"并给出了具体的举措，即"常道为体，非常之道为用"。"常道"不仅仅是生理卫生的问题，也是心理卫生问题；不仅是医药、体育的问题，也是德育和智育的问题；而且重在"育"。这里的"育"有两层含义，一层是正心、诚意、修身，自觉自育；另一层是教育和教化，他觉，既在家庭和中小学乃至大学，教育应该避免形式主义、升学主义和孤立主义；充实青少年的生活内容，职业生活和公民生活(职业生活中包括生产技术与服务精神,公民生活中包括政治常识、民主精神、修辞能力和利用闲暇时间的方法,利用闲暇时间可以保健、审美,使生活更加愉快)——此乃卫生之道的基石。无基的卫生之道,其社会的表征只能是人人都在怨,却谁也怨不着。自育和他育在健康习惯中最重要的是:①清洁——包括居室、衣被、家具、器皿和饮食都能保持清洁;饮食要讲求营养更要有节制,既不可暴饮暴食也不可偏食、厌食。②秩序——起居有常、作息有律,应四时之气,与自然和谐圆融。③平秘——情感和理智能够保持和谐,中国传统哲学强调"阴平阳秘,精神乃治",继承中国传统文化中礼、乐的精髓。礼的作用是节,节制情感;乐的作用是和,调和情感,亦即《中庸》之谓"喜怒哀乐之未发谓之中,发而皆中节谓之和"的人与人之中正仁和。④信仰——是社会的安定力,信仰是人生哲学的基础,没有信仰就失去人生的归宿,社会没有信仰就失去了社会的安定力。

3. 公共卫生中国施策的定义与解释　在2003年7月28日的全国卫生工作会议上,首次提出了公共卫生的中国定义。而产生此定义的背景是中国刚刚取得了抗击"非典"战役的阶段性胜利。在这样的背景下,全国公共卫生专业人员和各级政府官员认真回顾了1949年新中国成立以来我国公共卫生各方面的宝贵历史经验,对现代公共卫生的内涵和外延有了更加深刻的认识,总结出一个既与国际先进理念相符,又便于指导我国公共卫生实践的公共卫生定义。我国对公共卫生的定义如下:公共卫生就是组织社会共同努力,改善环境卫生条件,预防控制传染病和其他疾病流行,培养良好卫生习惯和文明生活方式,提供医疗服务,达到预防疾病,促进人民身体健康的目的。

该定义之后还有一段具体解释:"公共卫生建设需要国家、社会、团体和民众的广泛参与,共同努力。其中,政府要代表国家积极参与制定相关法律、法规和政策;对社会、民众和医疗卫生机构执行公共卫生法律法规实施监督检查,维护公共卫生秩序,促进公共卫生事业发展;组织社会各界和广大民众共同应对突发公共卫生事件和传染病流行;教育民众养成良好卫生习惯和健康文明的生活方式;培养高素质的公共卫生管理和技术人才,为促进人民健康服务。"

该定义兼有历史性、现实性和前瞻性,反映了我国医疗卫生和健康社会学界对现代公共卫生的共识,对于指导我国公共卫生体系建设具有里程碑的意义。该定义首先明确地提出了公共卫生就是要组织整个社会全体成员来预防疾病、促进健康,也就是说,公共卫生建设是一项社会系统工程。该定义还明确指出公共卫生建设的参与者包括国家、社会、团体和民众,并首次明确提出了政府要代表国家对公共卫生负责的概念,界定了政府的五大责任。可以说,这是迄今为止所有公共卫生定义中强调政府责任最明确、最具体的一个。

(二)公共卫生的宗旨与任务

第一,公共卫生的宗旨是保障和促进国民健康,放在框架的最上层。突出了现代公共卫生在人类生存和发展中的必要性和重要性。这也是国家加强公共卫生建设的基本出发点。

第二,框架的第二层是实现宗旨的四项基本任务:①预防控制疾病和伤残;②改善与健康相关的自然和社会环境;③提供基本医疗卫生服务;④培养公众健康素养。以上四项任务囊括了公共卫生要做的全部大事,也提示当前和今后我国公共卫生的主要任务。其中,基本医疗也是公共卫生服务体系的重要一环。

第三,在框架的第三层是公共卫生的支撑基础和工作模式。公共卫生的支撑基础包括"伦理与法制""体系与机构""科学与技术""资源与配置"等四项内容。公共卫生的工作模式为特定的四步工作模式,包括"监测""对策""实施"和"评价"。上述关系按逻辑性有序排列,形成一个有机的整体以预防重大传染病和慢性病的流行与蔓延,有效控制影响城乡居民的健康风险因素。

图5-4全面描述了新时期公共卫生的宗旨和任务。

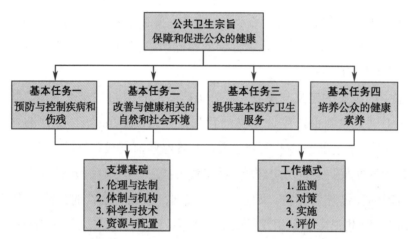

图5-4 公共卫生宗旨、任务、支撑基础和工作模式的框架示意图

(三)公共卫生的作用

公共卫生在任何历史时期都发挥着重要作用,重视公共卫生,则国泰民安,削弱公共卫生建设,则民众健康或将遭受重大损失。具体而言,公共卫生在维护国家和社会发展方面具有如下几个作用。

1.维护社会生产力的重要保障 国家的发展、社会的进步都是由以人为本的社会生产力完成的。健康、高素质的劳动人口则是社会生产力的重要资源,而公共卫生建设又是解放生产力、发展生产力的重要保障。健康权是基本人权,保障全民享有卫生保健是实现社会公平的最基本要求。公共卫生通过对疾病、伤害、伤残的控制和预防,创造维护健康的环境,促进人群健康,提高人民群众生活质量。在人类社会中,保障社会经济发展的第一前提条件,就是让影响人口集聚和生产效率的因素发挥正面效应。而公共卫生建设是其中的关键因素之一,它决定着人口集聚规模、影响着生产效率。2020年,突如其来的新冠肺炎疫情侵袭全球,对全球经济发展乃至人类生产生活方式均产生了重大而深远的影响。我国政府坚持人民至上、生命至上,毫不放松抓好疫情防控各项工作,统筹疫情防控和经济社会发展,在国际社会中树立了典范。

2.最具有成本效益的公共产品 近年来,世界各国卫生资源的有限性与公众卫生需求的无限性这一基本矛盾日益凸显。因此,要合理选择公共卫生工作的重点,才能使有限的卫生资源投入获得尽可能多的产出。卫生实践和统计规律早已证明,在所有医疗卫生干预手段中,以疾病预防控制为核心的公共卫生服务是成本效益最好的,必须优先选择。

3.有利于形成健康的卫生文化 健康教育与健康促进是公共卫生的重要内容之一。它主要通过宣传、讲座、咨询等方式提高人群的健康知识知晓水平,改善人群的生活环境,提高卫生观念和卫生意识,改变不良生活习惯和生活方式,减少疾病发生,形成人人参与、人人行动、人人享有的卫生文化。

知识窗　《阿拉木图宣言》与《阿斯塔纳宣言》

(四)我国公共卫生体系

公共卫生体系是一个国家或地区为了公众健康,由政府主导,相关部门、专业机构、社会组织等各尽其责、协作联动,综合运用法律规制、组织保障、管理机制、资源配置、技术支撑等措施,向全社会提供适宜的公共卫生服务的有机整体。中国的公共卫生体系由八大专业公共卫生机构[疾病预防控制中心、专科疾病防治院(所/站)、健康教育所(站)、妇幼保健院(所/站)、急救中心(站)、采供血机构、卫生监督所(中心)、生育服务机构]、各类专病防办机构、基层医疗卫生机构以及各级医疗机构中的公共卫生处(科)室共同组成。《国务院关于实施健康中国行动的意见》(国发〔2019〕13号)赋予了公共卫生体系的具体职责。该文件明确了十五个专项行动,分别是实施健康知识普及行动、合理膳食行动、全民健身行动、控烟行动、心理健康促进行动、健康环境促进行动、妇幼健康促进行动、中小学健康促进行动、职业健康保护行动、老年健康促进行动、心脑血管疾病防治行动、癌症防治行动、慢性呼吸系统疾病防治行动、糖尿病防治行动和传染病及地方病防控行动。这些行动内容体现了从全方位干预健康影响因素、维护全生命周期健康和防控重大疾病,大都需要由公共卫生体系来承担完成。因此,构建起强大的公共卫生体系,将为维护人民健康提供有力保障(图5-5)。

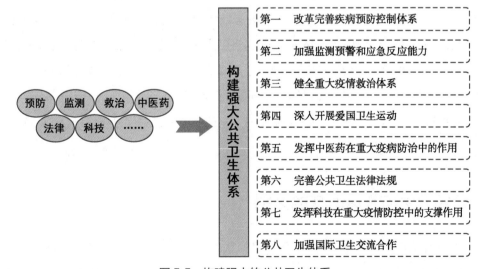

图5-5　构建强大的公共卫生体系

知识窗　世界卫生日与健康的宏观调控

二、临床医疗内涵及建设现状

临床医学是研究疾病的病因、诊断、治疗和预后，提高临床治疗水平，促进人体健康的科学。疾病预防控制体系、突发公共卫生应急管理体系、临床医疗体系是重大疾病防控的"三驾马车"，而临床医疗体系是重大疾病防控的最后一个关口，也是提升临床医疗水平的重要载体。我国临床医疗体系建设包括重大疾病应对与救治的体系和能力建设、传染病专科医院综合救治能力建设、基层医疗卫生机构临床救治承接力建设、医防协同体系与运行机制建设等内容。当前国民健康正面临着社会环境、自然环境、行为方式等因素带来的多重挑战，目前传染病的问题尚未彻底解决、慢性非传染性疾病大行其道、精神疾病具有潜在威胁——即人类面对的"三重疾病负担"，这对临床医疗体系现代化与危机应对能力提出了更高要求。以下是对我国临床医疗体系现状及问题的分析。

临床医疗体系是我国医疗卫生服务体系与公共卫生管理体系的重要方面。建设反应及时、运行顺畅的医疗救治体系是增强临床医疗救治能力的基础，是减少重大疾病病死率的根本保障。我国应对重大疾病的临床医疗体系建设由医疗救治中心、急救医疗系统、传染病专科医院、国家卫生应急救援体系、医联（共）体以及公共卫生与医疗服务的协同体系等 6 大体系组成。当前，我国医疗卫生服务体系规模大，体系结构比较成熟，层次比较健全，具有一定的可及性与可负担性。为进一步体现顶层设计，构建了以国家医学中心为引领，国家区域医疗中心为骨干的国家、省、市、县四级体系。截至 2021 年，全国共有公立医院 11 804 家，民营医院 24 766 家。根据国家卫生健康委员会发布的《2021 年我国卫生健康事业发展统计公报》，医院按等级分：三级医院 3 275 家（其中三级甲等医院 1 651 家），二级医院 10 848 家，一级医院 12 649 家，未定级医院 9 798 家。全国医疗卫生机构床位 944.8 万张，其中：医院 741.3 万张（占 78.5%），基层医疗卫生机构 171.2 万张（占 18.1%），专业公共卫生机构 30.2 万张（占 3.2%）。医联（共）体建设已经全面推开，所有公立医院均参与医联（共）体建设，形成了城市医疗集团型、县域医共体、远程医疗网络、专科联盟 4 种模式，旨在通过核心医院在人员、技术、管理上给予基层机构支持与指导带动其发展。

三、公共卫生与临床医疗的区别

公共卫生和临床医疗均是健康与社会发展领域的分支学科。公共卫生运用管理学、政治学、教育学等多学科的理论和方法探讨公共卫生实践及研究中的问题，包括"应该做什么""应该怎样做""如何监测与督察"等方面内容。而临床医疗则综合考虑疾病本身的医学问题、患者个人偏好及价值观、社会经济背景等情境因素，以帮助患者及其亲属（医疗需求方）、医务工作者及所在医疗机构（医疗提供方）双方达成最佳医疗决策。公共卫生与临床医疗在服务对象、目的、方法和措施等方面均存在不同，前者关注群体利益，后者则偏重患者个体最佳利益。

与公共卫生相比，临床医疗服务对象是患者个体，目的是治疗疾病，诊疗活动中要尊重患者的自主性，保护患者隐私，强调知情同意并达成医患共同决策，诊疗方案注重个体化。而公共卫生服务的对象是全体社会成员，目的是预防与控制疾病。为保障社会公众的安全和利益，公共卫生支持必要时采取具有一定强制性的疾病防控措施，包括实施公共卫生监测和流行病学调查。为配合这些公共卫生措施的实施，必要时医生需把患者信息报告给相关机构。在方法学上，为帮助医疗服务需求方和提供方共同达成最佳医疗决策，临床医疗通常需综合考虑 4 方面因素进行决策：医学指征、患者个人偏好及价值观、生命质量、情景特征，其中情景特征包括资源、分配机制、经济、法律、医疗机构性质等多方面特征。而在公共卫生决策中，资源的总量、可及性及其分配等情景特征所占权重有时会大大超过医学指征等其他因素。

四、公共卫生与临床医学协同

（一）公共卫生与临床医学协同历史

19 世纪以前，临床医学与公共卫生原本是不分家的，那时的医生既能治病又能防病。公共卫生的大多数新思想都来自临床医学，许多疾病的病因和危险因素探索也源于医疗机构的临床医生。

从 19 世纪后期开始，临床医学和公共卫生逐步出现了分裂。1916 年，美国医学领域提出病菌理论，从而使更多医疗学者将目光转向微生物，但是对于微生物的生存环境、宿主变化、对疾病防控的影响却有所忽视。当时医学研究逐渐开始分化，直到当时医学院之外建立起独立的公共卫生学院，标志着两者的正式分裂。临床医学与公共卫生的分化使两者的研发潜力被严重削弱，如果这种情况得不到改变，那么对整体医学事业发展将造成不利影响。

我国在抗击"非典"中吸取了经验，更加重视疾病的预防控制，进行了疾病预防控制体系的改革，成立了从国家到县的四级疾病预防控制中心，以应对突发公共卫生事件。各级疾病预防控制中心与医疗机构也有了一定的合作，开展慢性病和传染病的管理控制工作。

2003 年，国务院颁布《突发公共卫生事件应急条例》，进一步完善了卫生应急体系，同时加强了传染性疾病监测和报告系统的建设。这些措施使我国卫生应急处置能力大幅度提高，参与全球重大公共卫生应急行动已成为常态化。到 2019 年，我国已经建成了全球规模最大、横向到边、纵向到底的传染病疫情和突发公共卫生事件网络直报系统，实现了对法定传染病病例个案信息和突发公共卫生事件的实时、在线监测。从法律上规定了各级公共卫生机构和医疗机构在应对突发公共卫生事件时的职责，这也是医防融合的最基本要求。

（二）公共卫生与临床医学协同的相关概念

"医防协同"是协调临床医学和预防两个领域里的资源一致地完成某一个目标的过程，这个目标就是推进医防融合,从而为居民提供全方位、全生命周期的健康服务。

"医防结合"更侧重于临床医学和预防之间的紧密联系,是解决当前及今后主要健康问题的重要策略——通过整合优化医疗卫生资源,建立以疾病预防控制机构为中心,以医院为疾病监测哨点和临床防治技术支撑,以基层和社区卫生服务机构为网底的疾病综合系统防控团队,向人群提供预防、医疗、健康教育与促进等卫生服务。在实践中,"医防结合"致力于实现医院、基层和社区卫生服务机构及疾病预防控制机构的全方位联动与交融,推进公共卫生事业的发展。

"医防融合"是指医疗服务与公共卫生服务的融合,即医疗、公共卫生相互渗透,融合为一体,强调两者在服务过程中的融合和有效衔接。

从上述发展历程可以看出相关概念的演化——从原有的两个相对独立的部分逐步形成一个交融互通的整体。尤其是在应对突发公共卫生事件时,更强调"医防融合",医防融合体现了医防协同发展的最高目标。因为"医"主要指临床工作,"医"治的是个体;而"防"主要指公共卫生,"防"服务的是人群——其理念是要让百姓不生病、少生病,得病了可以得到合理的诊治,其核心是将预防服务贯穿于临床诊疗的全过程中。医防融合重点在"防",唯有重视疾病的预防,让百姓不生病、少生病,才能最大程度实现人群全生命周期的"大健康";防的重点在于"早",对于突发公共卫生事件要做到早发现,早预警,早隔离,早治疗,从而对其实行有力控制。

知识窗　癌症早发现、早诊断、早治疗的意义如何?

(三)我国公共卫生与临床医学协同现状

取得巨大进步的生物医学,在医学教育、研究和医疗卫生服务中发挥着重大的作用。但是随着社会经济的发展和科学技术的进步,医疗机构的临床医学与公共卫生之间出现了裂痕。2003年"非典"的暴发对全球各国医疗卫生体系医防分离的现状发出了警示,在应对传播速度快、传染性强且潜伏期长的突发重大传染病时,疾病预防机构、基层医疗卫生机构和医院在信息传递、工作分配和分工合作上必须做到迅速有效协同。中国为此提供了一个成功案例,"非典"期间我国公布了首部当日颁布当日实施的《突发公共卫生事件应急条例》(以下简称《条例》),有利打赢了"非典"那场没有硝烟的战争;2010年12月29日国务院第138次常务会议又对该《条例》进行了修正,快速建立起了一个处理公共卫生突发事件的应急法律制度来依法应急,促进了我国公共卫生与临床医学的协同。除了传染病以外,还有影响居民健康的以心脑血管疾病和恶性肿瘤为代表的慢性非传染性疾病,影响其发病和死亡的因素日趋多元化,单纯依靠治疗或者预防无法彻底解决人类所面临的疾病挑战。对此,临床医学与公共卫生的协同发展势在必行。弥合临床医学与公共卫生的分离、裂痕,无论是对医学的自身发展,还是对促进人类健康,以及医疗卫生保健事业的发展均有着重大影响与深远意义。

知识窗　中国国家疾病预防控制局成立　　　　　知识窗　体会"卫生之道在卫生之内,更在卫生之外"

（王红漫　李星明）

第三节　老龄化与健康老龄化

> 把积极老龄观、健康老龄化理念融入经济社会发展全过程。
>
> ——习近平

人口老龄化已成为全球性问题,我国是世界上老年人口规模最大的国家,也是世界上老龄化速度最快的国家之一。国家卫生健康委员会、全国老龄办发布的《2021 年度国家老龄事业发展公报》显示,截至 2021 年末,全国 60 周岁及以上老年人口 26 736 万人,占总人口的 18.9%;全国 65 周岁及以上老年人口 20 056 万人,占总人口的 14.2%。据全国老龄工作委员会预计,到 2050 年我国 60 岁以上人口将达到 4.8 亿人。这对我国经济社会发展和转型带来了巨大挑战。世界卫生组织认为,健康是老年人能够完成特定任务或动作所具备的根本属性和整体属性,全力确保老年人的功能发挥才是健康老龄化的最终目标。

一、概念界定与战略

（一）老龄化

人口老龄化(population aging)表现为老年人口比例增加的人口结构变化。据 1956 年联合国《人口老龄化及其社会经济后果》的划分标准,当一个国家或地区 65 岁及以上老年人口数量占总人口的比例超过 7% 时,意味着这个国家或地区进入老龄化。1982 年维也纳老龄问题世界大会把 60 岁也作为老年人口的起点,即 60 岁及以上老年人口占总人口的比例达到 10% 及以上时,也属于老年型人口。目前国际上对于老龄化的常用标准是,当一个国家或地区 60 岁以上老年人口占人口总数的 10%,或 65 岁以上老年人口占人口总数的 7% 时,即意味着这个国家或地区处于老龄化社会。

（二）健康老龄化

"健康老龄化"(healthy aging)的概念是 1987 年 5 月在世界卫生大会上首次提出,其核心是让老年人生理健康、心理健康、社会适应良好,强调关注老年人的生理年龄和心理年龄,改善其生命质量,减少个体晚年病痛,实现其生理功能、心理认知和社会功能等方面的良好状态。

1992 年联合国第 47 届大会通过《2001 年全球解决老龄问题的奋斗目标》，强调要开展健康老龄化运动。

2015 年世界卫生组织发布的《关于老龄化与健康的全球报告》中，将健康老龄化定义为"发展和维护老年健康生活所需要的功能发挥的过程"。从宏观层面看，健康老龄化是指在老龄化社会中，多数老年人处于生理、心理和社会功能的健康状态。从个体层面看，健康老龄化是指人们在步入老年阶段后，尽可能地在生理、心理、认知等方面保持长久的良好状态，达到健康长寿。

知识窗 《关于老龄化与健康的全球报告》

在我国，党和政府精心谋划、统筹推进，将积极应对人口老龄化上升为国家战略。出台优化生育政策、加快积累人力资本对冲老龄化趋势，修订《中华人民共和国老年人权益保障法》，出台《国家积极应对人口老龄化中长期规划》《关于加强新时代老龄工作的意见》等重要文件，新时代老龄工作政策体系不断完善。

2016 年，中共中央、国务院印发《"健康中国 2030"规划纲要》，提出推动老年卫生服务体系建设等多项举措，旨在促进健康老龄化。2017 年国家卫生和计划生育委员会等部门联合印发的《"十三五"健康老龄化规划》指出，健康老龄化，即从生命全过程的角度，从生命早期开始，对所有影响健康的因素进行综合、系统的干预，营造有利于老年健康的社会支持和生活环境，以延长健康预期寿命，维护老年人的健康功能，提高老年人的健康水平。

2020 年，积极应对人口老龄化上升为我国的国家战略。2022 年 3 月，国家卫生健康委员会等部门联合印发的《"十四五"健康老龄化规划》提出，"十四五"时期是我国积极应对人口老龄化的重要窗口期，其核心任务是提高老年人的主动健康能力，建立综合连续的老年健康服务体系，促进健康老龄化进入新的发展阶段。

2022 年 10 月，国家卫生健康委员会发布的《2021 年度国家老龄事业发展公报》显示，2021 年我国深入实施积极应对人口老龄化国家战略，对新时代老龄工作作出部署，加快建立健全相关政策体系和制度框架，要把积极老龄观、健康老龄化理念融入经济社会发展全过程。公报显示，全国共有国家老年医学中心 1 个，国家老年疾病临床医学研究中心 6 个，设有老年医学科的二级及以上综合性医院 4 685 个，建成老年友善医疗机构的综合性医院 5 290 个、基层医疗卫生机构 15 431 个，设有安宁疗护科的医疗卫生机构 1 027 个，设有老年人"绿色通道"的二级及以上综合性医院超 9 000 个。

2022 年《政府工作报告》明确提出"优化城乡养老服务供给""创新发展老年教育""推动老龄事业和产业高质量发展"等内容，从多角度满足老年人健康服务需求，进一步优化养老服务工作。人口老龄化是我国今后相当长一个时期的基本国情，健康服务是老年人的迫切需求，促进健康老龄化是积极应对人口老龄化的长久之计。面对老龄化社会这一多重复合型问题,我国正通过多措施、多手段、多视角、多维度结合的办法逐步渗透。

二、全球人口老龄化的发展态势

(一)世界人口老龄化概况

随着医疗水平、生活水平的提升及生育率的下降,全球老龄化增速已成大势所趋。1960 年,全世界 65 岁及以上人口占总人口的比例为 4.97%。到 2000 年,世界老年人口占比为 6.89%,40 年间增长了 1.92%。2010—2020 年,全球 65 岁及以上人口占总人口的比例从 7.6% 上升至 9.3%。日本是全球人口老龄化最严重的国家,2020 年 65 岁以上人口占比达 28.7%,位居世界第一。世界卫生组织预测到 2050 年,全球将进入深度老龄化阶段。

(二)我国人口老龄化概况

人口基数大、发展速度快是我国人口老龄化的典型特征。2000 年,我国 60 岁及以上老年人口为 1.3 亿,占比 10.3%;65 岁及以上老年人口 8 827 万人,占比 7.0%。我国自 1999 年迈入老龄化社会后,老龄化程度持续加深。据国家统计局数据显示,2005 年我国 65 岁及以上老年人口突破 1.0 亿人。2010 年,65 岁及以上老年人口达到 1.2 亿人,占总人口的 8.9%。2020 年,65 岁及以上老年人约有 1.9 亿,约占总人口的 13.5%。据国家统计局预测,到 2025 年,65 岁及以上老年人将超过 2.1 亿,占总人口数约 15.0%;2035 年和 2050 年时,65 岁及以上老年人将达到 3.1 亿和接近 3.8 亿,占总人口比例则分别达到 22.3% 和 27.9%。详见图 5-6。

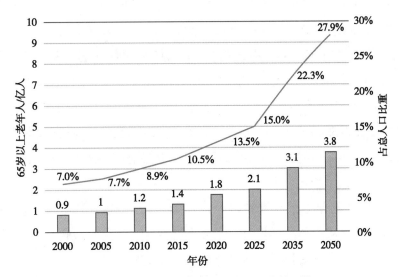

图 5-6 中国老年人口数量变化及趋势测算

数据来源:国家统计局. 全国人口普查公报. 2000—2020.

中国发展基金会. 中国发展报告 2020:中国人口老龄化的发展趋势和政策. 2020.

2020 年第七次全国人口普查数据显示,我国人口老龄化的主要特点有:

第一,老年人口规模庞大。我国 60 岁及以上人口有 2.6 亿人,其中,65 岁及以上人口 1.9 亿人。全国 31 个省份中,有 16 个省份的 65 岁及以上人口超过了 500 万人,其中,有 6 个省份的老年人口超过了 1 000 万人。

第二，老龄化进程明显加快。2010—2020 年，60 岁及以上人口占比上升了 5.44 个百分点，65 岁及以上人口上升了 4.63 个百分点。

第三，老龄化水平城乡差异明显。从全国看，乡村 60 岁、65 岁及以上老人的占比分别为 23.81%、17.72%，比城镇分别高出 7.99、6.61 个百分点。

第四，老年人口质量不断提高。60 岁及以上人口中，高中及以上文化程度的人口占比为 13.90%，比 10 年前提高了 4.98 个百分点。我国人口预期寿命也在持续提高，2020 年 80 岁及以上人口有 3 580 万人，占比为 2.54%，比 2010 年提高了 0.98 个百分点。

人口老龄化是人类社会发展的客观趋势，我国具备坚实的物质基础、充足的人力资本、历史悠久的孝道文化。同时也要看到，我国老年人口规模大，老龄化速度快，老年人需求结构正在从生存型向发展型转变，老龄事业和养老服务还存在发展不平衡、不充分等问题。面对数字化社会的新形势与新挑战，贯彻以人民为中心的发展思想，聚焦老年人在现代化进程中的"急难愁盼"，打破数字技术的不平等，打造高质量的为老服务和产品供给体系，多渠道、多领域扩大数字化社会的适老产品和服务供给，强化应对人口老龄化的科技创新能力等内容将在第六章第二节重点介绍。

三、健康老龄化的综合评估

国际学术界在健康老龄化的测量领域主要涉及四类评估方式：一是测量反映世界卫生组织关于健康和福祉定义的项目；二是测量存在疾病症状或倾向的项目；三是测量履行或执行功能、活动或角色（如日常生活活动）的项目；四是测量环境适应或应对困难的项目。

各国针对健康老龄化的评估实践不尽相同，如德国从慢性病患病率、健康预期寿命、老年体育锻炼、老年认知能力、老年生活自理能力五个领域进行健康老龄化评估。英国基于生理和代谢健康、身体能力、认知功能、心理健康和社会福祉五个领域，评估得出健康老龄化表型。美国基于连续性视角定义健康老龄化，包括四个维度，即没有慢性病、没有失能、身体功能和认知功能。日本针对老年人的认知能力研制出长谷川痴呆量表修订版（Revised Hasegawa Dementia Scale，HDS-R）。

世界卫生组织指出，健康老龄化评价涉及内在能力的多方面和居住环境的情况，是老年人与所处环境互动的结果。从个体与环境互动的视角出发，对健康老龄化进行测量、分解与评估，对有效识别老年健康的影响因素和制定科学有效的老年健康政策至关重要。卫生系统应该拥有共同的健康老龄化目标，即建立并维持老年人的功能发挥。在这些目标当中，卫生系统的主要任务是优化老年人内在能力的轨迹。在世界卫生组织 2015 年发布的健康老龄化的概念框架中（图 5-7），强调老年人在行动能力和社会功能上的健康。功能发挥是指使个体能够按照自身观念和偏好来生活和行动的健康相关因素，由个人内在能力与相关环境特征以及两者之间的相互作用构成。内在能力是指个体在任何时候都能动用的全部身体功能和脑力的组合。环境包括组成个体生活背景的所有外界因素，包括从微观到宏观层面：家庭、社区和广大社会。

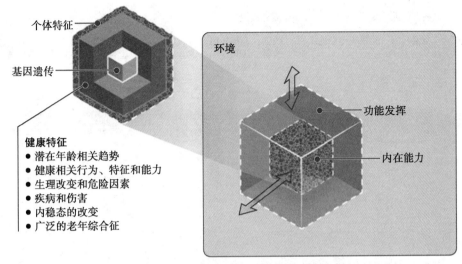

图 5-7　健康老龄化的概念框架
资料来源: 世界卫生组织. 关于老龄化与健康的全球报告. 2015.

　　世界卫生组织指出,促进健康老龄化的干预措施可以有很多着手点,但共同的目标是尽可能改善功能发挥,这可以通过两种方式达成:一是增强和维护内在能力,二是使功能衰退的个体能够做其认为重要的事情。促进健康老龄化的公共卫生体系见图 5-8。人生后半程的内在能力的变化具有很大的异质性,很多老年人经历的过程包括能力强而稳定、能力衰退和严重失能三个阶段,这三个阶段需要强调的不同应对措施见图 5-9。

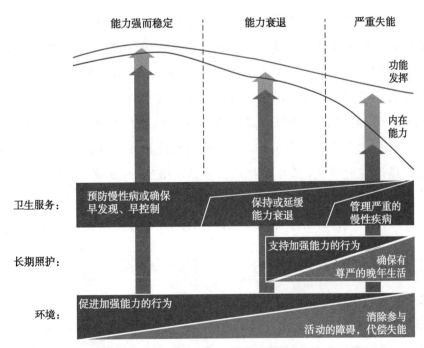

图 5-8　促进健康老龄化的公共卫生体系:生命历程中的公共卫生行动时机
资料来源: 世界卫生组织. 关于老龄化与健康的全球报告. 2015.

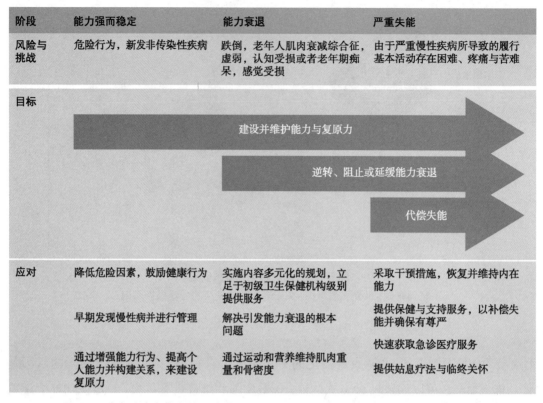

阶段	能力强而稳定	能力衰退	严重失能
风险与挑战	危险行为，新发非传染性疾病	跌倒，老年人肌肉衰减综合征，虚弱，认知受损或者老年期痴呆，感觉受损	由于严重慢性疾病所导致的履行基本活动存在困难、疼痛与苦难

目标

建设并维护能力与复原力

逆转、阻止或延缓能力衰退

代偿失能

| 应对 | 降低危险因素，鼓励健康行为

早期发现慢性病并进行管理

通过增强能力行为、提高个人能力并构建关系，来建设复原力 | 实施内容多元化的规划，立足于初级卫生保健机构级别提供服务

解决引发能力衰退的根本问题

通过运动和营养维持肌肉重量和骨密度 | 采取干预措施，恢复并维持内在能力

提供保健与支持服务，以补偿失能并确保有尊严

快速获取急诊医疗服务

提供姑息疗法与临终关怀 |

图 5-9 老年人内在能力的三个常见阶段：风险与挑战、卫生系统的目标和关键应对

资料来源：世界卫生组织. 关于老龄化与健康的全球报告. 2015.

【案例一】 新加坡就地老龄化支持小组

新加坡亚历山德拉卫生系统开展的"就地老龄化"项目，减少了不必要的住院，并提高了老年人的生活质量。该项目针对临床服务（包括急诊）使用率较高的老年人，通过社区护士上门服务来发现其实际需求，确定哪些需求尚未得到满足，并制订相应的卫生保健方案及随访计划。按照个体需求不同，随访可以由护士、理疗师、药剂师、营养师、职业治疗师或其他社区合作方来完成。例如，社区护士可以教授老年人如何使用血糖监测仪，理疗师可以讲授如何独立进行简单的强化锻炼，药剂师可以检查药物的使用方式等。随访的具体频率视个体的实际需求而变。通过这种方式，卫生系统成功降低了 67% 的住院率，并改善了医院资源使用情况。

（资料来源：世界卫生组织（WHO）. 关于老龄化与健康的全球报告. 2015.）

【案例二】 中国智慧医养，长者足不出村，医疗服务送到家

萧山区卫生健康局通过"健康大脑"数据赋能村级卫生服务站，为慢病规律用药人群推出了"慢病配药不出村"服务，解决了家住农村的老年人进城配药不方便的问题，利用互联网为老年人提供了便利。该应用系统通过"数据＋模型"，筛查慢病规律用药人群的用药品类及用量，从而生成药品清单，再由"健康大脑"预测未来 2～3 周此部分人群的用药需求，由医共体总院完成批量精准处方开具，药品通过物流提前配送至村站。配药居民可在手机端应用和家庭医生的提醒

下前往村站取药。除了慢病配药不出村，老年人还可以在手机上下单各类护理服务。术后、高龄、失能/半失能老人、脑卒中或脑梗死康复期患者等人群康复护理难，养老机构康复技师少，居民就医成本高等一直是老大难问题，借助健康大脑的"康复护理不出村"服务，由村站医护人员和区级专家组成服务团队，实现了上门服务、居家康复等。

【案例三】 中国持续推进医养康养结合，树立健康老龄观

推进医养康养结合，是改善养老服务供给的重要举措，是积极应对人口老龄化、提升老年人获得感和满意度的重要途径。医养结合相关内容已被纳入《"健康中国2030"规划纲要》《国家积极应对人口老龄化中长期规划》等重要规划，并且写入基本医疗卫生与健康促进法，为这一工作提供了基本法律依据。最新发布的《中国健康老龄化发展蓝皮书——积极应对人口老龄化研究与施策（2022）》指出，老龄化问题已不再是老年人及其家属需要面对的问题，而是整个社会需要共同参与面对的问题和挑战，诠释了新时代老龄化，推进老龄康养高质量发展的着力点，指出康养的目的是康寿，书中提出了可取经验和问题的对策；提出并试行"康寿幸福之乡评定标准和实施方法"，为全面深入地助力"积极应对人口老龄化国家战略"做了很多有意义的理论与实践探索。中国科协名誉主席、中国科学院院士韩启德表示，我国是世界上人口老龄化程度比较高的国家之一，积极老龄观、健康老龄化理念正融入经济社会发展全过程。

知识窗　衰老是什么

知识窗　2021—2030年健康老龄化行动十年

（王红漫　彭迎春）

第四节　重点人群的健康服务

> 要重视重点人群健康，保障妇幼健康，为老年人提供连续的健康管理服务和医疗服务，努力实现残疾人"人人享有康复服务"的目标。
>
> ——习近平

党的十九大报告强调，"实施健康中国战略，人民健康是民族昌盛和国家富强的重要标志"。"要完善国民健康政策，为人民群众提供全方位全周期健康服务"。报告提出的"大健康观"是一种全局理念，强调的是"全民健康"。要确保全民健康，首先应关注重点人群的健康问题，加强重点人群的健康管理，改善重点人群的健康服务质量，提升重点人群的健康水平；党的二十大报告强调,"推进健康中国建设。人民健康是民族昌盛和国家强盛的重要标志。把保障人民健康放在优先发展的战略位置。"同时报告进一步指出,保障妇女儿童合法权益;完善残疾人社会保障制度和关爱服务体系;实施积极应对人口老龄化国家战略。

一、重点人群的概念

医疗卫生服务领域的重点人群,通常是指在社区中具有特殊的生理、心理特点或处于一定的特殊环境中,易受各种有害因素的作用、患病率较高的人群。在我国,为了提升有限卫生资源的最佳利用效能,提高卫生服务的公平性,保障特殊群体的生命健康,提升其服务可及性,国家相关政策文件先后对特殊群体中的重点人群进行范畴划分,并对其服务内容进行明确规定。

2017年2月,国家卫生和计划生育委员会颁发《国家基本公共卫生服务规范(第三版)》(以下简称《规范》),将重点人群界定为:0~6岁儿童、孕产妇、老年人、慢性病患者、严重精神障碍患者、肺结核患者。该《规范》提出,基本公共卫生服务主要为三大类人群提供14项服务:建立城乡居民健康档案;健康教育;传染病及突发公共卫生事件报告和处理;卫生计生监督协管;0~6岁儿童健康管理;孕产妇健康管理;老年人健康管理;中医药健康管理;预防接种;慢性病患者管理(高血压患者和2型糖尿病患者);严重精神障碍患者管理;肺结核患者健康管理;免费提供避孕药具;健康素养促进。其中,1~4项为针对所有人群的服务;5~9项为针对特殊人群的服务;10~12项为针对患病人群的服务;13项为针对有避孕需求的人群的服务;14项为针对所有人群的服务。

2018年9月,国家卫生健康委员会、国家中医药管理局联合颁发《关于规范家庭医生签约服务管理的指导意见》(国卫基层发〔2018〕35号)(以下简称《意见》),提出"现阶段,家庭医生签约服务的重点人群包括:老年人、孕产妇、儿童、残疾人、贫困人口、计划生育特殊家庭成员以及高血压、糖尿病、结核病和严重精神障碍患者等"。

知识窗　健康管理

综合上述文件可见,儿童、孕产妇、老年人、残疾人、慢性病患者等脆弱群体均被纳入基层医疗卫生服务的重点人群范畴。

针对重点人群的服务,现阶段主要由基层医疗卫生服务机构及其家庭医生团队负责。根据《意见》的相关规定,家庭医生团队应当结合自身服务能力及医疗卫生资源配置情况,为重点人群等签约居民提供下列具体服务。

(1)基本医疗服务。涵盖常见病和多发病的中西医诊治、合理用药、就医指导等。

（2）公共卫生服务。涵盖国家基本公共卫生服务项目和规定的其他公共卫生服务。

（3）健康管理服务。对签约居民开展健康状况评估，在评估的基础上制定健康管理计划，包括健康管理周期、健康指导内容、健康管理计划成效评估等，并在管理周期内依照计划开展健康指导服务等。

（4）健康教育与咨询服务。根据签约居民的健康需求、季节特点、疾病流行情况等，通过门诊服务、出诊服务、网络互动平台等途径，采取面对面、社交软件、电话等方式提供个性化健康教育和健康咨询等。

（5）优先预约服务。通过互联网信息平台预约、现场预约、社交软件预约等方式，家庭医生团队优先为签约居民提供本机构的专科科室预约、定期家庭医生门诊预约、预防接种以及其他健康服务的预约服务等。

（6）优先转诊服务。家庭医生团队要对接二级及以上医疗机构相关转诊负责人员，为签约居民开通绿色转诊通道，提供预留号源、床位等资源，优先为签约居民提供转诊服务。

（7）出诊服务。在有条件的地区，针对行动不便、符合条件且有需求的签约居民，家庭医生团队可在服务对象居住场所按规范提供可及的治疗、康复、护理、安宁疗护、健康指导及家庭病床等服务。

（8）药品配送与用药指导服务。有条件的地区，可为有实际需求的签约居民配送医嘱内药品，并给予用药指导服务。

（9）长期处方服务。家庭医生在保证用药安全的前提下，可为病情稳定、依从性较好的签约慢性病患者酌情增加单次配药量，延长配药周期，原则上可开具4～8周长期处方，但应当注明理由，并告知患者关于药品储存、用药指导、病情监测、不适随诊等用药安全信息。

（10）中医药"治未病"服务。根据签约居民的健康需求，在中医医师的指导下，提供中医健康教育、健康评估、健康干预等服务。

（11）各地因地制宜开展的其他服务。

自2016年开始，全国各地的基层医疗卫生机构针对重点人群广泛推进家庭医生签约服务，积极开展相应的健康管理服务。据2022年7月国家卫生健康委员会发布的《2021年我国卫生健康事业发展统计公报》显示，2021年内，在基层医疗卫生机构接受健康管理的65岁及以上老年人数为11 941.2万，接受健康管理的高血压患者人数为10 938.4万，接受健康管理的2型糖尿病患者人数为3 571.3万。

二、重点人群的健康

（一）儿童健康

儿童健康是全生命周期健康的基础，开展儿童健康服务与管理是保障和促进儿童身心健康的关键举措，可根据儿童不同生长发育期的特点，对其进行动态监测，对重点疾病进行定期筛查等，实现早发现、早诊断、早治疗和早干预，提高儿童健康生命质量。儿童保健是儿童健康服务与管理的重要内容之一，体现的是预防为主的服务理念，重视对儿童疾病的预防和筛查，内容涵盖新生儿疾病筛查、儿童体检、儿童健康教育、儿童疾病干预等,目的是减少或降低儿童身心疾病的发生概率和风险,为儿童健康监测和评估制订个性化的护理服务方案。儿童监护人或照护者的健康素养成为影响儿童健康水平的重要因素。

（二）孕产妇健康

孕产妇并发症较为常见,如妊娠糖尿病、妊娠高血压等,尤其是高龄孕产妇并发症更为频发。随着部分人群生育年龄的延后,以及部分经产妇对孕期检查的重视程度下降,并发症对孕产妇健康的影响日益递增,同时,也成为影响新生儿健康的主要因素。

（三）老年与慢性病人群的健康

老年人群面临的常见健康问题有:记忆力减退、视力障碍、听力障碍等;有些老年人长期暴露于缺乏运动、营养不良/营养过剩、高脂肪、高胆固醇、高盐、肥胖、抽烟或饮酒及慢性病家族史等危险因素中。当前,基层医疗卫生机构针对慢性病患者的健康教育力度有待加强,多数老年慢性病患者缺乏健康管理意识和相关疾病防治知识,自我保健能力和群体健康水平偏低。

三、重点人群的健康服务

（一）促进妇女和儿童健康

2015年9月,联合国发布的《妇女、儿童和青少年健康全球战略(2016—2030)》指出,到2030年,各种环境下的每一位妇女、儿童和青少年均能实现其身体和精神健康及幸福的权利,完全能够参与建设繁荣、可持续的社会。全世界仍有太多妇女、儿童和青少年只能有限获得或不能获得高质量的基本卫生服务以及教育、清洁空气和水、适当环境卫生设施和良好营养。他们面临暴力和歧视,不能全面参与社会,在实现人权方面还遭遇其他障碍。在世界各地,联合国儿童基金会将与青少年合作,改善影响青少年健康和福祉的政策、计划和服务。与各国政府在卫生和其他领域合作,如教育、营养、性别、儿童保护、艾滋病病毒和艾滋病以及水、环境卫生和个人卫生。增加投资,帮助各国制订全面计划,满足所有青少年,特别是最边缘化人群的需求。致力的重点领域有:①与疟疾和腹泻病等传染病作斗争;②支持适合当地需求的艾滋病病毒和艾滋病预防计划;③通过促进两性平等、减少耻辱感和歧视以及向青少年提供作出影响其自身健康,包括其性健康和生殖健康的决定所需的信息,加强促进两性平等的卫生服务;④满足青春期女孩的月经健康和卫生需求,包括预防和应对早孕与意外妊娠,开展循证宣传以解决耻辱感问题,并提供月经卫生用品和设施,特别是在紧急情况下;⑤通过全球宣传、提高认识和证据建设,促进精神卫生并解决精神卫生状况,以支持有效干预措施的实施和扩大;⑥促进良好的营养,包括提供咨询和其他支持健康饮食和身体活动的服务;⑦通过促进健康行为、预防物质使用、增加身体活动和青年主导的政策行动,预防和应对非传染性疾病;还通过人乳头瘤病毒(HPV)疫苗帮助降低宫颈癌的风险;⑧预防和应对家庭、学校和整个社区的暴力,保护青少年免受意外伤害。详见图5-10。

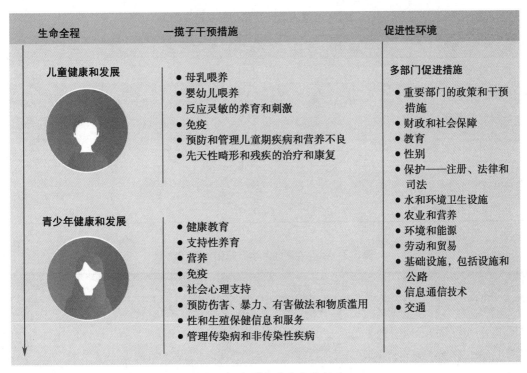

图 5-10 促进妇女和儿童健康

资料来源：联合国. 妇女、儿童和青少年健康全球战略（2016—2030）.

知识窗 中国正式获得消除疟疾认证，世界卫生组织：了不起的壮举

　　2016 年 10 月，中共中央、国务院印发的《"健康中国 2030"规划纲要》提出"加强重点人群健康服务"，强调提高妇幼健康水平。要求实施母婴安全计划，倡导优生优育，继续实施住院分娩补助制度，向孕产妇免费提供生育全过程的基本医疗保健服务。加强出生缺陷综合防治，构建覆盖城乡居民，涵盖孕前、孕期、新生儿各阶段的出生缺陷防治体系。实施健康儿童计划，加强儿童早期发展，加强儿科建设，加大儿童重点疾病防治力度，扩大新生儿疾病筛查，继续开展重点地区儿童营养改善等项目。提高妇女常见病筛查率和早诊早治率。提升孕产妇和新生儿危急重症救治能力。为了促进儿童保健护理，应开展早期管理，注重多元化护理健康教育，强化儿童身体健康管理，提升儿童健康发育，关注心理健康教育，为儿童创建良好的生长环境。

　　2022 年 7 月国家卫生健康委员会发布的《2021 年我国卫生健康事业发展统计公报》显示（表 5-2、表 5-3），2021 年我国孕产妇产前检查率 97.6%，产后访视率 96.0%。与上年比较，产前检查率和产后访视率均有提高。2021 年住院分娩率为 99.9%（市 100.0%，县 99.9%），基本实现全部住院分娩。2021 年，孕产妇系统管理率达 92.9%，比上年略有提高；3 岁以下儿童系统管理率达 92.8%，与上年基本持平。

表 5-2　我国孕产妇及儿童保健情况

指标	2020 年	2021 年
产前检查率 /%	97.4	97.6
产后访视率 /%	95.5	96.0
住院分娩率 /%	99.9	99.9
市	100.0	100.0
县	99.9	99.9
3 岁以下儿童系统管理率 /%	92.9	92.8
孕产妇系统管理率 /%	92.7	92.9

表 5-3　我国监测地区孕产妇和儿童死亡率

指标	合计		城市		农村	
	2020 年	2021 年	2020 年	2021 年	2020 年	2021 年
孕产妇死亡率 /（1/10 万）	16.9	16.1	14.1	15.4	18.5	16.5
5 岁以下儿童死亡率 /‰	7.5	7.1	4.4	4.1	8.9	8.5
婴儿死亡率 /‰	5.4	5.0	3.6	3.2	6.2	5.8
新生儿死亡率 /‰	3.4	3.1	2.1	1.9	3.9	3.6

据全国妇幼健康监测，2021 年，全国孕产妇死亡率为 16.1/10 万，其中：城市 15.4/10 万，农村 16.5/10 万。与上年相比，全国孕产妇死亡率有所下降。2021 年，5 岁以下儿童死亡率 7.1‰，其中城市 4.1‰、农村 8.5‰；婴儿死亡率 5.0‰，其中城市 3.2‰、农村 5.8‰。与上年相比，全国 5 岁以下儿童死亡率、婴儿死亡率、新生儿死亡率均有不同程度下降。全国所有县（市、区）普遍开展免费孕前优生健康检查，为农村计划怀孕夫妇免费提供健康教育、健康检查、风险评估和咨询指导等孕前优生服务。2021 年全国共为 823 万名计划怀孕夫妇提供免费检查，目标人群覆盖率平均达 93.5%。筛查出的风险人群均获得针对性的咨询指导和治疗转诊等服务，落实了孕前预防措施，有效降低了出生缺陷的发生风险。2019 年 9 月 19 日，国务院新闻办公室发表的《平等　发展　共享：新中国 70 年妇女事业的发展与进步》白皮书表明，近年来我国妇幼健康水平呈上升之势。

对于妇女和儿童健康管理，其具体服务规范如下。

1. 儿童健康管理服务规范

（1）服务对象：辖区内居住的 0～6 岁儿童。

（2）服务内容：为辖区内的常住 0～6 岁儿童提供 13 次（出生后 1 周内、满月、3 月龄、6 月龄、8 月龄、12 月龄、18 月龄、24 月龄、30 月龄、3 岁、4 岁、5 岁、6 岁各一次）免费健康检查，具体包括：新生儿访视、新生儿满月健康管理，开展体格检查、生长发育和心理行为发育评估，听力、视力和口腔筛查，进行科学喂养（合理膳食）、生长发育、疾病预防、预防伤害、口腔保健等健康指导；为 0～3 岁儿童每年提供 2 次中医调养服务，向儿童家长教授儿童中医饮食调养、起居活动指导和摩腹捏脊穴位按揉方法。

（3）健康问题处理：对健康管理中发现的有营养不良、贫血、单纯性肥胖等情况的儿童应当分析其原因，给出指导或转诊的建议。对口腔发育异常（唇腭裂、高腭弓、诞生牙）、龋齿、视力低常或听力异常儿童应及时转诊。

2. 孕产妇健康管理服务规范

（1）服务对象：辖区内居住的孕产妇。

（2）服务内容

1）孕早期健康管理：孕12周前为孕妇建立《孕产妇保健手册》，并进行第1次产前随访。

2）孕中期健康管理：孕16～20周、21～24周各进行1次随访，对孕妇的健康状况和胎儿的生长发育情况进行评估和指导。

3）孕晚期健康管理：督促孕产妇在孕28～36周、37～40周到有助产资质的医疗卫生机构各进行1次随访。

4）产后访视：乡镇卫生院、村卫生室和社区卫生服务中心（站）在收到分娩医院转来的产妇分娩信息后，应于3～7天内到产妇家中进行产后访视，进行产褥期健康管理，加强母乳喂养和新生儿护理指导，同时进行新生儿访视。

5）产后42天健康检查：乡镇卫生院、社区卫生服务中心为正常产妇做产后健康检查，对产妇应进行性保健、避孕、预防生殖道感染、纯母乳喂养6个月、婴幼营养等方面的指导。

（二）促进健康老龄化

2015年WHO发布的《关于老龄化与健康的全球报告》提出，应建立鼓励健康老龄化的卫生系统（图5-11）。WHO提出，在临床照护层面，综合性卫生保健服务指的是根据人们生命历程中的需求，整合卫生服务和长期照护系统（包括家庭照护）中不同水平和地点的资源，持续性地提供卫生服务。从患者的角度而言，综合性卫生保健服务是跨越疾病、地点和时间的无缝集成。以老年人为中心的综合性卫生保健服务是贯彻老年人一生复杂干预的最佳方式，其出发点是认为老年人代表的不仅仅是疾病或健康问题，作为有着独一无二的经验、需求和偏好的个体，他们存在于日常生活中，是家庭和社区的一部分。

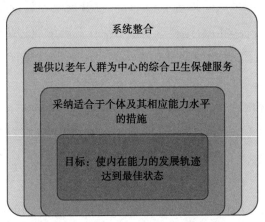

图5-11 建立鼓励健康老龄化的卫生系统
资料来源：世界卫生组织（WHO）.关于老龄化与健康的全球报告.2015.

在人口老龄化增速,高龄老人、老年慢性病患者和失能老人增多的严峻现实下,亟需通过健康管理来维护老年人的健康权利,针对各类慢性病开展预防和治疗服务、失能老人的康复和护理服务。我国政府积极推进老年医疗卫生服务体系建设,推动医疗卫生服务延伸至社区、家庭;健全医疗卫生机构与养老机构合作机制,支持养老机构开展医疗服务;推进中医药与养老融合发展,推动医养结合,为老年人提供治疗期住院、康复期护理、稳定期生活照料、安宁疗护一体化的健康和养老服务,促进慢性病全程防治管理服务同居家、社区、机构养老紧密结合;加强老年常见病、慢性病的健康指导和综合干预,强化老年人健康管理;推动开展老年人心理健康与关怀服务,加强老年期痴呆等的有效干预。推动居家老人长期照护服务发展,全面建立经济困难的高龄、失能老人补贴制度,建立多层次长期护理保障制度。

1. 老年人健康管理服务规范

(1)服务对象:辖区内65岁及以上常住居民。

(2)服务内容:每年为辖区内65岁及以上常住居民提供1次生活方式和健康状况评估、体格检查、辅助检查和健康指导等服务;每人每年提供1次中医体质辨识和中医药保健指导。

(3)健康问题处理:对发现已确诊的原发性高血压和2型糖尿病等患者纳入相应的慢性病患者健康管理;对体检中发现有异常的老年人建议定期复查;进行健康生活方式以及疫苗接种、骨质疏松预防、防跌倒措施、意外伤害预防和自救等健康指导。

2. 开展老年人失能失智评估服务　WHO《老年人整合照护:针对老年人内在能力减退的社区干预措施指南》中,包括了预防老年人出现严重认知障碍和促进老年人心理健康的建议。同时指出,认知障碍和心理障碍通常同时存在,并可能会影响人们日常活动的能力。因此,针对老年人定期开展失能失智评估尤为必要。

(1)老年人失能失智评估:以基层医疗卫生服务机构为依托,整合资源,针对性地开展痴呆高风险人群健康管理与干预服务,不断完善优化老年痴呆风险筛查服务模式或服务路径,构建老年期痴呆防控体系。培养一批为社区老年人提供痴呆风险筛查及健康教育的基层专业队伍,相关工作人员应参与统一的业务培训。基层医疗卫生服务机构应普及老年期痴呆预防和早期干预知识,提高社区老年人痴呆防治健康意识及体检依从性;结合老年人健康管理、老年人体检等工作,为辖区老年人提供痴呆风险筛查服务;针对性开展老年健康管理、个性化认知康复训练指导服务及随访干预工作。各地应通过科普宣教、专业人员培训、痴呆风险筛查、个体化健康指导、健康风险持续监测与管理,针对性地开展痴呆高风险人群健康管理与干预服务,形成动态闭环管理模式。

基层医疗卫生服务机构对辖区内纳入管理对象的老年人,每年至少应开展1次失能失智评估。要紧密结合65岁及以上老年人城乡社区老年人健康规范化管理服务、老年健康与医养结合服务等基本公共卫生服务项目,积极广泛地为辖区内常住老年人开展失能失智评估,摸清辖区内失能失智老年人底数。使用老年人日常生活活动能力评分表、精神状态与社会参与能力评分表、感知觉与沟通能力评估表,以及老年综合征罹患情况,开展老年评估工作,确定失能等级。

(2)失能失智老年人的健康干预:根据失能失智评估结果,按照老年人失能等级,结合老年人实际需求,制订个性化健康服务计划,并结合家庭病床、上门巡诊、家庭医生签约、居家医疗服务等方式,为失能失智老年人提供每年至少1次的老年健康和医养结合服务。

1）失能失智预防健康教育:对全人群及能力正常的老年人开展失能失智预防健康教育,以及老年人慢性病自我健康管理、认知障碍预防、跌倒预防、健康生活方式、科学健身养生、营养膳食等内容。

2）高危老年人失能失智的综合干预:针对失能失智高危老年人开展躯体功能和认知功能干预,包括心脑血管疾病危险因素管理、抗阻训练、放松训练、体重管理、合理营养膳食指导等内容。

（3）建立失能老年人评估信息系统:为老年人失能失智评估和健康服务搭建信息化管理平台,建立失能老人评估服务应用子系统,实时采集老年人接受失能失智评估和健康服务的信息数据,进行汇总、整合和分析,动态把握老年人失能失智评估和健康服务工作开展情况。

知识窗　老年人整合照护（ICOPE）

（三）维护残疾人健康

2006年,世界卫生组织称残疾人的数量随人口的增长、医疗的进步以及老龄化在持续增长。世界上约10%的人口是残疾人,他们是最大的少数群体,处于社会边缘,在实现个人潜能中受到生理、法律、社会的多方限制。预期寿命超过70岁的国家,平均每人有8年、11.5%的生命是在残疾中度过。联合国开发计划署数据显示,80%残疾人生活在发展中国家。2006年12月,联合国大会通过的《残疾人权利公约》规定:残疾人包括那些有长期身体、精神、智力或感觉障碍者。各种障碍相互作用,可能阻碍其充分和有效地与他人在平等的基础上参与社会。《世界卫生组织2014—2021年全球残疾行动计划》中提出,改善所有残疾人的健康,并设定三个目标:①消除障碍,改善获得卫生服务和规划的机会;②加强和扩大康复、适应能力、辅助技术、援助和支助服务,以及以社区为基础的康复;③加强收集关于残疾问题的相关和国际可比数据,以及支持残疾和相关服务的研究。

据《国家基本公共服务标准（2021年版）》（发改社会〔2021〕443号）,对于残疾人的康复服务内容界定如下。

（1）服务对象:符合条件、有康复需求的持证残疾人;符合条件的0～6岁视力、听力、言语、肢体、智力等残疾儿童和孤独症儿童。

（2）服务内容:提供康复评估、康复训练、辅具适配、护理、心理疏导、咨询、指导和转介等基本康复服务。为符合条件的残疾儿童提供以减轻功能障碍、改善功能状况、增强生活自理和社会参与能力为主要目的的手术、辅具适配和康复训练等服务。

为了维护残疾人健康,应制定实施残疾预防和残疾人康复条例。加大符合条件的低收入残疾人医疗救助力度,将符合条件的残疾人医疗康复项目按规定纳入基本医疗保险支付范围。建立残疾儿童康复救助制度,有条件的地方对残疾人基本型辅助器具给予补贴。将残疾人康复纳入基本公共服务,实施精准康复,为城乡贫困残疾人、重度残疾人提供基本康复服务。完善医疗机构无障碍设施,改善残疾人医疗服务。进一步完善康复服务体系,加强残疾人康复和托养设施建设,建立医疗机构与残疾人专业康复机构双向转诊机制,推动基层医疗卫生机构优先为残疾人提供基本医疗、公共卫生和健康管理等签约服务。制订实施国家残疾预防行动计划,增强全社会残疾预防意识,开展全人群、全生命周期残疾预防,有效控制残疾的发生和发展。加强对致残疾病及其他致残因素的防控。推动国家残疾预防综合试验区试点工作。继续开展防盲治盲和防聋治聋工作。为残疾人开展家庭医生签约精准康复服务。

（四）慢性病患者的健康服务

WHO《2013—2020 年预防和控制非传染性疾病全球行动计划》指出,非传染性疾病(NCDs)也称慢性病,持续时间较长,是遗传、生理、环境和行为因素共同作用的结果。据统计,非传染性疾病包括心血管疾病、癌症、慢性呼吸道疾病和糖尿病等,每年导致 4 100 万人死亡,相当于全球所有死亡人数的 71%。每年有 1 500 多万人在 30 至 69 岁之间死于非传染性疾病,这些"过早"死亡中有 85% 发生在低收入和中等收入国家。所有非传染性疾病死亡中有 77% 发生在低收入和中等收入国家。心血管疾病占非传染性疾病死亡人数的大多数,即每年 1 790 万人,其次是癌症(930 万人)、呼吸系统疾病(410 万人)和糖尿病(150 万人)。这四组疾病占所有非传染性疾病过早死亡的 80% 以上。烟草使用、缺乏身体活动、有害使用酒精和不健康饮食都会增加死于非传染性疾病的风险。非传染性疾病的发现、筛查和治疗以及姑息治疗是应对非传染性疾病的关键组成部分。非传染性疾病管理干预措施对于实现到 2025 年将非传染性疾病导致的过早死亡风险相对降低 25% 的全球目标,以及到 2030 年将非传染性疾病导致的过早死亡减少 1/3 的可持续发展目标至关重要。

高血压是常见的慢性非传染性疾病之一,也是心脑血管疾病最重要的危险因素,与内在能力的衰退和早逝均有关联,应该特别重视。尽管目前已有多种抗高血压药物,但部分患者的血压控制情况仍不容乐观。加强血压测量,提升高血压的知晓率是降低高血压死亡率的重要手段。2 型糖尿病是一种慢性、多系统的、复杂的代谢性疾病,其特点是糖代谢受损和胰岛素抵抗,并伴随多种生物途径的失调。糖尿病发病隐蔽,在患者血糖升高的初期临床症状并不明显,但长期高血糖暴露是导致不良预后的主要原因。如果可以早期发现和治疗高血压及糖尿病,则可以使这些风险降到最低。

对于高血压患者和 2 型糖尿病等慢性病患者,可采取的健康管理服务规范内容如下。

(1)服务对象:辖区内原发性高血压患者和 2 型糖尿病患者。

(2)服务内容:为辖区内 35 岁及以上常住居民中原发性高血压患者和 2 型糖尿病患者提供筛查、随访评估、分类干预、健康体检服务。

据 2022 年 7 月国家卫生健康委员会发布的《2021 年我国卫生健康事业发展统计公报》显示,截至 2021 年底,全国已建设 488 个国家级慢性病综合防控示范区,全国 2 855 个县(市、区)启动了全民健康生活方式行动,在全国建立了 605 个死因监测点和 2 085 个肿瘤登记点。2021 年,在全国 31 个省(自治区、直辖市)和新疆生产建设兵团对 311.6 万高危人群开展食管癌、胃癌、肝癌等重点癌症早诊早治工作,心脑血管疾病筛查干预项目筛查 155.9 万人,儿童口腔疾病综合干预项目年度免费口腔检查 484.4 万人。

知识窗　医学是什么之医学的人文属性

(五)加强重点人群的心理健康服务

心理健康服务要重点关注老年人、儿童、孕产妇、残疾人、严重慢性病患者等群体,及时提供更多关爱和帮扶,将心理健康服务与其日常生活结合起来。立足社区主阵地,引导精神卫生专业机构深入基层开展心理健康服务,提高基层开展心理服务的能力。此外,还应综合利用现代化的信息科技手段,广泛开展适宜适用的心理科普宣传,全面提升重点人群的心理健康水平。

知识窗　联合国可持续发展目标:变革世界的 17 个目标

【案例一】 韩国国家痴呆症责任体系(2017)

韩国 65 岁及以上老年人中约有 72.5 万人患有痴呆症。一些专家认为,到 2050 年这一数字将达到 270 万。

"痴呆症支持中心"(DSC)于 2007 年在韩国首尔成立,其工作是预防和筛查痴呆症,并根据个人需求提供整合的医疗和社会服务。2017 年,韩国实施了"国家痴呆症责任体系",以加强国家政府在支持痴呆症患者中的作用。该计划旨在扩大痴呆症患者支持中心的数量,建立专科医院开展痴呆症治疗,并在医疗、福利和照护领域之间建立联系,以更好地为痴呆症患者提供支持。

截至 2019 年,韩国建立了 256 个公共卫生中心,为 262 万居民、痴呆症患者及其家人提供咨询、体检、痴呆症预防和治疗以及病例管理服务。在 55 家公立的长期照护机构中也设置了痴呆症专科病房,为出现幻觉和有暴力倾向的痴呆症患者提供专科服务。其中 3 家机构为痴呆症定点照护医院,另有 39 所医院正在建设中,目标是到 2022 年建成 130 所医院。

韩国政府还为痴呆症患者提供财政援助。痴呆症检查已被纳入国家医疗保险,使检查费用降低了一半。政府还提供财政支持,为 15 万名低收入痴呆症患者的药物支付费用。政府还扩大了减免长期照护费用的资格和覆盖范围,已有 25 万名痴呆症患者受益。最后,政府正努力通过 2018 年启动的《国家痴呆症研究与发展计划》推进痴呆症的研究工作。

(资料来源:世界卫生组织.西太平洋区域健康老龄化计划.2021.)

【案例二】 中国深圳市光明新区"家庭病床"模式

"家庭病床"服务是指对需要连续治疗,又需要依靠医护人员上门服务的患者,在其家中设立病床,由指定医护人员定期查床、治疗、护理,并在特定病历上记录服务过程的一种社区卫生服务形式。深圳光明社康中心主要通过租用小型电动车为建床患者提供上门巡诊服务。

通过成本-效果分析方法,从诊疗成本、医院成本、政府投资成本三个方面进行测算。家庭医生上门服务与其在医疗机构内所提供服务的区别,仅限于是否"上门"这一流程,诊疗成本主要从人力成本和交通成本两方面进行核算。在医院成本方面,"家庭病床"模式会增加医护人员的看诊的灵活性,因此,对于具体办公地点的要求则会降低。从2014年"家庭病床"模式开展初始,光明社康中心家庭医生团队的办公面积保持在25m²,随着团队医护人员的增加,人均办公面积占有数量从2014年的8.33m²/人逐渐下降至2017年的5m²/人,为医院节省了办公面积。将"家庭病床"模式与筹建养老机构、医疗机构两种养老模式进行对比,筹建养老机构、医疗机构的投资金额要求明显高出"家庭病床"模式。

运用成本-效益分析方法进行评估,结果显示,从2015年至2017年"家庭病床"模式的总体成本增长幅度在不断下降,而总体收入增长幅度在不断上升,其中诊疗费用收入增长幅度尤为明显。诊疗费用收入突增的原因可归纳为两个方面,一方面在于诊疗费用由起初的17元/次提升至77元/次,另一方面该模式的开展产生了较好的群众效应,辖区居民的参与率不断增加,从2014年的95.5%增至2017年的97.9%。在患者受益方面,门诊费用对比分析结果显示,"家庭病床"模式下患者的诊疗时间(10分钟)较传统就医模式的诊疗时间(三级医院门诊150分钟)有了明显缩减。此外,"家庭病床"模式下,老年人的住院率得到明显控制,伴随该模式服务覆盖范围的不断扩大,光明社区健康服务中心辖区老年人口的住院率也在不断下降,从2015年的28%下降至2017年的14%,住院率下降趋势明显。

广东、河南、四川、江苏等省市区县已经开展重点人群的"家庭病床"健康服务。

深圳市光明新区"家庭病床"模式在成果-效果方面具有集约性、在成本效益方面具有优质性,在模式推广中具有可复制性。

(王红漫　彭迎春)

第六章

新时代中国特色的医学与社会

第一节   健康中国与社会健康

> 五福:一曰寿,二曰富,三曰康宁,四曰攸好德,五曰考终命。
>
> ——《尚书·洪范》

健康是人类的永恒追求。一个人的健康,关系一个家庭的命运;14 亿人的健康,决定一个国家和民族的前途。

习近平总书记指出,"健康是幸福生活最重要的指标"。从印发《"健康中国 2030"规划纲要》,到发布《健康中国行动(2019—2030 年)》,我国把维护人民健康摆在更加突出的位置,作出推进健康中国建设的重大决策部署,着力保障人民群众全生命周期健康,着力解决群众看病就医等问题,努力实现"没有全民健康,就没有全面小康"的民生承诺,人民健康状况和基本医疗卫生服务的公平性与可及性持续改善。努力全方位全周期保障人民健康,为实现第二个百年奋斗目标、实现中华民族伟大复兴的中国梦打下坚实健康基础,具有十分重要的指导意义。

一、健康中国与社会健康概述

(一)健康中国的含义

健康,是促进人的全面发展的必然要求,是经济社会发展的基础条件,是民族昌盛和国家富强的重要标志,也是广大人民群众的共同追求。

人的健康分为三方面:一是生理健康,即主要人体脏器没有疾病,身体形态良好,人体各系统运转正常,有一定的身体活动能力。二是心理健康,是指心理的各方面及活动过程处于一种良好或正常的状态。心理健康的理想状态是保持性格完好、智力正常、认知正确、情感适当、意志合理、态度积极、行为恰当、适应良好的状态。三是社会健康,社会健康也称社会适应性,指个体与他人及社会环境相互作用并具有良好的人际关系和实现社会角色的能力。有此能力的个体在交往中有自信感和安全感,与人友好相处,心情舒畅,少生烦恼,知道如何结交朋友、维持友谊,知道如何帮助他人和向他人求助、倾听他人意见、表达自己的思想,能以负责任的态度行事并在社会中找到自己合适的位置。健康是促进人的全面发展的必然要求,也是我国经济社会发展的基础条件。

全民健康覆盖是一种保障体系,即全民覆盖的健康保障体系。

世界卫生组织指出:全民健康覆盖是每一位公民都能获得其所需要的卫生服务,包括健康促进、预防、治疗、康复和姑息性治疗等,而在付费时不会因此经历财务困难,因病致贫或因病返贫。全面覆盖健康的实行是因为认识到卫生服务覆盖与经济公平性的不平衡,因此,建立符合国情的综合而广泛的卫生保障体系是全民健康覆盖的目标。全民健康覆盖强调卫生服务公平可及性、服务质量和经济风险防护三个重要维度。新中国成立以来,我国健康领域改革发展取得了显著成效,全民健身运动蓬勃发展,医疗卫生服务体系逐步健全,人民健康水平和身体素质持续提高。

健康融入所有政策是一项跨部门的公共政策方法,旨在改善健康领域发展与经济社会发展的协调性,寻求各部门的协同增效,保障全民健康。

2016 年 8 月 19—20 日,在北京召开的全国卫生与健康大会上,习近平总书记明确指出,在推进健康中国建设的过程中,我们要坚持中国特色卫生与健康发展道路,把握好一些重大问题。要坚持正确的卫生与健康工作方针,以基层为重点,以改革创新为动力,预防为主,中西医并重,将健康融入所有政策,人民共建共享。2016 年 10 月 25 日发布实施的《"健康中国 2030"规划纲要》指导思想中明确提出,以普及健康生活、优化健康服务、完善健康保障、建设健康环境、发展健康产业为重点,把健康融入所有政策,加快转变健康领域发展方式,全方位全周期维护和保障人民健康。

健康中国是具有前瞻性的发展战略。健康中国战略融合了全民健康覆盖思想、健康融入所有政策等理论,体现了国际视野。同时,健康中国体现了党和政府以人民为中心的发展思想。这是保障人民健康的重大举措,对加快推进社会主义现代化具有重大意义。同时,这也是我国积极参与全球健康治理、履行我国对联合国"2030 可持续发展议程"承诺的重要举措。

2015 年 10 月,党的十八届五中全会明确提出推进健康中国建设,从"五位一体"总体布局和"四个全面"战略布局出发,对更好保障人民健康作出了制度性安排。

2016 年,党中央、国务院召开全国卫生与健康大会,并发布《"健康中国 2030"规划纲要》,提出了健康中国建设的目标和任务。党的十九大作出实施健康中国战略的重大决策部署。2019 年,健康中国行动推进委员会印发《健康中国行动(2019—2030 年)》。为积极应对当前突出健康问题,必须采取有效干预措施,努力使群众不生病、少生病,提高生活质量,延长健康寿命。健康中国是党和国家从国家战略层面统筹解决关系健康的重大和长远问题的战略,要完善国民健康政策,为人民群众提供全方位全周期健康服务。到 2035 年,建成健康中国。

(二)社会健康的含义

社会人在社会学中是指具有自然和社会双重属性的完整意义上的人。

"社会人"假设的理论基础是人际关系学说,这一学说由霍桑实验的主持者梅奥(George Elton Mayo)提出,跟"经济人"相对应。通过社会化,使自然人在适应社会环境、参与社会生活、学习社会规范、履行社会角色的过程中,逐渐认识自我,并获得社会的认可,取得社会成员的资格。

现代社会健康观是在现代化进程中形成的健康理念。现代化进程影响着现代社会的各方面,社会状况、生活方式、思维方式、情感方式,也改变了社会健康观。人的生理活动与心理活动对人体健康具有同等重要的意义。影响健康的因素主要有以下几方面:一是工作压力过大引起身心疾病或者由过度疲劳、免疫力下降导致的亚健康状态;二是环境污染对于人体的伤害,例如辐射等;三是药物滥用等对于身体的伤害;四是不良生活方式,如酗酒、吸烟等引起的疾病;五是遗传、意外伤害等导致损伤。社会是人类相互有机联系、互利合作形成的群体,反过来对个体的生活质量和预期寿命产生重要影响。吸烟、饮酒、久坐等不健康的生活方式是现代社会诸多疾病的诱因,而这些诱因归根结底又是社会因素影响的结果。

社会健康是人对于社会适应性的表现,也指个体在社会环境中与他人及社会互动的能力。

从本质上看,人是一个社会人,扮演着各种社会角色。每个人都要生活在社会中,因而在各种层次的人际关系网络中,个人与社会的适应情况不仅表现在对自己、对他人、对家庭、对集体、对社会的态度上,而且还表现在与社会建立联系的方式及社会认可度上。

综合国内外的一些研究成果,社会健康的标准主要从以下几方面对一个人的社会适应状况作出评价:①能接受与他人的差异;②能与家庭成员和睦相处;③有一个或两个亲密的朋友;④共同工作时,能接受他人的思想;⑤能很好地与同性、异性交朋友;⑥当自己的意见与多数人的意见不同时,能保留意见,继续有序地开展工作;⑦主动与人交往,有稳定而广泛的人际关系。

（三）社会健康对健康中国的作用

社会健康是反映社会政治、文化和自然生态发展优劣的综合指标之一。促进社会健康的发展,是健康中国战略的目标之一,也是党和政府及全社会的主要责任和共同目标。要通过政治、经济、文化的协调、全面可持续发展和改革促进社会健康,寓社会健康于政治、经济、文化发展中。

1. 社会健康有助于预防疾病　人体的生理健康和心理健康是相互联系、相互影响的。生理健康是必需的,是最基本的,是心理健康的基础,但仅有生理健康是不够的,因为心理健康是维持正常生理健康的重要保证。社会健康是人体健康的最高层次,通过国家号召、政策引导,综合管理、普及健康知识,明确健康生活的相关标准,让国民树立自身是健康第一责任人的意识,要从小做起,注重身心健康,有助于从源头上预防疾病,真正把疾病的发病率降低。

2. 社会健康促进相关产业发展　在健康中国行动实施过程中,把"以预防为主"摆在更加突出位置,推动把以治病为中心转变为以人民健康为中心。强化社会健康,意味着预防为主的医疗模式,普及健康生活的理念,带动绿色食品、体育运动行业的发展,促进相关产业的转型升级,创造直接的经济效益。

3. 社会健康有利于提高国民素质　健康是人民幸福快乐的基础条件,是社会和谐、国家富强的标志。社会健康营造一个积极、乐观、正向的社会氛围,在给个体带来益处的同时也产生良好的示范作用。健康的社会人应具有强健的体魄、健康的心理素质、高尚的道德品质和较强的社会适应能力。形成良好的社会氛围不仅有利于当下人民的健康,更有利于下一代健康素质的提升,对国民健康素质整体提高具有长远的意义,是功在当代、利在千秋的大计。

二、健康中国与社会健康的发展

健康中国作为重大的国家战略部署,深刻体现了社会健康的价值观。社会健康作为一种与健康相关的价值知识、实践准则与价值理想系统而存在,具有群体认同基础。健康中国是凝聚国民健康价值共识、体现国家意志、调动国家资源、构建健康社会的指导思想,是社会主义核心价值观在国家卫生健康领域的具体价值体现,是健康中国执政理念的实施纲领。

（一）"大卫生、大健康"理念

"大卫生、大健康"的理念是为引领、促进医学卫生健康事业的科学发展而提出的。2016年8月19日,习近平总书记在全国卫生与健康大会上正式提出"大卫生、大健康"理念,改变了我国传统卫生服务中的健康内容、工作中心和服务范围,扩展了健康服务的类别、加强了对疾病预防的重视程度,并以健康内涵扩展后的标准来调整卫生与健康服务的对象范围。2016 年 10 月 25 日,由国家卫生健康委员会会同有关部门起草,中共中央、国务院印发的《"健康中国 2030"规划纲要》正式颁布。它是 2016 年至 2030 年推进健康中国建设的宏伟蓝图和行动纲领,将坚持以保障人民群众健康为中心,从"大卫生、大健康"的高度出发,加强全局性、战略性思考,从国家层面制订整体性解决方案,推动解决当前和长远重大健康问题,为人民群众创造出更多的健康福祉。

"大卫生、大健康"需要强大的医学卫生健康事业来保障。按照"大卫生、大健康"理念设置公共卫生的体系和机制,才符合健康中国战略。与专业的预防医学、疾控系统不同,公共卫生需要由医学界协同各学科与社会各行各业,运用群医学及相关学科的知识,为保障全民健康采取综合的社会行动。"大卫生、大健康"的含义有三方面:一是全面,即从预防和治疗两位一体展开行动,同时注重生理健康与社会健康的各方面;二是全员,即将健康的理念融入社会中,各行各业全部参与到照护健康的行动中,协同发展健康事业;三是全球,即用国际视角看国家卫生事业整体发展战略。"大卫生、大健康"的理念不仅服务于一个地区、一个国家,而且包括了人类和平与人类相关的众生和生态健康,表明中国将在全球卫生治理中发挥更加积极的作用,并切实履行国际承诺、积极承担大国责任的态度,打造人类健康的利益共同体、责任共同体和命运共同体。

(二)健康中国的独特性

1."健康中国"的提出与中国梦的思想一致　人民健康是民族昌盛和国家富强的重要标志。保障人民健康,把人民健康放在优先发展的战略地位,以普及健康生活、优化健康服务、完善健康保障、建设健康环境、发展健康产业为重点,坚持问题导向,抓紧补齐短板,加快推进健康中国建设,努力全方位全周期保障人民健康,为实现第二个百年奋斗目标、实现中华民族伟大复兴的中国梦打下坚实健康基础。

健康中国关乎国家安全与社会经济发展。面对突如其来的新冠肺炎疫情,全世界深刻地认识到,健康对于国家安全和社会稳定的作用。改革开放以来,经济社会的快速发展提高了人民的生活水平,随着人均寿命的提高,我国人口健康指标的改善明显滞后于经济增长,一些健康指标存在较明显的城乡和地区差异,一些新型传染性疾病、职业病、亚健康以及环境污染导致的疾病患病人次和严重程度增大,食品药品安全引发的健康问题以及人们的行为和生活方式导致的疾病在增加。这无疑在一定程度上抑制了经济增长,为未来经济的持续稳定发展埋下隐患。尤其对我国这样的人口大国来说,如果不能持续维护和改善人口健康,那么人力资源会转化为人口负担,引起经济波动、停滞乃至衰退。现阶段,我国经济的进一步增长对人力资本的质量要求越来越高。以人口健康促进经济增长,是一种既稳增长又调结构,既利当前又利长远的战略选择。在实现第二个百年奋斗目标的历史进程中,发展卫生健康事业始终处于基础性地位,同国家整体战略紧密衔接,发挥着重要支撑作用。

健康中国关乎社会文明进步与民生福祉。习近平总书记曾强调"人民健康是社会文明进步的基础",社会文明的核心含义,就是追求和实现全体人民的全面健康。人民的终极福祉就是健康和生命。健康是人全面发展的基础,是社会的第一资源,是社会文明最重要的标志之一。一个国家的经济发展水平和能力,在很大程度上取决于一国人口的数量、质量以及人力资本利用程度。因此,关注健康、以国民健康促进经济增长,既符合以人民为中心、改善民生的发展目标,又可以扩大内需、提升人力资本质量、促进经济高质量发展。要加强普及公共卫生与健康知识教育,引导城乡居民改变不科学的健康理念,树立良好的健康意识,培养健康生活习惯。只有人人树立健康理念,人人参与防病治病,建立科学文明的生活方式,国民的健康素质才能提高,社会才能实现和谐可持续发展。

2. **构建全方位全周期的保障机制** 构建全方位全周期的保障机制,提高全民健康的可及性与公平性。建立并完善医疗卫生服务体系,落实在国家层面的医疗保障制度,是健康中国战略地位的体现。加大改革力度,合理配置卫生资源,完善医疗卫生保障体系,不断增加政府的卫生投入,促进医疗领域的健康公平性,确保人人享有基本的医疗服务资源。

按照"大卫生、大健康"的理念做顶层设计是全面深化供给侧结构性改革的重要内容。运用改革的办法持续推进结构性调整,实现供给更好地为人民服务,满足广大群众日益增长的健康需求。构建全方位全周期的保障机制是以更高效率的要素配置方式来扩展健康中国的战略内涵,推动健康中国行动的实施。

构建全方位全周期的保障机制是贯彻新发展理念的现实途径之一。中国特色社会主义进入新时代,发展社会保障顺应民生诉求,解决民生问题,化解社会矛盾,促进国家认同感与社会公正,维护国家安全。因此,从本质上看,构建全方位全周期的保障机制是保障民生福祉之策。

把保障人民健康放在优先发展的战略位置,就要坚持基本医疗卫生事业的公益性,聚焦影响人民健康的重大疾病和主要问题,加快实施健康中国行动,织牢国家公共卫生防护网,保障公共卫生安全,加快形成有利于健康的生活方式、生产方式、经济社会发展模式和治理模式,实现健康和经济社会良性协调发展。

3. **把人民健康放在优先发展的战略地位** "人民幸福"是中国梦的基本内涵和范畴,"全民健身"是实现身体健康和幸福生活的重要内容。全民健身是健康中国建设的战略基础、有力支撑。"健康中国"的提出将全民健身纳入其中,二者相互促进与融合,真正为人民群众的健康生活与幸福生活谋划,为我国富国强民与实现民族伟大复兴奠定健康基石。新中国成立以后,我国社会各方面都有了一定的发展,国民健康水平也在不断提高。改革开放以来,我国社会经济发展迅速,卫生健康事业获得了长足发展,广大居民的健康水平有了很大提高。但是也必须认识到,随着工业化、城镇化、人口老龄化进程的加快,我国居民对生活水平有了更高的要求,在民众饮食结构、生活方式、工作方式、出行方式等发生改变的情况下,各种慢性病、文明病、不良休闲方式、不健康生活方式影响到了人民健康。为普及健康知识、增强人民体质、提高人民健康生活水平与生活质量,亟需构建健康中国,把人民健康放在优先发展的战略地位。

(三)健康中国的战略安排

随着中国经济社会的快速发展,社会发展所依赖的健康可及性和公平性的问题越来越突出,要求我们重新定位健康发展战略和目标,制定一个科学的、中国特色的、健康发展的战略和目标。

党的二十大报告指出,推进健康中国建设。优化人口发展战略,建立生育支持政策体系,降低生育、养育、教育成本。实施积极应对人口老龄化国家战略，发展养老事业和养老产业，优化孤寡老人服务，推动实现全体老年人享有基本养老服务。深化医药卫生体制改革，促进医保、医疗、医药协同发展和治理。促进优质医疗资源扩容和区域均衡布局，坚持预防为主，加强重大慢性病健康管理，提高基层防病治病和健康管理能力。深化以公益性为导向的公立医院改革，规范民营医院发展。发展壮大医疗卫生队伍，把工作重点放在农村和社区。重视心理健康和精神卫生。促进中医药传承创新发展。创新医防协同、医防融合机制，健全公共卫生体系，提高重大疫情早发现能力，加强重大疫情防控救治体系和应急能力建设，有效遏制重大传染性疾病传播。深入开展健康中国行动和爱国卫生运动，倡导文明健康生活方式。

知识窗　健康中国

健康中国行动的主要任务：全方位干预健康影响因素、维护全生命周期健康、防控重大疾病。健康中国建设主要指标见表6-1。

表6-1　健康中国建设主要指标

领域	指标	2015年	2020年	2030年
健康水平	人均预期寿命/岁	76.34	77.3	79.0
	婴儿死亡率/‰	8.1	7.5	5.0
	5岁以下儿童死亡率/‰	10.7	9.5	6.0
	孕产妇死亡率/(1/10万)	20.1	18.0	12.0
	城乡居民达到《国民体质测定标准》合格以上的人数比例/%	89.6(2014年)	90.6	92.2
健康生活	居民健康素养水平/%	10	20	30
	经常参加体育锻炼人数/亿人	3.6(2014年)	4.35	5.3
健康服务与保障	重大慢性病过早死亡率/%	19.1(2013年)	比2015年降低10%	比2015年降低30%
	每千常住人口执业（助理）医师数/人	2.2	2.5	3.0
	个人卫生支出占卫生总费用的比重/%	29.3	28左右	25左右
健康环境	地级及以上城市空气质量优良天数比例/%	76.7	>80	持续改善
	地表水质量达到或好于Ⅲ类水体比例/%	66	>70	持续改善
健康产业	健康服务业总规模/万亿元	—	>8	16

（四）健康中国实施路径

1. 将健康融入所有政策　融入顶层设计、教育理念、社会保障制度、医疗卫生体制改革、卫生服务体系优化、基础设施建设。

（1）疾病预防、健康保险与医疗服务体系融合：针对残疾、失能、失智等严重危害人口健康、降低健康期望寿命的非健康状态开展全人群全生命周期的三级防控策略，高度重视残疾、失能、失智预防关口前移、早期干预，推进"早筛查、早诊断、早治疗"，同时要加强长期照护服务保险制度、服务体系、社会文化建设，提升残疾人口、失能失智人口社会融合能力与社会支持力度。

（2）教育理念、生活工作设施中融入健康理念：充分发挥健康教育在疾病早期防治中的效果，针对新婚夫妇、孕产妇、婴幼儿家长、青少年、大学生、围绝经期女性、老年人、高危职业从业者等重点人群开展针对性宣传教育，主动提供残疾预防和出生缺陷防治科普知识，普及遗传和发育、疾病、伤害等致残防控的科学知识。

2. 培育居民自我健康意识和健康管理行为

（1）发挥社会、家庭、医疗卫生服务机构、大众媒体的作用，普及健康维护与疾病预防知识，提升公众健康素养。推广健康生活方式，通过家庭、学校、企事业单位、社区等机构力量，从体育运动、营养、心理等方面开展社会公众健康干预、慢性病防治、康复干预等项目。

（2）居民自觉践行自我健康管理理念。培育社会公众对自我健康负责的意识，鼓励各类居民掌握特定人群常见病识别方法、寻找专业支持途径及自我健康管理技能。除躯体疾病之外，还需重视社会心理健康服务体系构建，针对重点人群及时开展心理健康服务。

3. 构建市民健康为中心的整合型健康服务体系和健康产业

（1）优化分级诊疗体系，明晰社区卫生服务机构、乡镇卫生院、二级医院、三级医院及其他健康相关机构在疾病预防、疾病治疗、康复护理、长期照护、临终关怀等方面的职能与职责，逐步形成分工明确、无缝衔接的整合型健康服务体系。

（2）优化政府治理体系，鼓励社会资本参与健康产业，满足不同人群健康服务需求，做好过程监督、结果评价与应用。

（五）社会健康促进措施

1. 经济社会全面可持续发展 经济发展有利于改善居民衣食住行及医疗卫生服务环境、数量与质量。这意味着经济发展能促进社会健康，但经济发展并不能解决所有问题，促进社会健康还需从包括文化、制度和生活方式等方面共同培育社会健康的形成。

2. 培育健康社会心态 国家和社会层面的健康是个体健康的保障，"积极、乐观、向善、进取的价值观""公平公正的社会制度"是社会健康的"营养剂"，培育健康的社会组织、社会文化、社会风气、正确的健康观、疾病观和生死观。

3. "小健康"转向"大健康" 人民健康是民族昌盛和国家强盛的重要标志。个人是社会的细胞，社会由全体社会公民、组织、团体组成。要实现社会健康，需要从"以治病为中心"转向"以健康为中心"。

知识窗 国家卫生健康委：健康中国行动2022年主要目标提前实现

三、实施健康中国战略的生动实践

以习近平新时代中国特色社会主义思想为指导,全面贯彻党的二十大精神,坚持以人民为中心的发展思想,坚持改革创新,贯彻新时代卫生与健康工作方针,强化政府、社会、个人责任,加快推动卫生健康工作理念、服务方式从以治病为中心转变为以人民健康为中心,建立健全健康教育体系,普及健康知识,引导群众建立正确健康观,加强早期干预,形成有利于健康的生活方式、生态环境和社会环境,延长健康寿命,为全方位全周期保障人民健康、建设健康中国奠定坚实基础。

实施健康中国战略主要遵循以下原则:①普及知识、提升素养。把提升健康素养作为增进全民健康的前提,根据不同人群特点有针对性地加强健康教育与促进,让健康知识、行为和技能成为全民普遍具备的素质和能力,实现健康素养人人有。②自主自律、健康生活。倡导每个人是自己健康第一责任人的理念,激发居民热爱健康、追求健康的热情,养成符合自身和家庭特点的健康生活方式,合理膳食、科学运动、戒烟限酒、心理平衡,实现健康生活少生病。③早期干预、完善服务。对主要健康问题及影响因素尽早采取有效干预措施,完善防治策略,推动健康服务供给侧结构性改革,提供系统连续的预防、治疗、康复、健康促进一体化服务,加强医疗保障政策与健康服务的衔接,实现早诊早治早康复。④全民参与、共建共享。强化跨部门协作,鼓励和引导单位、社区(村)、家庭和个人行动起来,形成政府积极主导、社会广泛动员、人人尽责尽力的良好局面,实现健康中国行动齐参与。

(一)三明:建设新时代健康保障体系

福建省三明市以公立医院综合改革为切入点,统筹推进医疗、医保、医药"三医联动"改革,为全国深化医改树立了样板。三明医改体现了人民至上、敢为人先,其经验值得各地因地制宜借鉴。三明医改是在党中央、国务院领导下,当地党委政府攻坚克难、锐意创新的结果,其核心经验包括坚持改革的整体联动,完善医改的经济政策,健全医院内部的激励和约束机制,推动医疗资源下沉等几方面。

(1)党委政府一把手抓医改。党政一把手亲自抓医改,一抓到底,由一位政府负责同志统一分管医疗、医保、医药工作,将医改工作纳入政府目标管理绩效考核和干部考核,高效有力地推动医药卫生体制改革。

(2)坚持"三医联动"改革。常态化开展药品耗材联合限价采购,降低虚高价格,将降价腾出空间的80%用于调整技术服务价格,提高的技术服务价格纳入医保支付范围,总体上不增加人民群众负担。

(3)完善公立医院的筹资机制。全面落实政府对公立医院的基本建设、大型设备购置、重点学科发展、公共卫生服务等投入责任,将公立医院基本建设等大额支出纳入政府预算。

(4)同步深化薪酬制度改革。在动态调整医疗服务价格的基础上落实"两个允许"要求,以医疗服务收入为基数,核定医院薪酬总量,逐步提高医务人员薪酬水平。实现"全员目标年薪制、年薪计算工分制",切断个人薪酬与科室收入之间的直接联系。

（5）强化医疗机构监督管理。对医院运行情况进行监测分析，每年从办医方向、医院发展、医院管理、服务评价、平安建设等方面对医院党委书记和院长进行考核。加强医疗服务监管，严格医疗机构用药管理，规范集中采购药品目录。

（6）建设紧密型县域医疗卫生共同体。组建紧密型县域医疗卫生共同体，实现人财物一体化管理，将医保资金、财政投入按人头打包给医共体，实行总额包干、超支不补、结余留用，加强对医共体的绩效考核，促进医防协同，推动服务模式从以治病为中心转向以健康为中心。

福建省三明市从实际出发，大胆实践、勇于创新，打出了一套适合三明实际情况的"医改组合拳"，也为各地因地制宜推广积累了非常好的经验。一是政府办医责任体系。政府把医疗、医药、医保作为公共产品向人民群众提供，切实发挥政府主导作用，理清职责，承担应有责任。二是医疗保障服务体系。医保基金只限于支付医疗，医务人员只能通过治疗患者获取医保基金以增加收入。三是健康管护组织体系。以县域为单位建立健康管护组织，做到"四个明确"，即明确健康管护的主体，明确健康管护的对象，明确健康管护的责任，明确健康管护的经济利益。四是健康绩效考评监督体系。将人均期望寿命、地区年度医疗总费用增长幅度等医改惠民考核指标和体现健康的指标融入考评当中，与公共卫生服务项目考评以及年薪制考核相结合，并将考核结果与工资总量核定挂钩，既避免过度医疗，也避免医疗不足。建设好新时代健康保障体系，让医务人员转变到希望患者越少越好，越健康收入还能越高，真正实现以健康为中心。

（二）青浦：多措并举深入推进医疗安全的发展

上海市青浦区实施了一系列的相关举措，根据我国 2016 年颁布的《医疗质量安全管理办法》，明确提出医疗质量安全的 18 项核心制度。上海市卫生健康委员会监督所开发了上海市病历书写规范和医疗质量安全核心制度监督检查系统。2019 年，上海市青浦区作为试点，开展"主动预防、规范处置、及时预警"三位一体的医疗安全风险控制工作，为上海市的医疗安全工作奠定基础。主要内容有：①加强领导，确定方案。成立领导小组，明确工作目标、任务等，并由负责人发布指令，确保工作顺利开展运行。②形成闭环管理。由上海市病历书写规范、上海市医疗质量安全核心制度监督检查系统、上海市医疗质量安全监控系统和上海市医疗机构内部的医疗不良事件上报管理系统，共同构成"321"的闭环管理模式，利用三个系统完成核心制度的执行与医疗质量安全不良事件的管理。同时，医疗机构和卫生监督部门定期对医疗质量安全核心制度的落实、医疗安全事件相关数据进行预警处理，作出综合评估。③加强人员培训。开展多层面的安全意识培训，对相关医护人员和医疗机构开展法律培训，增强医务人员的法律意识。同时，加强对信息员的培训，组织各个医疗机构的信息员进行系统运用的操作培训，完成规范操作。

上海市青浦区多措并举深入推进医疗安全的发展是健康中国在地方实践上的体现，取得了一定的成效。在规范上报处置方面，医疗机构都可通过互联网的系统直接汇报医疗不良事件，有助于进一步规范化处置。同时，在上报过程中，促进医疗机构自查，利用医疗质量安全核心制度监督系统，让医疗质量安全核心制度执行得到提升。在执行效果方面，医疗机构内部不良事件的上报管理，促进上海市病历书写规范。在制度层面上指导医疗机构规范处置不良医疗事件，对于已发生的大额医疗赔偿事件进行事后监管，积极进行行政调查，核实所存在的问题及情况，提出监督意见，对医师的不良行为、医疗机构的不良执业行为作出处罚，不断复查存在的医疗安全问题，提升监管实效。在管理水平方面，通过"主动预防、规范处置、及时预警"的医疗安全风险控制机制，上海市各级医疗机构对于内部管理和基础医疗的管理有了进一步提升，为医疗质量提高、医疗纠纷数量的减少奠定基础，医疗安全得到保障。

（三）苏州：构建整合型医疗卫生服务体系

江苏省苏州市在"大健康"发展格局方面进行探索，努力构建现代医疗卫生健康服务体系。健全"政府主导、部门协同、社会参与、个人主责"的联动机制，完善"联防联控、群防群控、防治结合"的预防机制，建立"医防联动、快检快测"的突发公共卫生事件处置的应急机制，实施全民健康素养提升工程，启动重大传染病防治、心理健康促进、重点人群伤害干预、出生缺陷与重大疾病干预、健康危险因素监测评估等重点公共卫生领域工作。主要内容有：①明确"以健康为中心"的指导思想，坚持政府主导，加强部门协同和全社会参与，努力打造"全民参与、全民共建、全民共享"的健康环境和健康社会。②以部门联动为基点，在强化部门协同的基础上，财政经费也在不同程度向卫生健康事业倾斜。在疾病区域协同救治的同时，建立肿瘤、心脑血管疾病、高危妊娠三大筛查机制，预防为主，通过早期识别、早期治疗、上下联动的方法，构筑"联防联控、群防群控、防治结合"的预防机制。③强化部门信息共享，以"夯实基础、提升能力，规范管理、提高效率"为目标，有效建立"医防联动、快检快测"的突发公共卫生事件处置的应急机制。通过加强各部门和区域间卫生应急协作，健全监测预警、信息沟通、技术支持和应急资源共享的联防联控工作机制。通过优化各类突发事件卫生应急预案体系，完善卫生应急响应精细化管理，明确突发事件应对的责任体系、现场指挥体系、工作流程和处置措施，加强卫生检测中心建设，提高快检快测能力，最大限度减少突发公共卫生事件的发生，有效控制和处置事件的发展，增强市民公共卫生安全感。

健康中国强调预防为主，传统的"以治病为中心"的医疗发展模式以及碎片化的医疗服务已经不能满足人民的需求。在构建"大健康"的格局下，以健康导向为主，高度重视慢性病防控工作，更加注重以健康需求为导向，强化精准服务，有效供给成为医疗服务的新追求。

江苏省苏州市形成了疾病协同救治体系，建立以急诊外科为主导、多学科协作、联合救治严重创伤患者的医护团队，实施"严重创伤一体化救治"模式。建成了预防为主的防治体系。全力构建了综合监管体系，为卫生健康事业建立稳定的保障体系，提高了单位、行业的健康管理能力。构建了健康综合干预体系。以重大公共卫生问题为导向，启动实施重点公共卫生领域的项目化干预，通过医疗服务进社区、义诊、健康社区教育等活动，提升群众对于疾病危害的认知水平和防病的意识，在宣传教育过程中使群众的健康素养水平不断提升。

（四）启示与展望

保障人民健康是一个系统工程，需要长时间持续努力。随着经济社会发展水平和人民生活水平不断提高，人民群众更加重视生命质量和健康安全，健康需要呈现多样化、差异化的特点。我们要以更大的力度、更实的措施保障和改善民生，加强和创新社会治理，促进社会公平正义，在幼有所育、学有所教、劳有所得、病有所医、老有所养、住有所居、弱有所扶上不断取得新进展，让实现全体人民共同富裕在广大人民现实生活中更加充分地展示出来。

经济要发展，健康要上去。人民群众的获得感、幸福感、安全感都离不开健康。人民是健康的主体,是健康事业的建设者,也是受益者,既享受健康环境又改变健康环境。推进健康中国建设,是基本实现社会主义现代化的重要基础,是全面提升中华民族健康素质、实现人民健康与经济社会协调发展的国家战略,是积极参与全球健康治理、履行 2030 年可持续发展议程国际承诺的重大举措。在运用科学知识、专业技术、药物器械等基础上,也要与公共服务、金融服务、卫生政策等相结合,所以现代医疗卫生事业离不开交叉学科、行业的创新与全社会的合作,也离不开"互联网 +"的应用及人工智能的普及。在区域试点率先探索,让群众能够尽快获得更好的医疗服务是各地方实践的核心。

（包路芳　王红漫）

第二节　数字社会与智慧康养

> 网络是群体的象征。由此产生的群组织——分布式系统,将自我撒布在整个网络,以至于没有一部分能说:"我就是我。"无数的个体思维聚在一起,形成了不可逆转的社会性。
>
> ——凯文·凯利（Kevin Kelly）

第四次工业革命兴起以来,随着信息技术在各领域的快速发展,数字技术、新媒体、高新科技等元素对日常生活、社会秩序、国家治理乃至全球化都产生了深远影响。卫生健康领域也不可避免地嵌入数字社会之中,智慧康养更是最具时代特色的版块。特别是中国作为世界上老年人口规模最大、老龄化速度最快的国家之一,老年人的康养是实施健康中国战略与积极应对人口老龄化国家战略的重要组成部分。

党的二十大报告指出:"建设现代化产业体系,坚持把发展经济的着力点放在实体经济上,推进新型工业化,加快建设制造强国、质量强国、航天强国、交通强国、网络强国、数字中国。"搭乘建设数字中国之东风,顺应数字社会之趋势,结合积极应对人口老龄化国家战略,关切老年人在现代化进程中的"急难愁盼",打破数字技术的不平等,打造高质量的为老服务和产品供给体系,多渠道、多领域扩大数字化社会的适老产品和服务供给,强化应对人口老龄化的科技创新能力等成为当务之急。

一、数字社会与智慧康养概述

（一）数字社会的含义

数字社会诞生于第四次工业革命(亦称信息革命)。它是以信息技术为核心,以知识与服务为主要特征,人、物、信息在动态的信息流空间中以新形式链接并进行互动的社会形态。其核心元素包括技术创新、信息经济、信息相关职业、信息网络空间、信息流通等。

知识窗　"第四次工业革命"的概念由来

根据贝尔（Daniel Bell）的后工业理论，信息革命后的社会以"信息"为中心，具备知识社会与服务社会的双重属性。数据作为一种生产要素直接参与到生产过程中，对生产组织方式进行重组，对生活方式进行重塑。数字社会及其技术拓宽了人类活动的边界和维度。在海量信息和数字技术的催生下，带来很多意料之外的社会影响和试验新事物的机会，构成当代社会创造力的重要来源。另一方面，现代社会特有的风险性与危机也随之而生。安东尼·吉登斯（Anthony Giddens）认为，具有全球性的数字社会中，现代性以时空分离、抽离化机制、制度反思性为动力，形成了以风险文化为特征的社会体系。总之，技术革命下产生的数字社会，在数字技术手段的加持下，动摇着传统时空的种种限制，使更加灵活的服务具有深度发展的可能性。与此同时，它对当代社会治理手段创新与应对风险机制建设也提出了新的要求，特别是在加快建设符合中国国情、顺应人口老龄化趋势的保障和服务体系，优化服务供给，提升发展质量，确保始终与经济社会发展相适应等方面。

当前，全球60岁及以上的人口正在快速增加，预计到2050年将超过16亿。2022年世界电信和信息社会日的主题是"面向老年人和实现健康老龄化的数字技术"。老龄化已成为社会普遍关注的问题，亟需制订数字政策和战略，利用数字技术使适龄人群健康地步入老年，促进在创新和数字知识/素养等领域的合作与伙伴关系，为经济、社会增长创造机会并利用新的可能性，以加强数字包容性和对老年人友好的数字环境。

在中国，缩小"数字鸿沟"，使老年人享受数字化生活带来的便利正成为共识。2020年11月，国务院发布《关于切实解决老年人运用智能技术困难的实施方案》。方案明确提出，持续推动充分兼顾老年人需要的智慧社会建设，坚持传统服务方式与智能化服务创新并行，切实解决老年人在运用智能技术方面遇到的困难。针对老年人生活中使用手机应用程序（APP）和智能设备遇到的一些困难，全社会开始积极关注这一问题，助力老人跨越"数字鸿沟"。2021年，互联网应用适老化及无障碍改造专项行动已经开始实施，针对老龄化社会的智慧养老、智慧社区解决方案不断在实践中应用。一些城市为老年人提供线下营业厅"银发族专席"、老年关爱版一键切换、电话客服老年人"一键呼入"等服务，增加了老年人使用电信服务的便捷性。一些部门持续开展智能终端产品适老化改造工作，实现健康老龄化的数字技术，推广适老产品标识，在手机终端企业取得一定进展。我国协同各方资源，加强创新智慧养老目标，以医疗、健康、护理为切入点，规模化普及服务银发族人群的异常行为监测、跌倒防护、一键呼救等。

老吾老，以及人之老。消除老年人"数字鸿沟"、进行适老化改造是智能产品人性化设计的挑战。相关暖心服务和智能硬件、互联网企业应更加注重适老的体验，为智能注入温暖的力量，让老年人分享智能化社会的红利。

（二）智慧康养的含义

智慧康养是由"智慧"和"康养"组成的复合概念。根据《辞海》的解释，"智慧"意味着"对事物能认识、辨析、判断处理和发明创造的能力"。这里需要区分"智慧"与"智能"。"智能"通常是对人工智能、数字信息等技术导向的描述，而"智慧"更加强调"人"，即人的参与、对人的终极关怀以及对技术人性化的需要。"康养"是综合性、包容性的概念，这一概念突破一般意义上的养老，强调以更高的自主性去追求身体健康、心理健康和完好的社会状态，这一状态的达成基于个体义务、社会责任、国家经济的多层次配合，体现全社会对全民福祉和福利的追求。"智慧康养"则指以人为本的智慧境界为导向，以智能技术和数字信息为手段，以追求身心健康、社会和谐、人类福祉为目标的系统工程。

作为创新概念，智慧康养突破传统养老观念，体现健康中国建设中对技术人性化的认识与全方位、综合性追求。美国最早于1984年提出智慧家居（smart home）的概念，将智能交互技术植入日常居住环境。英国信托基金最早提出了智慧养老的概念。总体而言，西方狭义上的智慧康养（smart care for elderly 或 smart senior care）等表述，主要指向老年人的照护，这说明应对老年群体的健康问题在国际性的老龄化趋势下具有一定的代表性。此外，在数字社会的技术革新为百姓带来便利的同时，老年群体在适应等问题上也面临更大挑战。因此广义的智慧康养并不局限于老年人群，但不可否认，老年人群是智慧康养的重要覆盖人群。本节也将更多结合我国老年人的状况探讨智慧康养问题。

（三）数字社会与智慧康养的关系

1. 以标准化技术服务多元健康需求 作为数字社会的核心特征，数字技术应用在社会生活的方方面面。数字技术的本质在于将纷繁复杂的现象进行标准化编码化处理。它在一定程度上可以化繁为简，驱动机器生产，解放劳动力，提升效率。

在康养领域，人们对智慧康养产品和服务存在着多元需求，小到按时吃药、定时活动等健康行为提醒，大到进行长期照护等。智慧康养的优势在于将这些复杂的需求进行数字化信息处理，驱动机器取代传统的人力劳动，以节省人力资本。我国目前有4 000万失能和半失能老人、1 000万老年认知症患者。失能、失智老年群体规模达到5 000万左右，总体疾病负担超过万亿元。以北京市为例，《北京市"十四五"时期老龄事业发展规划》显示截至2020年底，北京市户籍总人口中60岁及以上户籍人口378.6万人，占户籍总人口的27.0%；预计到2035年，北京将进入重度老龄化社会，人口老龄化水平超过30%，户籍老年人口将接近700万；与此对应，2021年全市养老护理员1.2万名，而且增长缓慢；此外，养老护理员主要集中在养老机构，在社区和居家提供照护服务的养老护理员很少。照护人员短缺，照护负担重。在这样的局面下，用机器劳动代替人工劳动是智慧康养的重要价值。自2017年起截至2022年10月，中华人民共和国工业和信息化部办公厅、民政部办公厅和国家卫生健康委员会办公厅联合发布了五批智慧健康养老应用试点示范名单，其中，北京共有12家企业入选"智慧健康养老示范企业"，4个街道入选"智慧健康养老示范街道"。目前智慧康养有产品和服务两大类，产品包括智能可穿戴设备、便携式健康监测设备、自助式健康检测设备、智能养老监护设备和家庭服务机器人五大类。比如智能波动交替充气按摩护理床，可以节省频繁搬动患者身体的劳力；大小便智能护理机器人，可以在一定程度上节省照护人员处理大小便的时间,有助于老人得到更加清洁、卫生、舒适、有尊严的照料。康养服务则包括针对慢性病、居家健康养老、个性化健康管理、健康咨询、机构信息化、安宁疗护等内容。比如近年来随着安宁疗护理念的普及,正在进行家庭病房管理系统研发,意在将患者生理体征参数及时搜集上传并分析,以期医生实时查看数据,实现远距离对生命终末期患者的指标监控、评估、预警,其目的在于以专业、及时的医疗建议更好地安抚家属在照护临终亲人时的恐慌情绪。

另外,数字化服务的精度促进公共治理,特别是公共卫生管理走向精准化、人性化。移动支付、网上预约看病、扫码点餐等数据的互联互通大大提升了信息、物力、人力资源的时空匹配效率,不仅极大地方便了人们的日常生活,而且形成丰富数据,为个体数据监测、群体行为预测提供重要依据。这使得实现预防与治疗相结合、大众需求与个性需求相结合、近期目标与长期目标相结合,推动广义上康养理念的落实具有更大的可行性。智慧康养的价值在于,一方面以标准化编码实现化繁为简的数字处理,提高生产效率;另一方面以数字技术驱动信息高速流动,在一定程度上有助于人们跨越时空局限,实现更远、更及时、更有效的交流和资源调配,从而提升劳动效率和服务品质。

2. 以渗透化数字生活激发智慧康养需求　数字社会为智慧康养的有效实现提供了环境,无处不在的智能技术以渗透化形式融入衣食住行。"互联网 + 服务"、共享经济、无接触式消费、线上线下融合等新型消费模式逐渐成为人们日常生活的一部分,并以超越时空局限的形式服务于个体的心理、身体、社会交往等各方面需求。2022 年 2 月 25 日发布的第 49 次《中国互联网络发展状况统计报告》显示,老年群体与其他年龄群体共享信息化发展成果,能独立完成购买生活用品和查找信息等网络活动的老年网民比例已分别达到 52.1% 和 46.2%。

信息时代数字化、无纸化的发展使老年人主动或被动地参与数字社会,也对智能设备产生了特殊的个性化需求,如操作简单、流程便捷、辨识度高等。满足老年人对使用体验的具体需求是康养事业从"智能"向"智慧"发展的关键所在,减轻老年人面对数字社会的迷茫感、被强迫感,是智慧康养进一步发展的重要动力与挑战。

3. 以数字技术提升生命质量的悖论审思　尽管在数字社会实践智慧康养,有助于提升服务效率、激发更充沛的康养需求,但在实施过程中也存在着倚重数字技术与提升生命质量之间的悖论。对这一悖论的审思,将伴随智慧康养的生发与推行的全过程。信息时代下的数字社会形成了以互联网信息技术为基础的新社会秩序,新的社会不平等也在数字鸿沟的影响下产生。在理性的技术手段与感性的人文诉求之间存在着极大张力。数字技术长于就某一现象进行原子化的数据切分,容易导致整体性、连续性的生活被碎片化处理。这一过程将催生无生命的技术与活生生的生命个体之间的缝隙。比如,数字技术很难回应失独父母面对孩子离世产生的震惊、孤独,高龄独居老人寂寞等情绪与行为反应。在工具理性与效率优先的技术逻辑入侵下,日常生活的价值理性受到异化的威胁,潜在的紧张感与危机感对传统的生活节奏产生影响。吉登斯提出了重要的问题:"为什么'甜蜜理性'的普及并没有创造出一个我们能够预期和控制的世界?"他进而建议正视现代性带来的风险,树立人类对自然与传统的尊重,使人类生活重新道德化。因此,在充分利用数字技术便利的同时,也要警惕技术决定论的局限,谨慎看待技术之外复杂而深刻、多样又多变的生命需求。

二、数字社会实现智慧康养的机遇与挑战

结合中国国情，数字社会的发展为智慧康养提供了沃土；同时健康中国战略、积极应对人口老龄化国家战略的推行，也成为智慧康养的时代机遇与政策支撑。而以数字鸿沟为代表的挑战，体现了数字社会所蕴含的技术悖论。这些都是在当代中国数字社会推行智慧康养的机遇与挑战。

（一）智慧康养是全方位全周期健康服务的有机组成部分

人民健康既是国家昌盛的重要标记，也是实现国家兴旺不可或缺的基础。健康由医疗、生活方式、遗传、环境等诸多要素共同构建。在此之中，老年人群的福祉不仅局限在特定人群的生存状态改善，更需要全社会在老龄观和老龄工作体系层次上的变革。智慧康养既是这场变革的产物，也是直接参与其中的推动力。

1. 智慧康养助力健康中国建设　党的二十大报告强调要"推进健康中国建设"，并提出"人民健康是民族昌盛和国家富强的重要标志"，要把"保障人民健康放在优先发展的战略位置"。

健康中国战略遵循的主要原则有健康优先、改革创新、科学发展、公平公正，这与智慧康养的内涵理念不谋而合。一是，从个体身心健康到健康与经济社会良性协调发展，健康始终位于优先发展的战略位置。二是，健康中国战略和智慧康养领域的发展进步均有赖于政府组织引导，又得益于科技创新和市场机制作用。三是，科学发展的原则强调预防为主、防治结合、中西医并重，而康养亦是对生命全周期的关注，是将个人健康生活方式和医疗健康服务体系相结合的理念。四是，健康中国战略意在缩小我国东西南北各地区、城市和乡村、不同人群之间的健康水平差异，构建公平公正的健康社会，而智慧康养也意在利用科技"智慧"为所有群体提供同样高质量的产品和服务。因此，健康中国战略对我国现有医疗卫生制度、国民健康政策、健康文明生活方式、中西医发展格局、健康产业发展等提出新要求和新目标。智慧康养产业的兴起，正在以多元的产品和服务，切实为健康中国战略的建设和发展添砖加瓦。

2. 智慧康养支持积极应对人口老龄化　在健康中国战略中，促进健康老龄化是其中的重要内容，也是积极应对人口老龄化的重要基石。据 2020 年第七次全国人口普查数据显示，我国 60岁及以上人口为 2.64 亿，占总人口比重的 18.7%；65 岁及以上人口占总人口比重的 13.5%。这两个数字意味着当前我国正面临着严峻的老龄化挑战。老龄人口的增加不仅深刻影响到老年群体，其意义更应该置于我国人口年龄结构的框架下加以审视。人口老龄化不仅牵涉老年群体的人口增加，更意味着劳动力结构的调整、人口政策的变革和社会结构的整体变动。

2020 年 10 月，党的十九届五中全会通过的《中共中央关于制定国民经济和社会发展第十四个五年规划和二〇三五年远景目标的建议》，明确提出"实施积极应对人口老龄化国家战略"。人口老龄化是世界性问题，对人类社会产生的影响是深刻持久的。在积极应对人口老龄化过程中，伴随着老龄观和老龄工作格局的转变。在观念层面，要重视老年群体在体能、知识、技能、经验等方面蕴含的巨大的人力资本存量，认识和激发老年人的潜能和权利是积极应对人口老龄化重要的观念基础。在工作格局层面，从为老年人群提供友善服务，扩大到提高全人口各个时期的

健康水平，积极应对人口老龄化不再只是卫生部门单打独斗，而需要发动全社会、多部门积极参与，注重顶层设计。

2021年10月，由工业和信息化部、民政部和国家卫生健康委员会联合发布的《智慧健康养老产业发展行动计划（2021—2025年）》提出，"打造智慧健康养老新产品、新业态、新模式，为满足人民群众日益增长的健康及养老需求提供有力支撑"。在全新的老龄观和老龄工作格局之下，智慧康养是积极应对人口老龄化的迫切需要，亦是落实积极应对人口老龄化国家战略的有机组成部分。以数字手段和智慧理念开发出贴合老年人需求的产品与服务，不仅能够有效改善老年群体的身心状态，而且存在满足更广泛人群需求的可能性；同时，老年群体受到关注与激发，有助于展现出"老有所为"的风貌和社会价值。同时，智慧康养产业的发展又可以带动信息技术应用、解决人口就业等，其社会效益、经济效益超出老年群体，使全社会受益。因此，积极应对人口老龄化国家战略为智慧康养提供积极的支持环境和深层动力。

（二）数字社会作为智慧康养的活水源头

除了国家大政方针对发展智慧康养事业构成宏观层面的支撑，随着我国产业体系的不断完善，国家网络强国、数字中国的加快建设，都为开展智慧康养提供了历史机遇。

1. 数字社会为智慧康养储备技术基础与人力资源　中国智慧康养的发展壮大并不能凭空产生。它直接得益于我国数字社会的推进以及相伴而来的技术基础和人力资源。《数字中国发展报告（2020年）》指出，近年来，数字中国建设取得重要成就，比如我国建成全球规模最大的光纤网络和4G网络，5G网络建设速度和规模位居全球第一。2020年我国数字经济核心产业增加值占GDP比重达到7.8%，互联网普及率由2015年底的50.3%提升到2020年底的70.4%。在此之中，医疗健康领域的数字化发展也取得了长足的进步。比如截至2020年底，全国与省级全民健康信息平台互联互通的地市/县区平台已达333个，接入区域全民健康信息平台的二级及以上公立医院达到7053家；远程医疗协作网覆盖所有地级市2.4万余家医疗机构，5595家二级以上医院普遍提供线上服务。数字技术的迅猛发展及其在医疗健康领域日渐普及的应用，为智慧康养提供了有力的技术支撑。此外，一大批专业度高、精通多个领域的复合型人才不断涌现。如2020年人力资源和社会保障部发布了智能制造工程技术人员、工业互联网工程技术人员、区块链工程技术人员等25个新兴职业。

2. 民众数字素养提升对于智慧康养理念与实践的接纳　除了基础设施、技术手段、专业人力资源上的储备，民众综合数字素养的提升，为接纳智慧康养理念和服务提供了观念基础。据统计，我国网民规模由2015年底的6.88亿增长到2020年底的9.89亿。老年群体也扮演着积极的角色，他们之中甚至不乏网络营销者，都代表了一种"没有被科技丢下的老年生活"。在康养领域，民众的数字素养也得到展现。当前，网络预约挂号、手机银行办理业务等在城市老年人群中已被越来越多的人接纳。人们对智慧康养产品和服务参与老年健康与护理的态度日益开放。有研究在北京、上海、广州、深圳的调查结果显示，50~64岁的人群，有73%的比例表示如果老人卧病在床，会考虑采用智能监控设备辅助。在照护负担明显的阿尔茨海默病患者家属中，既有儿孙辈的中青年，也有已步入老年的患者配偶。他们共同期待智能产品能在一定程度上减轻照护负担。数据显示53.9%的家属非常同意"我期望有更多的智能产品帮助我照护认知症老人"，其中表达了这一态度的青年家属为 50.1%、中年家属为 58.4%，老年家属为 40.3%。百姓日益提高的数字素养和面向智能产品的开放态度，为智慧康养的推行提供了良好的社会条件。

3. 智慧康养在个体、组织、社会层面的迫切需求　在数字社会的政策支持和百姓数字素养提升的同时，人们对于智慧康养的需求也日益迫切。这在个体、组织、社会三个层面均有所体现。

在个体层面，老年人对养老服务的需求具有强烈的异质性，不同的生长背景、教育程度、经济情况、身体状况都会影响到老年人的具体需求，如对生理、社交、自我实现等不同层次的需求。传统的养老模式亟需新鲜力量的加入，以解决老年人的多层次养老需求问题。

在社区层面，以居委会、村委会、社区卫生服务中心为核心，是离百姓最近的基层组织。当所辖居民、村民越来越多地开始使用智慧康养产品时，社区基层组织如何识别社区的康养需求、介入和设计社区层面的智慧康养平台，以及介入智慧康养的组织动力、政策保障有哪些，都是构建智慧康养工作格局中不能回避的问题。

在社会宏观层面，现实需求是建立由政府组织引导、社会各方积极参与、民众个人积极响应的合作交流机制与平台。政府在当中需要身兼数职，一方面要充当宣教者，大力倡导民众及其家庭、社区和机构积极参与到智慧康养建设中；另一方面要充当信息媒介，通过发布信息、招投标等促进政府、企业、社会组织合作；同时又是规则制定者，通过建立法律法规、行规行矩，保障和监管理念化为实践、落到实处。从个体到社区，再到政府，每一层级产生的需求组合起来构成全社会的迫切需求，更是智慧康养发展的长效动力，从实践效果方面推动智慧康养事业的摸索与前进。

（三）数字鸿沟成为智慧康养的重要挑战

正如在数字技术服务生命质量反思中所提示，以数字鸿沟为代表的技术局限性也需要得到重视。《辞海》对于数字鸿沟的定义是："在信息的掌握、拥有、控制和使用能力上的差别。既存在于信息技术的开发领域，也存在于应用领域。既存在于不同国家、地区之间，也存在于同一社会不同群体之间。由于信息技术在社会、经济中发挥着越来越重要的作用，数字鸿沟的存在加剧了南北差距和社会分化。"如果说技术本身具有价值中立性，那么任何技术的应用乃至研发则具有强烈的社会属性。不同社会群体占据不同社会结构位置和资源，这对于技术的可及性、效能等有着直接影响。比如同年龄段的青年使用微信，大学生群体和农民工青年的微信使用行为大相径庭。前者通过微信在学业、求职方面得到枝权状的多元信息，促进大学生在学习、就业轨道上的积极探索。而农民工群体的微信使用则主要是在单调的打工生活之外，寻求娱乐和与家人的远程联络。

具体到医疗健康领域，数字鸿沟指数字社会不同人群在医疗健康相关信息的掌握、拥有、控制和使用能力上的差别。老年群体因为身心发展特点，比如视觉和听觉衰减、记忆衰退、运动技能降低等，大多数老年人在使用数字产品能力上受到一定影响。在现实中，对于年轻人来说轻而易举的事情，对一些老年人来说可能格外困难。如不会使用电子支付手段等，让老年人感到十分不便。一方面，在公共服务及社会治理层面追求效率和速度，没有充分考虑到老年人这个庞大的群体；另一方面，由于认知能力、思想观念、知识结构等原因，老年人接受新信息、学习新技能的心理模式和青年人不同，由此可能导致对数字化设备与智慧生活的适应较慢。

其次，老年群体内部也会因为社会经济地位、教育水平差异而呈现出群体内部的数字鸿沟。科技进步应当是普惠的，数字化时代也同样属于老年人，老年人不应该被数字社会所排斥。应对智慧康养中的数字鸿沟，一方面要以人为本，了解清楚老年群体的真实需求。市场主体在开发和设计时，鼓励吸引老年群体积极且深度地参与到适老产品的设计中来，将人文关怀转化为产品性能。智能手机、APP 运营商有必要针对老年人的身心特点开发设计出更加人性化、精细化的"适老化"产品，提高老年人对数字化产品的"亲近度"。另一方面，弥合数字鸿沟还需要进行资源整合，多方参与，积极构建一个良好的智慧康养生态环境。家庭，是其中重要的组织平台。孝道是中华优秀传统文化的重要内容，激活家庭内部代际数字技术反哺能量，探索具有中国特色的应对数字鸿沟挑战的实践经验。相关部门在出台政策时改变"一刀切"方式，政策制定精细化，为老年人开通人性化的"绿色通道"，切实保障老年人权益。同时，鼓励社会团体积极参与开设针对老年人的数字化产品使用的培训班、兴趣班，让老年人主动拥抱"数字化"，有助于他们早日享受数字社会带来的服务与便利。总之，面对数字鸿沟，需要社会各界共同行动起来，力争不同群体在数字社会中共享智慧康养的社会效益。

三、智慧康养实践的地方经验与发展愿景

在中国步入数字社会的历史节奏中，在健康中国、积极应对人口老龄化的政策框架下，智慧康养在中国依然处在积极探索阶段，一些地方经验为我们带来了启示和思考。

（一）智慧康养地方经验案例分析

我国幅员辽阔、人口众多，社会结构复杂，智慧康养的地方实践需要因地制宜，凭借数字社会发展的东风，走出一条适合当地特色的发展之路。比如腾讯研究院作为数字经济的代表性企业，正在探索科技对认知症老人与照护者的帮助；山西省高平市兴起融合农林文旅康产业的"康养村"；黑龙江漠河北极村一养生院开发利用中医进行理疗康养旅居的模式……

国家卫生健康委员会"十四五"健康老龄化规划指出，我国人口老龄化快速发展，78% 以上至少患有一种以上慢性病，失能老年人数量将持续增加。无论是"9073"模式（90% 的老人居家养老、7% 社区养老、3% 机构养老）还是"9064"模式（90% 的老人居家养老、6% 社区养老、4% 机构养老），都显示社区居家养老经济支出费用较低、符合中国传统孝道文化的模式，仍是最容易被我国老年人及其家属所接受的养老方式。嵌入式医养结合社区居家养老服务实现了医疗和养老服务资源的整合，有别于单一为老年人提供养老服务的模式，是一种符合养老事业发展的新型养老模式。

本节重点介绍江苏省南京市江北新区智能化嵌入式社区居家医养结合服务模式。对南京市江北新区普斯康健养老服务中心作为典型案例进行剖析，来展现智能化嵌入式社区居家医养结合服务模式的具体介入路径和服务内容。

南京市江北新区老年人口占比 12.15%，新区政府成立养老服务质量指导中心，建立智慧养老医养结合服务平台，对接全区 7 个街道 85 个社区，并组织银发顾问 165 人，在 APP 上显示就近服务的养老地图。这为普斯康健养老服务中心建立以老人为中心的智慧医养结合服务奠定基础。

南京市江北新区普斯康健养老服务中心位于南京市江北新区泰山街道明发社区。明发社区区域面积 4.2 平方公里,社区常住人口约 4.6 万人,其中 60 岁以上老年人 8 144 人,占总人口的 18%,80 岁及以上老年人 160 人。以普斯康健养老服务中心为依托,以社区老人为服务主体,搭建社区居家养老(医养结合)智慧健康服务平台。

普斯康健养老服务中心自主研发互联网 + 诊疗 + 健康养老平台,经由卫生机构批准并实际应用。该平台分为三类门户端。

第一类是老年人使用端,通过微信公众号直接登录,有适合老年人使用习惯的界面设计,操作流程简单,老年人能快速上手使用。服务项目包括健康指导、家庭医生管理(签约服务、服务评价、我的家医、咨询互动、预约家医、体检报告查询、健康档案、中医体质辨识)、设备管理、复诊配药、我的服务计划、我的服务记录等医疗服务。老年人通过使用端即可在线选择服务内容及助餐、助浴、助洁、家庭养老床位等养老服务,选择对应服务项之后,可以在线或电话与工作人员咨询,获得指导以及预约上门服务。通过加强对老年群体的用心呵护,不断提升其安全感和获得感。截至 2022 年 10 月已为 1.46 万名老人提供医养结合服务 43.79 万人次。为其中 4 500 多位老人提供上门护理近 25 万人次。

第二类是服务端,包括家庭医生 APP、健康评估、服务人员小程序和各类服务终端设备四种终端。其一,家庭医生 APP,供家庭医生团队使用,服务内容包括:签约管理、我的居民、居民预约及咨询、慢性病管理等,在线确诊上一次就诊材料,医生在线开具电子处方,用户通过线下配送获得处方药品,通过终端应用实现用户端和服务端两端随访提醒,实现随访全程留痕,提高服务医生工作效率,提升居民获得感。其二,健康评估端,让老年人通过在线选择服务内容后,养老评估员参照国卫医发〔2019〕48 号通知的标准,从其能力和老年综合征罹患等维度,对老年人进行在线健康评估,自动生成照护计划,智能分配服务人员到服务人员小程序。其三,服务人员小程序,有定位系统,供服务人员上门照护服务使用。服务人员在微信小程序上可查看服务对象信息、待办服务事项、已完成服务情况及其他系统消息通知,极大提高了服务人员的工作效率。其四,各类服务终端设备,通过血糖、血压可穿戴式智能设备,测量数据在老年人使用端就可实时查看。同时,为其服务的家庭医生在账号内也能看到,以保证家庭医生根据智能设备提供的健康数据进行分析和预警,制订出规范的健康管理服务计划,为辖区老人提供家庭医生智能化、定制化的医疗陪伴,补齐了养老服务的短板。截至 2022 年 10 月,共计对 5 915 名老年人进行健康体检,对 2 644 名高血压患者、1 066 名糖尿病患者进行慢性病精细化管理,对 3 132 人开展中医药健康管理。

第三类是管理端。服务机构通过后台进行审核、派单和查看统计数据等操作,对医养结合服务机构的不同角色设置不同权限,实现分级管理与监督。

以上平台实现了服务的多样化和精准化,提升了健康养老服务的质量和效率,促进了个人、家庭、社区等健康和养老资源的深度融合和优化配置,推进了社区公共服务供给侧结构性改革,创新了智慧社区居家健康养老服务模式。

从这一案例可以得到的启示:社区居家医养结合服务模式的推广需要政府引领、社会参与、智能技术手段的保障,共同协力才能形成新型的养老生态链。智慧社区居家医养结合服务可真正实现 15 分钟服务圈，让老年人获得家门口的服务，同时可降低人力成本，提高工作效率；也是解决当前养老服务专业队伍人才供不应求的重要途径。另外，必须加强研究智慧社区居家医养结合服务模式深层次的运营机制与可持续发展的政策，才能进一步拓展智慧养老服务链，让老年人真正做到"老有所养、老有所医、老有所乐"。

（二）推进智慧助老促进老年用品科技化、智能化升级

当前，老年人在运用智能技术方面遇到不少困难，让广大老年人更好地适应并融入智慧社会成为重要课题。围绕老年人衣食住行、康复护理的老年用品产业仍需不断壮大，增强科技创新能力，让智能化产品和服务惠及更多老年人。同时，加强智慧助老公益宣传，营造帮助老年人解决运用智能技术困难的良好氛围。

统筹养老服务领域政务和社会数据资源，加强部门间涉老数据信息共享，依托国家人口基础信息库等，汇聚老年人社会保障、养老服务机构、养老从业人员等基本数据集，建设公众需求牵引、政府监督管理、社会力量参与的全国养老数据资源体系。完善电子健康档案和电子病历数据库，加强疾病预测预警，提供老年人健康管理的个性化服务，鼓励和引导多元主体积极参与老年健康监测能力建设，为老年健康状况评估和疾病防治提供信息支持。加强基础性研究，促进多学科交叉融合，支撑开展老龄化趋势预测和养老产业前景展望。

在全国城乡社区普遍开展老年人运用智能技术教育培训。鼓励老年人家庭成员、相关社会组织加强对老年人的培训。遴选培育一批智慧助老志愿服务团队，为老年人运用智能技术提供志愿培训和服务。

强化老年用品的科技支撑。加快推进互联网、大数据、人工智能、5G 等信息技术和智能硬件在老年用品领域的深度应用。支持智能交互、智能操作、多机协作等关键技术研发，提升康复辅助器具、健康监测产品、养老监护装置、家庭服务机器人、日用辅助用品等适老产品的智能水平、实用性和安全性，开展家庭、社区、机构等多场景的试点试用。

加强老年科技的成果转化。利用现有资金渠道，支持老年用品关键技术和产品研发、成果转化、服务创新及应用推广，促进产业创新。支持在老年用品领域培育国家技术创新示范企业、"专精特新"企业、制造业单项冠军企业等，加强产学研用协同创新和关键共性技术产业化。加强老年用品领域知识产权保护，依法保护相关专利、商标和商誉等合法权益。

发展健康促进类康复辅助器具。加快人工智能、脑科学、虚拟现实、可穿戴等新技术在健康促进类康复辅助器具中的集成应用。发展外骨骼康复训练、认知障碍评估和训练、沟通训练、失禁康复训练、运动肌力和平衡训练、老年能力评估和日常活动训练等康复辅助器具。发展用药和护理提醒、呼吸辅助器具、睡眠障碍干预以及其他健康监测检测设备。

推广智慧健康养老产品应用。针对老年人康复训练、行为辅助、健康理疗和安全监护等需求，加大智能假肢、机器人等产品应用力度。开展智慧健康养老应用试点示范建设，建设众创、众包、众扶、众筹等创业支持平台，建立一批智慧健康养老产业生态孵化器、加速器。编制智慧健康养老产品及服务推广目录，完善服务流程规范和评价指标体系，推动智慧健康养老规范化、标准化发展。

（三）指向人类卫生健康共同体的智慧康养发展愿景

我国目前的主要矛盾已经转化为"人民日益增长的美好生活需要和不平衡不充分的发展之间的矛盾"。数字社会中"美好生活需要"蕴含着丰富的时代色彩。人们呼唤数字技术提供更智慧的方案，使生活更便捷、轻松，也期待深刻而丰富的情感需求可以在共同体建构中得到凝聚与安顿。同时，数字社会也为社会治理模式与人际互动服务模式提出前所未有的挑战。在此之中，全方位全周期的健康照护既是美好生活的重要前提，也是人们走向自由的基础。在数字社会，探索智慧康养的技术与政策路径，是为人民创造更美好生活的必然要求。

数字中国建设中，一个老年人也不能少。我国提出，到 2025 年，85% 以上的综合性医院、康复医院、护理院和基层医疗卫生机构成为老年友善医疗机构。逐步完善全国老龄健康信息管理系统，促进各类健康数据的汇集和融合，整合信息资源，实现信息共享，以信息化推动老年健康服务管理质量提升，加强老年友善医疗服务。借助信息化手段，对失能低收入老年人的医疗保障、健康照护等情况以及因病返贫风险进行动态监测，维护失能低收入老年人身心健康。开展建设老年友善医疗机构工作，实施进一步便利老年人就医举措，从文化、管理、服务、环境等方面，加快老年友善医疗机构建设，方便老年人看病就医；不断优化医疗服务流程，改善老年人就医体验。全面落实老年人医疗服务优待政策，完善诊间、电话、自助机、网络、现场预约等多种预约挂号方式，保留一定比例的现场号源。医疗机构内的各种标识要醒目、简明、易懂、大小适当，要对公共设施进行适老化改造，配备必要且符合国家无障碍设计标准的无障碍设施。鼓励医疗机构设立志愿者服务岗，明确导诊、陪诊服务人员，提供轮椅、平车等设施设备。

知识窗　2021—2025 老年用品研发制造应用重大科技攻关

党的二十大明确，要实施积极应对人口老龄化国家战略，从"增进民生福祉，提高人民生活品质"的角度指明了为老服务的发展方向，让广大老年人"同步新时代　智享夕阳红"正是题中应有之义。党和政府坚持以人民为中心的发展思想，坚持积极老龄观、健康老龄化理念，把科技作为积极应对人口老龄化战略支撑，科技向善、以人为本，更好地助力老年友好型社会的建设。具体来讲，将康养议题放置于全生命周期健康照护和我国整体人口结构框架内进行思考，借助数字社会的历史机遇，将预防与质量相结合，对身心健康进行全面考量，对生育、教育、就业、退休等民生重大问题和健康问题进行统筹规划，成为呼唤智慧康养的宏大背景。数字社会之下，大力发展智慧康养事关社会民生，事关民众福祉，对于健康中国建设具有重要意义。只有数字社会与智慧康养得到高质量发展，才能助力健康中国建设，承载积极应对人口老龄化国家战略下更为具象的产品与服务，也是构建人类卫生健康共同体的切实行动。

（刘　谦　王红漫）

第三节　科技创新与风险社会

> 科学是探索事物的真相和规律,技术是运用事物的规律为人类服务。
>
> ——韩启德

新一轮科技革命和产业变革深入发展,工业信息化、经济全球化以及高科技的加速发展,给人类社会带来了更迅捷的生活、更紧密的联系和更广大的空间。全球化把国家之间、区域之间的距离拉近,"地球村"的出现更是让各个国家和地区的相互依赖性增强,社会开放性空前地发展,而自然风险和人为风险的不确定性也成倍地出现。如果说风险是指各种不确定性的话,风险社会就是指在全球化发展背景下,由人类实践所导致的全球性风险占据主导地位的社会发展阶段,这样的社会发展阶段里,各种全球性风险对人类的生存和发展存在着严重的威胁。各种"黑天鹅""灰犀牛"事件随时可能发生。应对风险社会,必须增强忧患意识,坚持底线思维,不仅需要全球的共同努力,更需要中国特色的医学和社会发展作出积极的贡献。

一、新时代科技创新与中国特色医学

科技是国家强盛之基,创新是民族进步之魂,科技创新助推国家高质量发展。党的十八大以来,以习近平同志为核心的党中央高度重视科技创新,提出了一系列顺应潮流、符合国情、把握规律的重要论断,成为推动建设世界科技强国的重要理论依据和行动指南。党的十九大提出贯彻落实"加快建设创新型国家"的发展理念。党的二十大进一步提出:到 2035 年,中国要建成科技强国、健康中国等目标,要完善科技创新体系,加快实施创新驱动发展战略,推进健康中国建设。在党中央坚定不移的政策引领下,国家科技创新取得了举世瞩目的卓越成就。同时,新时代发展契机又进一步要求我们在科技创新方面提出新的战略、新的理念和新的技术。

近年来,伴随着国家科技创新战略和相关政策的实施,医学创新亦备受关注。国务院发布《实施〈中华人民共和国促进科技成果转化法〉若干规定》,国家卫生管理部门联合科技管理等部门发布《关于全面推进卫生与健康科技创新的指导意见》《关于加强卫生与健康科技成果转移转化工作的指导意见》和《中共中央　国务院关于促进中医药传承创新发展的意见》等一系列创新政策,加快了中国特色医学高速高质量发展,凸显出医疗机构和医务工作者在医学创新中的重要作用。《"健康中国 2030"规划纲要》中提出,以基层为重点、以改革创新为动力,预防为主,中西医并重,把健康融入所有政策,人民共建共享。这也体现了科技创新在中国健康战略中的独特作用和地位。为此,新时代科技创新推动中国特色医学发展,是驱动中国特色医学发展的必然选择。

(一)新时代科技创新的基本特点

新时代科技创新对中国特色医学产生了深远影响。要理解新时代科技创新是驱动中国特色医学发展的必然选择，需结合新时代科技创新的特点及中国特色医学发展规律来说明科技创新对中国特色医学发展的必要性。深刻把握新时代科技创新的自主性、开放性、实用性等特点，对于做实做优新时代科技创新和医学创新工作很有指导意义。

1. 新时代科技创新的自主性　国家"十四五"规划中把科技自立自强作为国家发展战略支撑，摆在各项规划任务的首位。我国社会主义制度的优越性是支撑我们坚定不移地走中国特色自主创新道路的基础。自主创新是攀登世界科技高峰的必由之路，技术附庸对于科技发展是非常危险的，必须自主创造出特色科技品牌，要把核心技术牢牢把握住才能掌握科技发展的主动权，实现科技核心技术的自主可控，拥有世界科技的核心竞争力，加快加强建设科技创新型国家。同样，在中国特色医学发展过程中，医学发展获得了自主创新带来的巨大红利，利用举办创新大赛筛选出优质的医学创新项目，在国家政策鼓励下完成创新成果转化，我国在医学创新工作方面硕果累累。

2. 新时代科技创新的开放性　国家倡导自主创新不是闭门造车，故步自封，我们不排斥学习世界先进科学技术，相反，我们相信科学技术是世界性的，站在人类命运共同体的高度，打开胸怀，遵从开放包容、互惠共享的国际科技合作战略，深化落实科技交流与合作，为全人类应对重大疫情、气候能源等全球性问题贡献大国力量。从古至今，病毒侵袭人类时有发生，中医药成功预防和治疗疫病的经验在今天依然行之有效。

3. 新时代科技创新的实用性　科学技术创造最终要造福于人类。科技创新成果不能仅仅浮于纸面，而要转化成现实生产力，要以市场需求为导向，从国家和人类社会长远利益出发，真正解决造福于人类的实际问题，通过科技创新不断满足人民日益增长的美好生活需要，体现经济和社会价值。健康是人类社会最根本的追求，是人民群众对美好生活的最高追求，当前，中国特色医学发展处在历史最佳时期。医学创新要以临床痛点为切入点，在科技创新的推动下，鼓励医疗机构和医生积极参与创新活动，促进中国特色医学的发展。例如，2017年北京市举办转化医学大赛，2018年四川大学华西医院、北京大学第一医院、北京大学第三医院等国内权威医疗机构相继举办院内转化医学创新大赛，都表明医学的科技创新正在成为一个热潮。

（二）新时代科技创新对中国特色医学的推动作用

中国特色医学是建立在中医学与西医学相互渗透、相互交融基础上的独具中国特色的医学。两套完整的医疗体系并重发展，优势结合，从诊前防未病、诊中治疗到诊后康复，在保健、预防、治疗和康复等多学科领域交叉互补，实现更好地为人类健康服务的宗旨。科技创新推动医学创新，促进医疗行业快速发展，包括充分利用现代科技发展成果，实现中医药的有效传承、理论创新和规模化发展，实现历史性跨越。科技创新推动医学创新，促进医疗行业快速发展。科学技术是人类同疾病较量最有力的武器，人类战胜大灾大疫离不开科学发展和技术创新发展。改革开放四十多年来，伴随着经济高速高质发展，人民群众健康水平得到质的改善，疾病防控能力得到极大提高。过去看病更多的是依赖医生的临床经验，现如今，3D打印、机器人、大数据和人工智能等新型医疗科技手段非常精准地辅助医疗救治，"精准诊疗""数字疗法"成为临床医学的新风尚；从过去"赤脚医生"背着药箱走街串巷，到现在互联网远程问诊、大数据医学排查都走向实践应用；过去医疗条件简陋不堪，到当今普遍的国际现代化医院建设、现代医疗设备的普及，都离不开科技创新对医学发展的大力推动。随着基本医疗和社会医疗保险体系逐步完善，人民大众的健康意识逐步提升，我国健康事业迎来最佳发展机遇。

知识窗 克利夫兰医学中心评选的 2022 年十大医疗创新

我国目前医学界比较常见的医学科技创新有：

1.3D 打印技术 利用 3D 打印技术，可以实现医疗设备与患者完美匹配，根据患者个体自然解剖结构的不同而设计出针对个体特定的尺寸，建模形成匹配度、接受度和舒适度更好的医疗设备。3D 打印技术功能全面，辅助医生给患者提供先进的治疗手段，降低常见并发症的风险。3D 打印技术应用广泛，主要应用于外科手术、复杂的心脏手术，甚至全脸移植手术。如有外科医生利用 3D 打印的脊柱，成功为一名脊柱被切除 15cm 的患者进行了修复手术，术后患者恢复良好。

2.机器人手术 随着医疗技术的发展，患者对有创性操作的要求越来越高，整合了机器人技术的手术可以实现伤口最小和侵入性最少的需求。机器人在配合外科医生手术时，可以为其提供极高的手术精确度的指导。现在机器人手术应用非常广泛，可以用于脊柱、血管等人体多个部位的手术，技术平台先进，给患者带来了有效和有益的微创体验，改善常规手术效果。

3.大数据和人工智能 通过大数据分析，可以对国内区域性疾病发生的环境、生活方式、气候条件等危险因素进行整合分析，从而梳理出该区域易患病的风险等级。临床治疗过程中，大数据可以清晰地提供患者的既往病史、用药情况、药物敏感性等个体化数据，从而指导医师优化诊疗方案。人工智能正悄悄地改变医疗领域的流程规则，尤其在图像分析、辅助医疗决定等方面为医生诊疗提供了精准判断。随着人工智能不断融入医疗领域，它给患者带来了丰富的个性化医疗服务。

4.远程医疗服务 越来越多的远程医疗服务和虚拟护理模式得以实现。互联网线上问诊服务为远在全国各地的患者提供了便利和保障。

中国特色医学发展仍然面临诸多挑战：医学创新能力、大疫大灾救治、突发公共卫生传染病防控等。未来要根本性解决这些问题，一方面靠人才，另一方面要依靠科技创新技术。展望未来，中国工程院院士詹启敏在 2022 年 8 月 4 日的《学习时报》上发文提出，医学科技创新可以在以下七个方向发力。

第一，生命组学，包括基因组学、蛋白质组学、表观遗传组学、免疫组学和微生物组学，这些组学都是当今医学科研领域的研究热点。研究表明，无论是基因突变、基因表达还是基因修饰等机体调控环节，这些组学通常会参与到肿瘤、心血管疾病、自身免疫性疾病等疾病的发生发展过程中。

第二，基因编辑。在符合法律法规和伦理审查的条件下，对基因进行操控和编辑，以医学治疗为目的，优化人类发展，实现更美好的生活。

第三，人体微环境。人体中通常有定植在各个部位的微生物，它们形成微生态系统，其中肠道微生态系统是最主要的人体微生态系统，微生态失调影响整个机体健康。

第四，精准医学。利用医学创新技术，制订个性化精准预防、精准诊断和精准治疗方案，从根本上精准地改善诊疗效果，避免医疗资源浪费，优化医疗资源配置。

第五，液体活检。既往很多疾病的诊断都是基于组织学活检，而这个阶段疾病很多都已经发展到中晚期了，不利于疾病的治疗和预后。未来如果能够通过液体如血液检测就能尽早捕捉到疾病的发生迹象，就能实现早发现、早诊断、早治疗，如血液生物标志物的研究。

第六，多模态跨尺度的影像。实现从分子层面到细胞层面和器官层面，甚至整个机体的诊断。

第七，干细胞和组织再生医学。利用干细胞的再生能力，解决器官移植手术过程中缺少供体等瓶颈问题。

此外，还有数字疗法、激光疗法等，不一而足。综上，科技创新是中国实现高质量特色医学事业发展的必然选择。医学科技创新可以在监测分析病情、医疗救治、互联网医疗、防控救治、资源调配等方面发挥强有力的支撑作用。

二、风险社会对中国特色医学的挑战

（一）风险社会的定义、概念及基本特征

风险社会这一概念是由德国社会学家贝克（Ulrich Beck）在 1986 年出版的《风险社会》一书中首次提出。在贝克看来，风险社会是现代化的产物，是人们对全球深层社会矛盾和严重生态危机的回应。贝克认为，风险作为影响未来事件发生的可能性及后果的某种不确定，在全球化的现代社会，其特点的表现远远超出了个人或单个组织的风险，是一种全球性、结构性现象。

作为工业社会的现代性特征，贝克认为，风险社会的概念指现代性的一个阶段。在这个阶段，人类对社会生活和自然的干预范围与深度扩大了，决策和行为成为风险的主要来源，人为风险超过自然风险成为风险结构的主导内容；借助现代治理机制和各种治理手段，人类应对风险的能力提高了，但同时又面临着治理带来的新类型风险，如制度化风险（包括市场风险）和技术性风险。工业化社会道路上所产生的威胁开始占主导地位。风险社会的概念在三个参照领域内带来了划时代的系统性转变。首先是现代工业社会与自然资源和文化资源之间的关系，在现代化完全确立后这些资源逐渐消失了。其次是社会与其自身所产生的、超越了社会对安全的理解范围的威胁与问题之间的关系。人们一旦意识到这些威胁和问题的存在，就很可能动摇旧社会秩序的根本假设。再次，工业社会文化中的集体的或具体团体的意义之源（比如阶级意识或进步信念）正在枯竭、失去魅力。正如人们所发现的，早期现代性（或简单现代性）解决的是传统社会的风险，但也产生了新的风险，并且这些风险的累积构成晚期现代性（或高级现代性、反思的现代性、激进的现代性等）的特征。鉴于风险是这个时代的特征和该时期社会的特征，所以人们说出现了"风险社会"。

在贝克及英国吉登斯等学者的著作中,社会风险是指由个人或团体反叛社会行为所引起的社会失序和社会混乱的可能性及后果的不确定性。而风险社会则是指这样一个时代,社会进步的阴暗面越来越支配社会和政治,人类面临着威胁其生存的由社会所制造的风险,如工业的自我危害及工业对自然的毁灭性的破坏。通常说,所谓风险社会是指由于某些局部或是突发事件可能导致或引发的社会灾难,随着风险管理理念的日益普及,人们发现现代社会是日益复杂化的"风险社会",在"风险社会"中,怀疑与信任、安全与风险无法达成长期平衡,二者永远处于一种紧张状态,需要通过持续不断地反思进行调适。当代社会中,新的需要越来越多,新的问题不断涌现,因此国外有些学者也把当代社会称为"风险社会"。从学界的认识中,我们可以发现风险社会三个层次的意义。

1. **现实主义的意义** 以劳(Lau)的"新风险"理论为代表,认为风险社会的出现是由于出现了新的、影响更大的风险,如极权主义增长、种族歧视、贫富分化、民族性缺失等,以及某些局部的或突发的事件能导致或引发潜在的社会灾难,比如核危机、金融危机等。显然这种视角与近代以来的社会经济变化塑造出的现代风险景观是一致的。随着人类对社会生活和自然的干预范围及深度扩大,决策和行为成为风险的主要来源;借助现代治理机制和各种治理手段,虽然人类应对风险的能力有所提高,但同时又面临着治理中的制度化风险(包括市场风险)和技术性风险。这两种风险具有潜在的全球性影响,在条件允许的情况下会产生全球性威胁,如核泄漏,虽然出现的可能性小,但一旦出现后果会极其严重。这类风险诱发了全球风险意识的形成,人类在应对风险上有了整体认同。

2. **文化主义的意义** 风险社会既是一种客观现象,同时也是一种主观认识,因此具有文化意义,即认为风险社会的出现体现了人类对风险认识的加深。如凡·普里特威茨(Von Prittwitz)的"灾难悖论"以及斯科特·拉什(Scott Lash)等人提出的"风险文化"理论就是如此。普里特威茨认为,我们已经对技术发展的副作用及其引起的灾难有了新的认识。换句话说,我们在风险社会中认识到本来用于解决问题的手段反而引起了新的问题。拉什是从批判贝克等人的"风险社会"理论的基础上提出,风险作为一种心理认知的结果,在不同文化背景中有不同的解释话语,不同群体对于风险的应对都有自己的理想图景,因此风险在当代的凸显更是一种文化现象,而不是一种社会秩序。与风险社会相反,风险文化是混乱无序的,呈现出一种横向分布的无结构状态,并且是以关注社会公共事务为基础的。风险文化并没有假定一个确定的秩序,而是假定有一个需要通过自然调节的非确定性的无序状态。风险文化依存于非制度性的和反制度性的社会状态之中,其文化传播不是依靠程序性的规则和规范,而是依靠其实质意义上的价值。在风险文化时代对社会成员的治理方式不是依靠法规条例,而是依靠一些带有象征意义的理念和信念,因为风险文化中的社会成员宁可要平等意义上的混乱和无序状态,也不要等级森严的定式和秩序。风险文化中的不确定的准社会成员可能是一盘散沙式的集合体,并且他们是不太关心自身的实际利益的,他们只是对美好的生活抱有幻想和期望。

3. **制度主义的意义** 以贝克、吉登斯等人为代表的"风险社会"理论,认为风险社会也是由制度性的结构所支撑的社会。这个风险社会是规范有序的,而且还呈现出一种垂直结构,有一定的等级秩序,以自私自利的个人主义为基础。风险社会这一概念先假定在一个社会中有一个公众关注的热点和难点，并且通常把它称之为社会的焦点，先假定有一个确定的、制度性的、规范的治理范围，并且每一位单个的社会成员为了他们的实际利益需要有一个等级秩序。制度最重要的东西是责任。责任包含在简单现代性的"保险原则"中。在反思的现代性中，随着对危险应负的责任陷入空间、时间和社会的不可预测性，保险原则不再能够成立。

知识窗 制度主义视角下风险社会的基本特征

总之，风险社会作为一个概念并不是历史分期意义上的，也不是某个具体社会和国家发展的历史阶段，而是对目前人类所处时代特征的形象描绘。因此，我们可以说，人类处于风险社会时代，但不能讲某个国家是风险社会，尽管那个国家的国内情况比其他国家更不安全。但是，风险社会不仅仅是一个认知概念，还是一种正在出现的秩序和公共空间。在后一种意义上，它更具有现实性和实践性。如吉登斯、贝克等人所说，风险社会的秩序并不是等级式的、垂直的，而是网络型的、平面扩展的，因为风险社会中的风险是"平等主义者"，不放过任何人。风险社会的结构不是由阶级、阶层等要素组成的，而是由个人作为主体组成的，有明确地理边界的民族国家不再是这种秩序的唯一治理主体，风险的跨边界特征要求更多的治理主体出现并达成合作关系。

（二）风险社会对社会及医学的影响与挑战

风险社会的全球性、文化性和制度性深刻地影响着现代社会的风险形态、后果和治理效能。风险社会中的风险类别很多，就风险承担者（主体）的不同而言，有个人风险、组织风险、国家风险和全球风险。就风险源的不同来说，有自然风险、经济风险、政治风险、社会风险、技术风险等。对于风险社会的时代背景而言，风险源不断增加、风险性质发生了变化、风险控制难度加大。我们需要重点从科技、制度、全球化三个背景环境要素的变化来分析当代社会面临的风险。

诚如世界经济论坛发布的《2022年全球风险报告》中认为，气候行动失败和社会危机成为2022年度全球主要风险。前者导致了地球本身的各种灾难，这些和气候相关的长期风险正在改变人们的生存环境，而社会鸿沟、生存危机和心理健康状况恶化成为最主要的短期风险。风险社会的社会风险影响了气候，影响了地球的健康，影响了人类的健康，影响抵御风险的制度和能力。这些都对我们的社会和医学提出挑战，产生深刻的影响。

1. 加快发展应急救援行动，提高应急救护能力和水平 针对灾难频发的风险社会的特点和风险相关性、次生性、关联性、不确定性的难点和要求，要求我们牢固树立以人民为中心的发展思想，要求政府建立健全风险应对和应急管理体制和机制，着力实施"生命守护"工程，健全完善应急救护工作长效机制，切实提高居民应急救护知识和技能水平。主要的工作重点是：一是加大应急救护基本知识和技能培训力度，使公众掌握基本必备的防灾避险和自救互救技能，及时有效挽救生命，减少二次伤害；二是实施应急救护"第一响应人"计划，加快培养一批持证救护员，增加公安交警、交通、综合执法、应急救援、消防、养老等重点行业领域一线从业人员应急救护持证率，全面提升应急救护能力；三是加大重点场所应急救护服务阵地和设施普遍覆盖率，重点部署综合交通枢纽实现医务室或红十字救护站全覆盖，合理配备公共场所自动体外除颤器（AED）等设置；四是有效提升现场救护能力，通过开发建设一批基于数据共享，集120急救指挥系统、救护员和救护志愿者信息管理系统与AED信息管理系统于一体的应用场景，充分发挥"第一响应人"在突发事件现场的应急救护作用，常态化应急救护服务要覆盖有需求的公共场所、重大体育赛事、重大活动以及春运等重要时间节点。

2. 构建社会治理共同体，抵御和管控各种社会风险　风险社会的出现要求构建一种与风险社会相适应的"社会治理共同体"，以共同抵御疫情的蔓延和社会风险的扩散。在应对重大突发公共事件中，我国各级党委、政府、社会组织、人民团体、利益群体甚至居民个体，都要团结一致，达成共识，一起努力构建应对突发公共事件和重大社会风险的社会治理共同体。这种共同体是通过政府依法"管治"、社区居民有序"自治"与社会力量参与"共治"三种治理形式来共同构建的。这种共同体既是在联结形式上建构的一个具有明确工作任务要求的工具性的共同体，也是一个具有具体目标导向的价值性共同体，其共同体建设的社会化活力来自社会大众自觉自愿的个体化参与和对疫情风险防控工作的心理认同和价值追求，是应对疫情风险等突发公共事件时而作出的社会治理共同体的一种响应形式。

党的十九届四中全会报告中提出的建设"人人有责、人人尽责、人人享有的社会治理共同体"，不仅是一个包含着各种主体、客体等"一核多方"联结形式在内的工具性的共同体，更是一个具有情感、文化和心理认同在内的价值性的共同体。首先是一种价值共同体。从社会治理的主体来说，社会治理共同体包括了参与社会治理的各个机构、组织、群体甚至公民个体在内，强调在社会治理过程中，人人有责，人人尽责，实现了从原来单纯的政府负责，向"人人有责、人人尽责"的转变，从有限的"一核多方"的共治主体，向更具凝聚力和包容性的"社会治理共同体"的提升。从社会治理的客体来说，社会治理共同体也同时包含着治理的对象和客体，是治理主体与客体共享的一个过程。社会治理共同体所内含的"人人享有"理念的倡导不仅较好地表达了共同体的参与感、认同感与归属感，也充分表达了共同体成员的获得感和幸福感，这也正是社会治理的价值旨归。因此，从社会治理共同体建设的内涵来看，"人人有责"要求在抗击疫情过程中培育民众更强的社会责任意识，"人人尽责"要求增强民众积极参与疫情的联防联控，履行社会责任的能力，而"人人享有"则是人人有责和人人尽责的自然结果和价值追求。所以，无论是治理的主体还是客体，疫情风险的社会治理共同体最终体现为一种人人享有的价值回归，是价值共同体的最终体现。

这种社会治理共同体作为一种价值共同体，实际上还体现了以人为本、以人民为中心的治理理念。无论是社会治理还是共同体，其最终指向的都是人，其出发点和落脚点都是为了满足人民更加美好的生活需要。所以构建社会治理共同体的要义就在于促使社会治理的功能、价值和意义最终回归到人的日常生活世界之中，凸显以人民为中心尤其是以人民的生命安全为中心的人本理念。

3．完善全球对话和协调机制，构建人类命运共同体　风险的全球化呼唤人类命运共同体的建设，需要全球加强对话和协调机制建设。通过构建人类命运共同体来共同抵御风险，为人类和平与战胜全球风险贡献力量。

（1）应对全球风险社会的中国方案：人类正处在一个挑战层出不穷、风险日益增多的时代。地球是人类唯一赖以生存的家园，珍爱和呵护地球是人类的唯一选择。我们要为当代人着想，还要为子孙后代负责。中国提出的解决方案是："构建人类命运共同体，实现共赢共享"。

首先，要坚持主权平等，坚持和平共处五项原则。即国家不分大小、强弱、贫富，主权和尊严必须得到尊重，内政不容干涉，都有权自主选择社会制度和发展道路。在联合国、世界贸易组织、世界卫生组织、世界知识产权组织、世界气象组织、国际电信联盟、万国邮政联盟、国际移民组织、国际劳工组织等机构，各国平等参与决策，构成了完善全球治理的重要力量。新形势下，我们要坚持主权平等，推动各国权利平等、机会平等、规则平等。

其次，要坚持沟通协商是化解分歧的有效之策，政治谈判是解决冲突的根本之道。要推进国际关系民主化，不能搞"一国独霸"或"几方共治"。世界命运应该由各国共同掌握，国际规则应该由各国共同书写，全球事务应该由各国共同治理，发展成果应该由各国共同分享。

再次，面对频发的人道主义危机，我们应该弘扬人道、博爱、奉献的精神，为身陷困境的无辜百姓送去关爱，送去希望；应该秉承中立、公正、独立的基本原则，避免人道主义问题政治化，坚持人道主义援助非军事化。

（2）构建人类命运共同体的具体设想：构建人类命运共同体是指一种综合的国际社会新秩序，是从伙伴关系、安全格局、经济发展、文明交流、生态建设等方面对国际社会治理机制的一种期望和描述。

一是坚持对话协商，建设一个持久和平的世界。国家和，则世界安；国家斗，则世界乱。要完善机制和手段，更好地化解纷争和矛盾、消弭战乱和冲突。国家之间要构建对话不对抗、结伴不结盟的伙伴关系。大国要尊重彼此核心利益和重大关切，管控矛盾分歧，努力构建不冲突不对抗、相互尊重、合作共赢的新型关系。任何国家都不能随意发动战争，不能破坏国际法治，不能打开潘多拉的盒子。核武器是悬在人类头上的"达摩克利斯之剑"，应该全面禁止并最终彻底销毁，实现无核世界。要秉持和平、主权、普惠、共治原则，把深海、极地、外空、互联网等领域打造成各方合作的新疆域，而不是相互博弈的竞技场。

二是坚持共建共享，建设一个普遍安全的世界。世上没有绝对安全的世外桃源，一国的安全不能建立在别国的动荡之上，他国的威胁也可能成为本国的挑战。邻居出了问题，不能光想着扎好自家篱笆，而应该去帮一把。"单则易折，众则难摧。"各方应该树立共同、综合、合作、可持续的安全观。在反恐、抗疫等全球化风险应对中，要加强协调，建立全球统一战线，为各国人民撑起安全伞。世界卫生组织要发挥引领作用，加强疫情监测、信息沟通、经验交流、技术分享。国际社会应该加大对非洲等发展中国家卫生事业的支持和援助。

三是要坚持合作共赢，建设一个共同繁荣的世界。经济全球化是历史大势，促成了贸易大繁荣、投资大便利、人员大流动、技术大发展。经济全球化的发展也增加了全球经济的相互依赖性，带来了风险的连锁性和开放性。2008年暴发的国际金融危机启示我们，引导经济全球化健康发展,需要加强协调、完善治理,推动建设一个开放、包容、普惠、平衡、共赢的经济全球化,既要做大蛋糕,更要分好蛋糕,着力解决公平公正问题。为此,要维护世界贸易组织规则,支持开放、透明、包容、非歧视性的多边贸易体制,构建开放型世界经济。

四是坚持交流互鉴,建设一个开放包容的世界。"和羹之美,在于合异。"人类文明多样性是世界的基本特征,也是人类进步的源泉。世界上有 200 多个国家和地区、2 500 多个民族、多种宗教。不同历史和国情,不同民族和习俗,孕育了不同文明,使世界更加丰富多彩。文明没有高下、优劣之分,只有特色、地域之别。每种文明都有其独特魅力和深厚底蕴,都是人类的精神瑰宝。不同文明要取长补短、共同进步,让文明交流互鉴成为推动人类社会进步的动力、维护世界和平的纽带。

五是坚持绿色低碳,建设一个清洁美丽的世界。人与自然共生共存,伤害自然最终将伤及人类。空气、水、土壤、蓝天等自然资源用之不觉、失之难续。工业化创造了前所未有的物质财富,也产生了难以弥补的生态创伤。不能吃祖宗饭、断子孙路,用破坏性方式搞发展。绿水青山就是金山银山。应该遵循天人合一、道法自然的理念,寻求永续发展之路。为此,要倡导绿色、低碳、循环、可持续的生产生活方式,平衡推进可持续发展议程,不断开拓生产发展、生活富裕、生态良好的文明发展道路。在全球气候治理中,各国要加强协作,共同推动协定实施,一起保护地球,对抗气候风险。

(三)新时代科技创新是破解风险社会弊端的有效手段

我国是一个有着 14 亿多人口的大国,防范化解重大疫情和重大突发公共卫生风险,始终是我们须臾不可放松的大事。人类同疾病较量最有力的武器就是科学技术,人类战胜大灾大疫离不开科学发展和技术创新。

2020 年 6 月 2 日,习近平总书记在主持召开专家学者座谈会时强调:"生命安全和生物安全领域的重大科技成果是国之重器,一定要掌握在自己手中。要加大卫生健康领域科技投入,加快完善平战结合的疫病防控和公共卫生科研攻关体系,集中力量开展核心技术攻关,持续加大重大疫病防治经费投入,加快补齐我国在生命科学、生物技术、医药卫生、医疗设备等领域的短板。"

医学的发展是我们应对风险社会的重要依靠之一,同时新时代的科技创新也为我们应对社会风险提供了强大的支撑力量。这里,结合新时代科技创新在医学技术的应用,我们重点探讨现代医学对于风险社会的重要意义。

1. 新时代科技创新对现代医学发展的重大意义　诚如韩启德院士所言,科学是探索事物的真相和规律,技术是运用事物的规律为人类服务。医学科学是要了解人体的结构功能,要了解外界条件、环境对人体的影响,以及疾病发生发展的规律等。而要实实在在地防治疾病,促进健康,就得靠医学技术的发展。到 19 世纪末 20 世纪初,现代技术迅速进入医学领域后,医学技术突飞猛进。20 世纪中期之后,科学与技术之间的距离日趋缩小,科学成果迅速转化成技术,技术手段的进步又有力地推进了科学研究,科学与技术的发展势不可挡。当前,信息新技术的发展以及大数据等技术的创新,更是给现代医学技术的发展增添了腾飞的羽翼,大大加快了医学技术的发展。回看医学技术发展历程,我们发现,随着医学科学由器官到细胞,再到分子层面的深入发展,医学技术也将随之向微观层次增进,尤其是基因水平诊断和治疗疾病方面,由此将从根本上改变现存的医学技术系统。在该过程中,以下发展具有重要的意义:

一是影像技术推动了现代医学诊疗技术的革命性发展。先有 X 射线显像技术,随后计算机断层扫描(CT)、磁共振成像(MRI)、同位素显影,以及正电子发射体层成像(PET)等检查技术相继应用,使医生能够从体表看到体内,看清人体器官的病变。通过影像技术看到病变后,可采取外科手术切除或者修复,甚至移植一个异体或机械的器官等有效治疗方法。外科手术的精细度越来越高,创伤越来越小,微创手术已经基本涵盖所有器官,目前开始向微无创发展。可以说,通过物理学方法在器官层面提高诊疗疾病效果的技术,取得了非常好的效果。

二是化学和生物医学的结合促进了药物的大发展。化学技术和生物技术运用于现代医学,使新药研发从盲选向靶向选择过渡,促使化学药物和生物药物等新药研发越来越多。2022 年诺贝尔化学奖由美国科学家卡罗琳·贝尔托齐、卡尔·巴里·沙普利斯和丹麦科学家莫滕·梅尔达尔共享。这三位科学家在发展点击化学和生物正交化学方面作出了突出贡献,沙普利斯和梅尔达尔奠定了点击化学的基础,而贝尔托齐则是大幅发展了点击化学,并开始在活的生命体中使用,且不会破坏细胞的正常化学反应,此技术在医药研发等多个领域展示出了广阔的应用前景。通过药物等化学方法在器官层面解决问题的成效,列居其次。

三是生物化学与细胞生物学的结合促进了基因技术的研究和发展。从 1953 年 DNA 双螺旋结构被发现后,分子生物学的发展日新月异,人类基因组计划完成,其他组学研究飞速发展,大数据和人工智能技术的应用跨上新台阶。这些新进展为人们从分子水平发展医学技术提供很大空间。以基因及其相关的分子病理改变作为疾病分类基础,根据个体间基因水平的差异来实施疾病的个性化诊断和治疗的所谓精准医学也取得了较大的进展。2015 年 1 月 20 日,美国奥巴马(Barack Hussein Obama)政府提出精准医学计划,中国也把精准医学研究列入了"十三五"规划的重点领域,目前,精准医学成为全球医学界关注的热点。

四是器官层面的医学技术也有很大的发展,而且潜力很大。如人类对于人体科学和各器官的医学储备与材料、电子信息的现代技术实现跨界合作,可以取得新的突破,实实在在地解决临床问题。如提高医学影像对器官细微病变的精度,3D 打印技术可以提高个性化植入的精准度,高血压治疗药物的研发等。

五是信息技术和大数据技术促进了数字疗法的普遍应用,成为疫情风险防控的有效应对措施。病毒的传播风险需要以一定的社会距离成为安全保障,这在一定程度上影响了传统的医疗方式和交往方式。疫情风险的管控和防范促使网上医院、网上问诊大量出现;同样地,健康信息和大数据技术也大大普及,风险源的追溯和排查,隔离病房的病情观察等都呼唤自动化观察和检测设备的介入。而集成了自动化、信息化技术的智慧医疗则成为新风险下的有效应对。从某种意义上说,风险社会也成为医疗技术现代化的一种客观动力和压力。

2. 破解风险社会弊端呼唤现代医学的人文性 值得注意的是,医学技术不是万能的,医学技术的发展离不开医学的人文属性和社会属性,因此需要加强医疗技术的评估;否则,医学技术的发展同样会被资本所裹挟,被价值异化所迷惑,从而走向人类医学初心的对立面。为此,从医学社会学和伦理学的角度来看,医学技术的发展要注意如下几点。

一是要牢牢把握医学技术发展方向的科学性。现代医学把关注焦点过多放在治疗疾病上，把大部分人力财力放在挽救患者上。实际上，还应该把关注重点放在维护人类健康上，要更多地研究健康，研究防范疾病，才更符合患者的利益和社会的总体价值。为此，在保持医学初心方面，要更多地关注老年人和儿童等弱势群体，要把他们当作医学重点服务人群。

二是要客观认识资本在医学技术发展作用的两面性。医学与市场的结合、医学与社会的结合在某种意义上促进了医学的发展和技术的进步，但也因为资本的趋利性，促使医院趋利行为膨胀，药商、医院经营者和医生形成商业同盟，驱使医学沿着"用更昂贵的治疗方法治疗更少数人的疾病"的方向发展。医学的根本目的淡化，医生与患者的距离越来越远，医患矛盾出现，社会负担空前加重。要充分认识和防范医学技术发展的积极作用和消极作用，呼唤医学人文的回归。需要物理学家、化学家、计算机学家、法学家、管理学家、社会学家的共同努力，才有可能控制资本力量的不当冲击，回归医学的正确发展方向。

三要加强医学技术评估工作，做好临床医学发展的有效监管。评估和监管是推进医学技术发展的一个必要管理手段，也是把控和调整发展方向与速度等重要内容。医学技术的发展和应用有赖于卫生行政管理部门在平衡各方面诉求的基础上，充分发挥医学评估的作用，做好医学技术应用的监管。总之，用发展科技创新应对风险社会的各类风险，最核心的还在于要建立科学的风险治理机制，建立一整套包含决策－执行－沟通－责任机制在内的有效运行机制；要建立多元主体参与、多维度合作的复合治理体制机制；要全面贯彻开放透明、责任明确、公正合理、广泛合作的风险治理法则，从而为提高风险治理提供政策、制度、资源和文化方面的保障条件。

（胡仙芝　王红漫）

第四节　人类卫生健康共同体

> 天覆地载，万物悉备，莫贵于人。
>
> ——《黄帝内经》

人民生命安全和身体健康是人类发展进步的前提。中国从维护全人类共同和长远利益出发，提出构建人类卫生健康共同体，为加强全球公共卫生治理指引方向，为共同守护人类生命健康提供遵循。作为世界最大发展中国家、第二大经济体，中国全面建成小康社会，提前10年实现联合国2030年可持续发展议程减贫目标，中国对世界经济增长的贡献率连续多年保持在30%左右，为全球经济稳定和增长持续提供强大动力。与此同时，中国主动因应同外部世界关系的历史性变化，既在与世界的紧密互动中发展自己，也以自身新发展为世界提供新机遇，携手一切爱好和平的国家和人民，在世界高扬起构建人类命运共同体的鲜明旗帜，推动人类卫生健康共同体走深走实，成为新时代中国引领人类文明进步方向的鲜明旗帜。

一、构建人类卫生健康共同体的背景、内涵与挑战

（一）时代背景

当今世界正处于百年未有之大变局,世界进入新的动荡变革期,人类社会面临的全球问题日渐多样化、复杂化,全球治理的不确定性风险增强,亟须呼吁新的治理理念与治理手段。党的十八大以来,以习近平同志为核心的党中央深刻洞察人类发展进步的时代趋势,郑重提出推动构建人类命运共同体这一重大倡议,明确"要倡导人类命运共同体意识,在追求本国利益时兼顾他国合理关切",提倡"人类只有一个地球,各国共处一个世界",科学回答了"世界怎么了,我们怎么办"的时代之问,指明了不同国家、不同民族、不同文明的共同奋斗方向,为重构全球治理体系作出了创新性贡献。

习近平总书记围绕人人享有健康这一全人类共同愿景,从共同构建人类命运共同体的角度,创造性地提出了"构建人类卫生健康共同体"的新倡议,彰显出推动与国际社会加强合作,共同维护人类健康福祉和全球公共卫生安全的重要历史意义和深远世界影响。全球卫生健康治理服务于国家发展战略,是解决现代性风险社会问题的必然要求,其作为非传统安全领域关键议题,正逐渐在中国公共政策领域占据举足轻重的地位,也是中国特色大国外交的鲜明标识。构建"人类卫生健康共同体"是在重大疫情防控背景下提出的历史性倡议,是立足全球卫生健康治理现实,站在人类发展的高度、面向人类未来提出的重大理论创新成果。当前,世界各国都面临环境保护、贫困和疾病等人类生存及健康问题,不少国家面临人口老龄化、低生育率、劳动力短缺等人口问题。这一倡议的提出有着深刻的时代背景,其不仅直接由全球共同抗疫的现实催生,也是当今全球卫生健康治理体系进一步完善的迫切现实要求,更是致力于实现全人类命运与共的未来的理性期待。

（二）提出过程

在全球抗击疫情的大背景下,各国构建人类卫生健康共同体的愿望更加迫切,期待拿出切实可行的计划,务实有效的行动。始终以世界眼光关注人类前途命运,从人类发展大潮流、世界变化大格局、中国发展大历史正确认识和处理同外部世界的关系,中国为解决重大全球性问题不断贡献中国智慧和中国方案,体现了致力于人类发展与进步的天下情怀与大国担当。

2020 年 5 月,习近平主席在第 73 届世界卫生大会发表题为《团结合作战胜疫情,共同构建人类卫生健康共同体》的致辞,为加强国际疫情防控提出了六项建议,宣布了中国政府支持全球抗疫的五大举措,再次强调了全球健康治理的重要性,"人类卫生健康共同体"概念的内涵逐步趋于完善。

2021 年 5 月 21 日,习近平主席出席全球健康峰会时,结合疫情防控的国际形势与政策经验,再次发表《携手共建人类卫生健康共同体》的讲话,进一步明确了携手共建人类卫生健康共同体的"五个坚持",标志着人类卫生健康共同体理念初步形成并不断走向系统化、理论化,为国际社会有效应对新冠疫情贡献了中国智慧、中国方案。

2022 年 5 月 18 日,习近平主席在庆祝中国国际贸易促进委员会建会 70 周年大会暨全球贸

易投资促进峰会上的致辞时强调，要坚持人民至上、生命至上，积极开展疫苗研发、生产、分配国际合作，加强全球公共卫生治理，共筑多重抗疫防线，推动建设人类卫生健康共同体。

携手并肩，共同推动构建人类卫生健康共同体，共同守护人类健康美好未来。中国的声音持续为世界加强公共卫生治理注入信心。

（三）科学内涵

人类社会经历的数次重大疫情表明，人类在健康问题上命运与共，没有哪个国家能够独自应对。构建人类卫生健康共同体是人类立足当前、着眼长远，应对各种重大突发公共卫生事件的根本大计。"人类卫生健康共同体"是"人类命运共同体"在国际公共卫生健康领域的具体实施载体，是对"人类命运共同体"内涵的深入阐释与细化解读，其核心要义是将全人类的卫生与健康安全视为同一个休戚相关、命运与共的有机整体，认为唯有全人类的团结协作方可保障并持续增进全人类的卫生与健康福祉。

首先，其呼吁全人类团结合作、同舟共济。人类卫生健康共同体致力于共同维护全球和地区公共卫生安全，保护共同体内各国人民生命安全和身体健康。自冷战结束后，伴随着全球化进程的深入，世界各国的经济与社会发展的联系愈发紧密，这也使得各国人民生命与健康安全愈加密切相关，由此为建立人类卫生健康共同体提供了现实土壤。在此背景下，全球化的人流、物流速度提升在便利社会生产与生活的同时，传染病大范围暴发的风险变得愈发难以预测与不可控制。病毒无国界，在其面前，任何人都无法独善其身，世界人民已是"一荣俱荣，一损俱损"的命运共同体，各国必须携手建立最严密的联防联控网络。中国始终秉持人类卫生健康共同体理念，坚持公开、透明、负责的原则，向世界及时发布疫情信息，无保留地同国际社会分享疫情防控、临床治疗与科研攻关经验，持续加强与世界各国之间的交流合作，互帮互助行动愈加密切，用实际行动践行了人类卫生健康共同体理念中的同舟共济、合作共赢精神。中国推动各国加强联防联控，针对此次疫情暴露的不足和短板完善全球公共卫生治理体系，以更有效应对重大突发公共卫生事件挑战。

其次，其要求坚持以民为本、生命至上。卫生健康是保障个体存在全面发展的重要一环，是社会发展的基础要件，亦是民族复兴昌盛与国家繁荣富强的重要标志。《"健康中国2030"规划纲要》作为推进健康中国建设、提高人民健康水平的纲领性文件，充分彰显了中国共产党以人民为中心，对人民生命安全和身体健康负责的执政施政理念。在新时代的奋斗进程中，我国脱贫攻坚战能够取得全面胜利，全面建成小康社会、第一个百年奋斗目标能够顺利实现，统筹经济发展和疫情防控取得世界上最好的成果，面对国内外各种风险挑战能够成功应对，根本原因就在于我们党始终贯彻以人民为中心的发展思想，依靠人民开创历史伟业，带领人民创造美好生活。中国始终高举构建"人类卫生健康共同体"的旗帜，坚持将人民的生命安全与身体健康放在首位，呼吁世界各国秉持以人民为中心的发展理念，坚持以民为本、生命至上，体现了对生命权和健康权的尊重，也构成了人类卫生健康共同体理念最核心、最本质的价值内涵。

再次，其旨在完善全球公共卫生治理体系，增进全人类卫生健康福祉。人类的文明发展史本就是一部与各种疾病抗争的奋斗史，公共卫生安全问题是全人类面临的共同挑战。人类卫生健康共同体的目标就是要通过构建全球卫生安全体系，共同佑护各国人民生命和健康，共同佑护人类共同的地球家园,增进全人类卫生健康福祉。在全球性突发公共卫生危机中,深刻暴露了全球公共卫生健康治理体系存在结构性缺陷,从单一民族国家到国际社会整体明显应对不足,公共卫生健康治理效能不高。人类卫生健康共同体正是在这样的现实基础上,秉持着"人类命运共同体"的价值内涵而得到拓展,要求世界各国共商共建共享,持续增进国家间、国际组织间、国家与国际组织间的交流合作,发挥大国责任与担当,完善公共卫生预测、监管和防治机制,以整个国际社会的合作治理来有效应对全球公共卫生危机事件,推动全球治理体系特别是全球公共卫生治理体系的变革,增进全人类的卫生健康福祉。

(四)困境与挑战

构建人类卫生健康共同体是人类应对全球公共卫生危机与人类健康威胁的正确选择和必由之路,但是由于各国、各地区间的政治体制、价值理念、经济水平等差异,人类卫生健康共同体建设进程仍面临诸多困难与阻力。

首先,政治体制差异使得应对方式难以一致。各国政治体制的差异必然造成其"共同行动"的困难与障碍。政治运行机制的差异也使得中西方的统一行动存在颇多阻碍。相较于西方政治运行尤为重视权力制衡,中国的政治体制更加强调集中统一领导,更加强调资源调度与统一行动。

其次,价值理念差异使得合作理念难以达成。各国价值理念的不同掣肘着人类卫生健康共同体的形成。中国秉持以民为本、生命至上的理念,始终坚持以人民为中心的发展理念,把人民生命安全与健康放在第一位。在西方社会,政治集团以其政治目标为行动导向,更多强调政治利益与经济利益。

再次,经济水平差异使得责任义务难以协调。各国经济发展水平的不同使得其在应对突发公共事件的能力参差不齐,应对能力较强与较弱国家应承担的义务也应当有所区别。一般而言,全球化水平的提升使得统一协调全球资源应对疫情形势的可行性增强,各国协同应对突发公共卫生事件的能力也会得到相应提升。然而,在当前逆全球化的现实背景之下,这种团结协作与责任义务的协调却是困难的。如贸易保护主义势力抬头,逆全球化进一步加剧,各国之间的矛盾与冲突增加一些发达国家对建立"人类卫生健康共同体"持消极态度。

二、构建人类卫生健康共同体的价值与意义

时代是思想之母,实践是理论之源。当前,世界百年未有之大变局加速演进,中华民族伟大复兴进入关键时期,面临着大量亟待回答的理论和实践课题。习近平总书记提出的"人类卫生健康共同体"理念,用马克思主义之"矢"去射新时代中国之"的",用鲜活丰富的当代中国实践来推动马克思主义发展,蕴含了对中国之治的准确把握和深刻洞悉。这是基于多次重大公共卫生事件实践积累与经验总结,具备独特的生成逻辑与历史价值。这一理念的提出与践行不仅是全人类应对现代风险社会的必要选择,也是重构全球治理体系的必由之路,更是保障人类生命安全的必然要求。

(一)应对现代风险社会的必要选择

当今正处于百年未有之大变局,国际社会比以往任何时候都变幻莫测。自贝克的《风险社

会：通往另一个现代的路上》面世后，"风险社会"话题被越来越多地提及。了解、认识与接受风险逐渐成为人们日常生活的基本认知，规避、转移与治理风险，亦渐渐成为稳定国家、社会和个体互动关系与秩序的应有之义。后疫情时代，各种极端不确定的风险难以预测与防范，各行各业都面临着新的难题与挑战。

疫情冲击之下，风险社会特征愈加凸显，现代社会的复杂性、不确定性加剧。对此，中国及时提出了建立"构建人类卫生健康共同体"的倡议，呼吁在世界范围内达成人类卫生健康共同体的共识，共建共筑风险防线，共享国际社会合作的实践成果与经验总结。人类卫生健康共同体理念所倡导的以民为本、团结合作、科学理性、同舟共济精神不仅有助于重大疫情的防控，也将利于凝聚起全球风险治理资源。一方面，从凝聚共识的角度，该理念的提出有利于提振国际社会抗击疫情信心，维持稳定后疫情时代全球社会秩序，增进国际卫生健康交流合作，从而助力于后疫情时代的全球化发展。另一方面，从机制建立的角度，该理念的倡导为建立全球性的科学风险管理体制，统筹考虑风险预测、风险规划、风险处理、风险缓和以及风险恢复等各个环节奠定了基础，这将进一步增进国际交流协作，推进建立起更加能抵御风险的全球公共卫生治理体系。

（二）重构全球治理体系的必由之路

对于全球治理面临的新挑战、新问题，已有的全球治理制度、机制、规范与理念显然已经无力回应全球治理失效的现实。面对严峻、复杂的疫情防控形势，全球公共卫生应急处理能力明显不够，全球公共卫生治理体系明显不足，治理无效现象频发。此外，伴随民粹主义思潮抬头，种种伪多边主义的出现，逆全球化愈演愈烈，全球性公共问题不断涌现，全球公共卫生体系陷入困境，空前脆弱。

面对百年未有之大变局及世纪疫情的叠加冲击，国际社会迫切需要有破局的良方，引导团结世界各国同舟共济，协力解决全球公共问题，全面提升全球卫生治理体系能力，改革重构全球公共治理体系。对此，习近平总书记秉持以民为本、生命至上的核心理念，高瞻远瞩地提出了"人类卫生健康共同体"的理念，尤其针对构建起全球公共卫生治理体系，在多个重大场合明确地表明了立场与主张。中国所倡导的"人类卫生健康共同体"理念能够在最大限度上凝聚起世界各国对于"人类命运共同体"的共识，对于提升全球公共卫生治理能力起到了较好的示范与促进作用，为重构全球公共卫生治理体系贡献了新思路与新动能。

（三）保障人类生命安全的必然要求

人民生命安全和身体健康是人类发展进步的前提，人类文明史也是一部同疾病和灾难的斗争史，正是通过齐心协力、携手合作，人类社会才一次次战胜重大疫情。习近平总书记强调，中国始终秉持构建人类命运共同体理念，既对本国人民生命安全和身体健康负责，也对全球公共卫生事业尽责。团结合作是最有力武器，疫情面前，任何国家都无法独善其身。携手共建人类卫生健康共同体是全球当务之急，是人类战胜重大传染性疾病的希望所在，也是维护全世界人民生命安全的现实选择。各国应超越地域种族、历史文化乃至社会制度的差异，守望相助、风雨同舟，汇聚起国际合力，携手构建人类命运共同体，共同维护人类共同家园。

三、构建人类卫生健康共同体的中国行动

中国政府积极倡导加强全球公共卫生安全治理，推动构建人类卫生健康共同体，在履行国际义务、参与全球健康治理方面发挥重要作用，全面展示国际人道主义和负责任大国形象。中国政府倡导的构建人类卫生健康共同体，不仅仅是理念和行动倡议，更表现在富有成效的具体实践中。

（一）新冠疫情防控

中国主动在抗疫经验分享、人道主义援助、防疫物资出口、科研攻关等方面积极行动，努力推动疫情防控的国际合作，体现出负责任的大国担当。除一般的物资援助，中国同国际社会和有关国家在检测试剂、药物、疫苗等方面开展科技合作，帮助国际社会特别是发展中国家提高应对突发公共卫生事件能力，推动构建人类卫生健康共同体。主要包括以下三方面。

第一，雪中送炭，应邀向疫情严重的国家派出医疗卫生专家组，提供直接的医疗卫生援助。中国开展了新中国成立以来时间最长、规模最大、涉及范围最广、形式最多样的人道主义援助。

第二，交流分享经验，为其他国家提供智力支持和帮助。为开展抗疫国际合作，中方专家与相关国家同行举行视频会议，结合外方关切，就疫情防控、临床诊疗、设施保障、口岸检疫等介绍经验，交流、分享信息。这些方案源于中国，面向世界，已翻译成多语种同世界各国分享交流，及时分享给全球180个国家、10多个国际和地区组织，助力维护全球卫生安全。

第三，参与合作，加快疫苗的研发并提供疫苗援助。中国倡导全球疫苗合作行动，同世界卫生组织、全球疫苗免疫联盟一直保持密切沟通，加入"新冠肺炎疫苗实施计划"和世界卫生组织发起的"全球合作加速开发、生产、公平获取新冠肺炎防控新工具"倡议。

（二）中医药助力全球健康

中医药学包含着中华民族几千年的健康养生理念及其实践经验，是中华文明的瑰宝，凝聚着中华民族的博大智慧。中医药是国家医药卫生体系的特色和优势，也是世界传统医药的瑰宝，中医药在历史发展中取得重大成就，不仅守护了中华民族的健康，也对全人类的健康事业作出了重要贡献。中医药文化在秦汉时期已经传播到周边国家并产生深远影响；中国明、清时期发明的预防天花的"人痘接种术"是医学接种免疫预防的先驱，曾传播到西方并产生很大影响，为全球最终消灭天花作出了贡献；《本草纲目》在海外广泛传播；近些年针灸、刮痧被很多外国友人青睐，在社交媒体上广受关注；青蒿素的发现也是从中医药典籍中获得灵感，青蒿素的发现与使用为全世界治疗疟疾提供了中国方案。与此同时，中国积极与世界分享"中国方案"，得到了世界卫生组织评估专家的充分肯定。中医药的治疗优势为推进人类卫生健康共同体建设提供了新方法、新思路。

中医药作为中国重要的国际名片和健康使者，已成为构建人类卫生健康共同体的重要内容。截至2021年7月，中医药已经传播到世界196个国家和地区，中国政府同40多个国家和地区签署了专门的中医药合作协议。中国已支持在"一带一路"沿线国家建设了一批中医药中心，在国内建设17家中医药服务出口基地。全球接受过中医药针灸、推拿或气功治疗的人数已达世界总

人口的三分之一以上。

纵观中医药文化国际传播，不难发现其中贯穿了"人伦之美""中国之智""合作之力"的人类卫生健康共同体理念。中医药文化作为中医药的灵魂与思想内核，可以为人类卫生健康共同体建设贡献中国智慧、中国经验、中国模式，在中医药国际传播史上贯穿始终。后疫情时代，中医药文化国际传播将会为中西方医学打破文化壁垒创造机会和条件，在构建人类卫生健康共同体工作中发挥强有力的助推作用。

（三）国际卫生健康的交流合作和援助

对外卫生援助是中国对外援助和外交政策的重要组成部分。随着中国经济发展水平和卫生治理能力不断提高，中国已从受援国向援助国转变，对外援助的方式、内容和模式也在不断发生变化，援助的广度和深度得到进一步拓展，参与全球卫生治理的能力得到进一步提升。回顾中国对外卫生援助的主要历程，从发展的角度来看，可分为四个阶段。

第一阶段，起步发展时期。20 世纪 50 年代初，中国便开始向越南和朝鲜等国家提供医疗物资援助。这个阶段中国通过向其他社会主义国家和第三世界国家输出医疗卫生人才、援助建设卫生设施等方式开展卫生合作，但这些合作多数停留在外交层面，且以单边援助为主。通过医疗队的援助，促进了受援国医疗卫生事业的发展，为当地人民带去了健康，增进了人民之间的友谊，也推动了与受援国的友好合作。

第二阶段，交流合作阶段。1971 年中国恢复了联合国合法席位，并于次年重新加入世界卫生组织，这成为中国对外卫生援助史上的重要转折点，中国由此开启了卫生外交新时期。随着不断融入国际卫生体系，中国借助世界卫生组织这一平台，积极分享在初级卫生保健和传统医学中的"赤脚医生"卫生模式以及针灸治疗等方面的宝贵经验。改革开放后，随着经济状况和国际政治环境的变化，在关注第三世界国家的同时，中国开始与部分西方国家签署卫生合作协议，以推进卫生方面的国际交流与合作。

第三阶段，快速发展阶段。2003 年的 SARS 疫情发生后，中国先后颁布了多项规范性文件，为维护公共卫生安全提供了重要保障。与此同时，中国更加注重国际合作，积极分享传染病防治、医疗保健、基本营养、生殖健康、环境卫生、麻醉药品管制等领域一系列全球公共产品。特别是 2014 年 3 月，埃博拉出血热疫情迅速蔓延，中国政府及时向西非受疫情影响的国家伸出援手，提供了 4 轮总额 7.5 亿元人民币的紧急援助，并派出临床和公共卫生专家 1 200 多人次开展疫情防控援助工作。此次任务为中国公共卫生援外派出人数最多、持续时间最长、工作覆盖最广的一次，推动公共卫生成为中国卫生援外工作的重要内容，标志着中国公共卫生援外进入了一个新的发展阶段，充分体现了中国作为负责任大国的良好形象。

第四阶段，引领合作阶段。新冠肺炎疫情发生以来，在快速采取科学防控措施的同时，中国及时向全球分享病毒全基因组序列信息，积极研发诊断试剂、抗病毒药物和疫苗等公共产品，积极向全球提供抗疫物资，并向多个国家或地区派遣医疗专家组。中国以实际行动为全球抗疫合作引领了方向、凝聚了力量、注入了希望。作为国家参与全球卫生治理的重要转折点，此次新冠肺炎疫情的应对和国际合作，标志着中国参与全球卫生治理的水平从单个国家、区域层面上升到全球层面。

（四）坚持多边主义与深化全球合作

全球治理不仅是合作应对全球问题的迫切需要，也是构建人类命运共同体的重要途径。从促进全球卫生治理、构建人类卫生健康共同体的角度来看，中国积极参与联合国、世界卫生组织以及地区和跨地区合作，促进全球卫生治理的发展，为构建人类卫生健康共同体贡献中国智慧、中国方案和中国力量。

第一，积极参与联合国系统内的健康和卫生合作。中国坚定支持联合国和世界卫生组织发挥领导作用，同世界卫生组织保持密切沟通合作，共同维护好地区和全球的公共卫生安全等。中国参与全球公共卫生治理的多边外交，主要体现在与世界卫生组织的合作之中。2019—2021年，中国承担世界卫生组织的费用比例上升至 12.01%，位居世界第二。中国政府对世界卫生组织增加捐款，用于疫情防控、支持发展中国家卫生体系建设等工作。

第二，积极参与多边国际合作。从携手各国共建"健康丝绸之路"到共建人类卫生健康共同体；从全球健康峰会上提出推进国际抗疫合作的五项主张、宣布支持全球抗疫合作的五大举措，到二十国集团领导人峰会上的全球疫苗合作行动倡议；从全面落实二十国集团"暂缓最贫困国家债务偿付倡议"，到向亚太经济合作组织捐资成立"应对疫情和经济复苏"子基金，再到宣布提供资金用于支持发展中国家抗疫和恢复经济社会发展……中国积极开展国际合作，倡导加强全球公共卫生安全治理，推动构建人类卫生健康共同体，在履行国际义务、参与全球健康治理方面发挥重要作用，全面展示国际人道主义和负责任大国形象。

在人类追求幸福的道路上，一个国家、一个民族都不能少。构建人类卫生健康共同体，是经过实践证明的正确选择，成为中国与世界深刻关联互动的鲜明标识。疫情再次证明，我们生活在一个地球村，各国休戚相关、命运与共。我们必须团结合作、共克时艰，共同守护人类健康美好未来。延续"大道之行也，天下为公"的文明传承，持守"协和万邦""和实生物"的精神追求，中国将继续同世界上一切进步力量携手，努力开创人类更加光明美好的未来。

（蒋朗朗　王红漫）

推荐阅读

[1] 中国政府网. 中共中央办公厅印发《关于加强社会组织党的建设工作的意见（试行）》[EB/OL]. [2015-09-28]. http://www.gov.cn/xinwen/2015-09/28/content_2939936.htm.

[2] 中国政府网. 国务院新闻办发表《中国健康事业的发展与人权进步》白皮书 [EB/OL]. [2017-09-29]. http://www.gov.cn/xinwen/2017-09/29/content_5228551.htm#1.

[3] 中国政府网. 2021 年我国卫生健康事业发展统计公报 [EB/OL]. [2022-07-12]. http://www.gov.cn/xinwen/2022-07/12/content_5700670.htm.

[4] 中国政府网. 国务院关于建立城镇职工基本医疗保险制度的决定（国发〔1998〕44 号）[EB/OL]. [1998-12-14]. http://www.gov.cn/banshi/2005-08/04/content_20256.htm.

[5] 中国政府网. 国务院关于开展城镇居民基本医疗保险试点的指导意见（国发〔2007〕20 号）[EB/OL]. [2008-03-28]. http://www.gov.cn/zhengce/content/2008-03/28/content_7302.htm.

[6] 中国政府网. 中共中央 国务院印发《"健康中国 2030" 规划纲要》[EB/OL]. [2016-10-25]. http://www.gov.cn/xinwen/2016-10/25/content_5124174.htm.

[7] 国家互联网信息办公室. 数字中国发展报告（2020 年）[EB/OL]. [2021-07-02]. http://www.cac.gov.cn/2021-06/28/c_1626464503226700.htm.

[8] 新华网. 习近平在第 73 届世界卫生大会视频会议开幕式上的致辞（全文）[EB/OL]. [2020-05-18]. http://www.xinhuanet.com/politics/leaders/2020-05/18/c_1126001593.htm.

[9] 新华网. 习近平在全球健康峰会上的讲话（全文）[EB/OL]. [2021-05-21]. http://www.xinhuanet.com/politics/2021-05/21/c_1127476371.htm.

[10] 人民网. 韩启德：科学与文明之问 [EB/OL]. [2019-11-04]. http://scitech.people.com.cn/GB/n1/2019/1104/c1007-31436396.html.

[11] 韩启德. 医学的温度 [M]. 北京：商务印书馆，2020.

[12] 袁方. 社会研究方法教程 [M]. 北京：北京大学出版社，2013.

[13] 斯宾塞. 群学肄言 [M]. 严复，译. 北京：商务印书馆，1981.

[14] 天津科学技术出版社. 袖珍中医四部经典 [M]. 天津：天津科学技术出版社，1986.

[15] F.D•沃林斯基. 健康社会学 [M]. 孙牧虹，等译. 北京：社会科学文献出版社，1999.

[16] 王红漫. 老年健康蓝皮书——中国健康老龄化研究与施策 [M]. 北京：中国财政经济出版社，2020.

[17] 王红漫. 中国健康老龄化发展蓝皮书——积极应对人口老龄化研究与施策 [M]. 北京：华龄出版社，2022.

[18] 苏珊•桑塔格. 疾病的隐喻 [M]. 程巍，译. 上海：上海译文出版社，2003.

[19] 阿瑟•克莱曼. 疾痛的故事 [M]. 方筱丽，译. 上海：上海译文出版社，2010.

[20] 乔治•康吉莱姆. 正常与病态 [M]. 李春，译. 西安：西北大学出版社，2015.

[21] 冯•贝塔朗菲. 一般系统论：基础、发展和应用 [M]. 林康义，魏宏森，译. 北京：清华大学出版社，1987.

[22] 安东尼•吉登斯. 现代性的后果 [M]. 田禾，译. 南京：译林出版社，2000.

[23] 约瑟夫•库格林. 更好的老年：关于老年经济，你必须知道的新理念 [M]. 杜鹏，等译. 北京：北京大学出版社，2022.

[24] STEVEN JOHNSON. The Ghost Map: The Story of London's Most Terrifying Epidemic and How It Changed Science, Cities, and the Modern World[M]. New York: Riverhead Books, 2006.

[25] World Health Organization. From 30 million cases to zero: China is certified malaria-free by WHO[EB/OL]. [2021-06-30]. https://www.who.int/news/item/30-06-2021-from-30-million-cases-to-zero-china-is-certified-malaria-free-by-who.

[26] WHO. The international classification of functioning, disability and health (ICF) [M]. Geneva: World Health Organization, 2001. https://apps.who.int/iris/handle/10665/42407

[27] PIERRE B, WACQUANT LOÏC JD.An Invitation to Reflexive Sociology[M].Chicago: University of Chicago Press, 1992.

[28] BLUMER H. Symbolic interactionism: Perspective and method [M].Berkeley: University of California Press, 1986.

[29] ALHARAHSHEH HH, PIUS A.A Review of key paradigms: positivism VS interpretivism[J]. Glob Acad J Humanit Soc Sci, 2020, 2 (3): 39-43.

[30] TYSON L. Critical theory today: A user-friendly guide [M]. 3rd ed. London: Routledge, 2014.

附录 课程导入问卷